孕产 胎教 育儿 百科

王山米 主编

北京大学人民医院妇产科主任医师
北京市产前诊断技术专家委员会委员
北京市优生优育协会监事会监事长

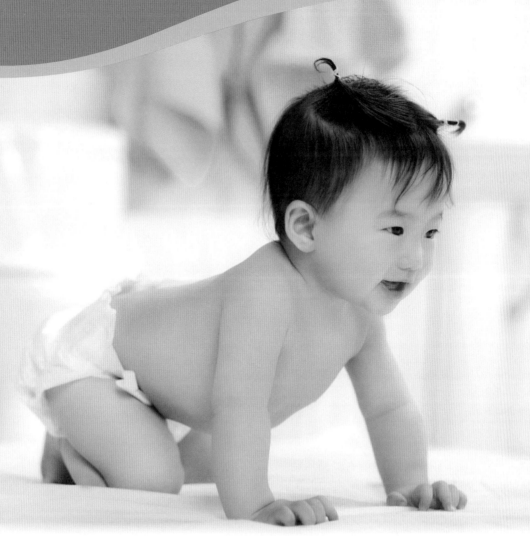

吉林出版集团
吉林科学技术出版社

图书在版编目（CIP）数据

孕产胎教育儿百科 / 王山米主编 . —长春：吉林科学技术
出版社，2012.7
ISBN 978-7-5384-5989-0

Ⅰ. ①孕… Ⅱ. ①王… Ⅲ. ①妊娠期－妇幼保健－基本
知识②产褥期－妇幼保健－基本知识③胎教－基本知识
Ⅳ. ① R715.3 ② G61

中国版本图书馆 CIP 数据核字（2012）第 112027 号

孕产胎教育儿百科

主　　编　王山米
全案策划　悦然文化
出版人　李　梁
责任编辑　孟　波　赵洪博
封面设计　杨　丹
开　　本　710mm×1000mm　1/16
字　　数　487 千字
印　　张　28
印　　数　92001-97000 册
版　　次　2012 年 7 月第 1 版
印　　次　2017 年 5 月第 13 次印刷
出　　版　吉林出版集团
　　　　　吉林科学技术出版社
发　　行　吉林科学技术出版社
地　　址　长春市人民大街 4646 号
邮　　编　130021
发行部电话 / 传真　0431-85677817　85635177　85651759
　　　　　　　　　　85651628　85600611　85670016
储运部电话　0431-84612872
编辑部电话　0431-86037698
网　　址　www.jlstp.net
印　　刷　吉广控股有限公司
书　　号　ISBN 978-7-5384-5989-0
定　　价　49.90 元

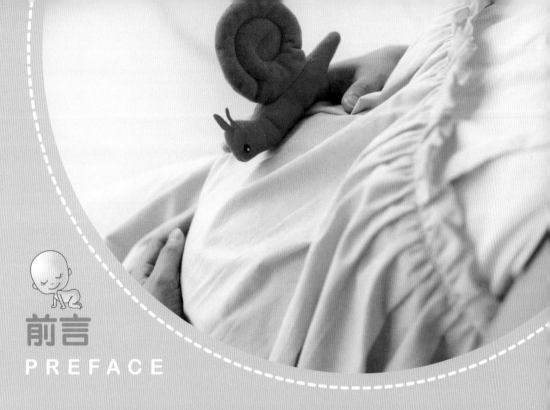

前言
PREFACE

　　对现在很多都在计划中迎接宝宝的准妈妈来说，一旦准备迎接怀孕，就应该立刻采取对宝宝更加有益的健康生活方式，学习怀孕的各种知识。面临着让人惊喜的成功怀孕，仍会觉得突然。你甚至都没有来得及搞清楚胎囊、胎芽和胎心意味着什么，就升级为"准妈妈"了。

　　从现在起，要按照将来对宝宝的要求来约束自己：健康饮食、规律生活，这不仅可以培养起胎宝宝良好的生活习惯，也可以让自己在带宝宝时省心不少。

　　该吃孕妇奶粉吗？上网怎样避免受到辐射？感冒的时候怎么办？怀孕期间容易流鼻血，怎样快速止血……怀孕期间，你可能会面临诸多上述的问题，我们试图为你所关心的问题找到科学、全面、细致的答案。但最重要的是，你要把怀孕当成是一个女人的正常生理阶段，一段幸福的人生经历，而不是任何一种病症。

　　用平和的心态看待怀孕，用快乐的方式进行胎教，把自己的愉悦传递给胎宝宝。每天抽点时间，散散步、听听音乐、折点千纸鹤、朗读诗歌……这样能让你心绪平静，宝宝也会更加聪明可人。同时，你也会惊喜地发现，怀孕其实是如此轻松与愉悦，而不再是患得患失、顾虑重重的。

　　宝宝娩出后，如何尽快开奶？乳汁不够怎么办？老是吐奶如何是好？出了黄疸怎样护理……这诸多的事情让妈妈费尽心力，但看着宝宝一天天地成长起来，内心会油然而生一种强烈的幸福感。

　　怀孕分娩育儿的每个日子里，因期待而觉得漫长，因幸福而又觉得时间如梭。孕育过控的每一天，感受都是如此深刻。身为女人，尽情享受这上天赐予的美妙时光吧！

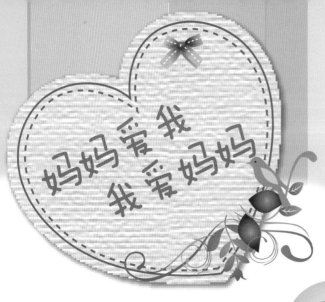

妈妈爱我
我爱妈妈

妈妈, 你可知道
我就要来了?

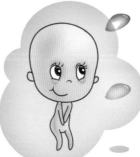

孕2月

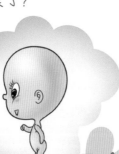

孕1月

妈妈, 快来感觉我
的心跳声。

妈妈, 我会
打嗝了。

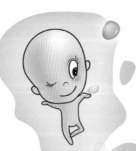

妈妈, 我在
你的肚子中
跳舞呢!

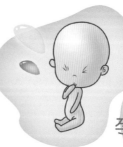

孕4月

孕3月

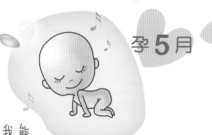

孕**5**月

妈妈，我能和你一起听歌了！

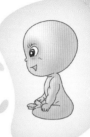

抚摸着我的手好柔软，我真喜欢！

孕**6**月

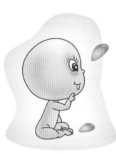

在妈妈抚摸的地方，我能作出反应了！

孕**7**月

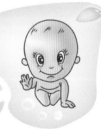

孕**8**月

妈妈，我的头发变长了！

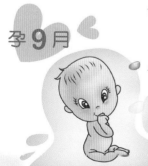

孕**9**月

妈妈，我是有生存能力的强壮宝宝！

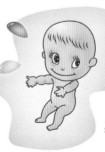

爸爸妈妈，终于能和你们见面了！

孕**10**月

目录 CONTENTS

第一篇 孕前·怀孕篇

第1章 孕前准备（孕前12个月～幸孕降临）完美好孕早准备

第 2 章 **孕1月（1~4周）与胎宝宝的美丽邂逅**

第4章 孕3月（9~12周）平稳度过危险期

第8章

孕7月（25~28周）
在"小房子"里感受外面的世界

第9章

孕8月（29~32周）
能清晰地看到肚皮上的胎动了

16

第13章 产后护理，做回漂亮妈妈

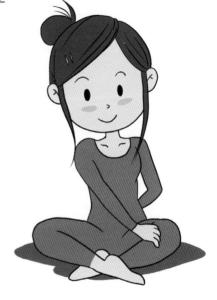

第 3 章　**幼儿期（1~3 岁）**

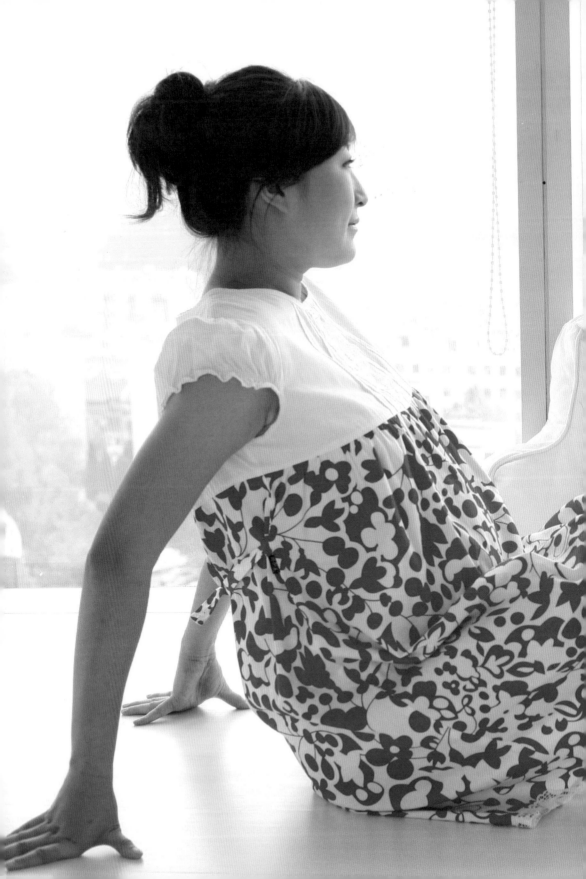

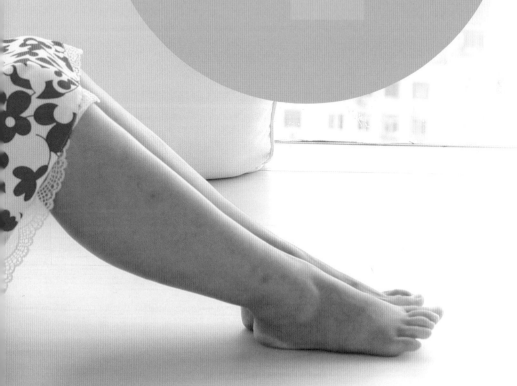

第一篇
孕前·怀孕篇

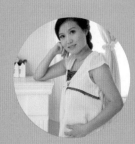

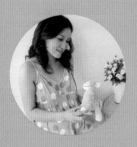

孕前准备
（孕前12个月~幸孕降临）
完美好孕早准备

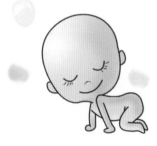

第1章

对孕育我的亲爱的爸爸妈妈来说，让我在妈妈那温暖的"小阁楼"里生活直到出生，是一个多么漫长、艰辛的过程，但这一过程又充满了无比的幸福感。做如此重大的事情，自然要求爸爸妈妈提前作好方方面面的准备工作，如心理准备、物质准备、知识准备等，力争做到有备而孕，唯有这样，才能让我顺利地搭乘上"幸孕"的列车。

——胎宝宝寄语

"幸孕"第一步：有备而孕

作好心理准备是迎接小宝宝的开始

在计划怀孕之前，夫妻双方都要作好充分的思想准备来迎接小宝宝。要有一个乐观、平和的心态，这对未来宝宝的成长是非常有好处的。在备孕的日子里，夫妻双方都要尽可能地放松身心，可以安排一些有趣的外出活动，如旅游度假等，来释放工作和生活的压力，让彼此都开心、顺心、安心，这对缔造一个开心、快乐的小宝宝是大有裨益的。

女性怀孕前一年备战计划表

提前 12 个月	做一次全面、详细的身体检查，若有问题，应及时治疗
提前 11 个月	孕前最好注射乙肝疫苗
提前 10 个月	着手改变不良的生活方式，实施健身计划
提前 8 个月	接种风疹疫苗，以避免胎宝宝畸形
提前 6 个月	停服有致畸作用的药物，留足时间使身体代谢掉这些有害物质
提前 5 个月	禁烟忌酒，提高精子、卵子结合率
提前 3 个月	提前补充叶酸，预防胎宝宝神经管畸形
提前 1 个月	放松心情，有助于提高受孕概率，孕育出健康的宝宝

算算生个宝宝得花多少钱

在计划怀孕之前，夫妻双方还要作好物质上的准备，这应视自身经济状况和家庭环境因素而定。实际上，怀孕期间花费最大的是生活费，孕妈妈要增加营养，以满足不同孕期身体对营养物质的不同需求，这就要求在制订孕前计划时，要把这部分开支考虑在内。

随着怀孕，女性的身体外形会发生改变，这就要求通过穿着打扮来修饰身体的变化，如购买孕妇装、化妆品，准备合适的内衣和鞋子，保护孕妇和胎儿的腹带、胎教用具等。这些服装或用品的专用性很强，怀孕结束后就不再使用，所以在购买时，价格因素占有重要的地位，但是更重要的是这些物品使用的舒适性和安全性，是否会对胎宝宝产生不好的影响，这些因素都应考虑周全。

另外，孕期产检是必不可少的，其产生的费用也是不菲的。所以，在计划孕期费用时，要把产前检查以及孕期有可能会出现的意外因素所产生的费用也都考虑在内，以免事到临头手足无措。

另外，为了保证母子平安，孕妇应在医院分娩，所以，分娩时的手术费用、住院费用以及新生儿出生后的费用等都应考虑在内。

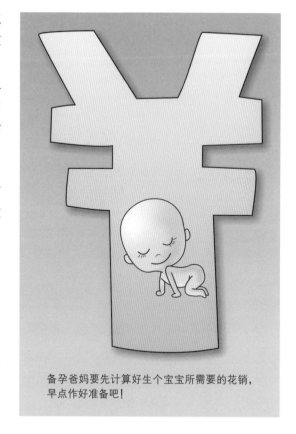

备孕爸妈要先计算好生个宝宝所需要的花销，早点作好准备吧！

在计划孕期和生产费用时，应适当地准备宽裕一些，以备不时之需。

孕产期主要开销	
孕前体检	女方体检费约 600 元，男方体检约 400 元
孕期营养品	依个人情况具体而论
孕妇装	1500~3000 元，含孕妇装、背带裤、托腹带、不断更新的文胸、内裤等
胎教用具	依个人情况具体而论
孕期产检	全程约 3000 元，包括每次的定期产检和特殊检查
住院分娩	自然分娩 2000~3000 元，剖宫产约 6000 元；住院费用普通病房每天 150~200 元，若特殊病房或贵宾病房则另当别论

哺乳期妈妈的主要开销	
营养品	母乳喂养期间，新妈妈需要进补较高的营养，以满足小宝宝对母乳的质和量的需求。相关费用每月约 500 元
月嫂或保姆	月嫂的费用为每月 3000~5000 元，普通保姆费用为每月 1000~2000 元
健康俱乐部	产后为快速恢复体形，新妈妈要参加一些专业的健康俱乐部活动，相关费用约每月 400 元

宝宝 0~1 岁主要开支	
宝宝的衣物及生活用品	婴儿床、摇篮、纸尿裤、四季衣服鞋袜、被褥、毛巾、睡袋、洗浴用品、护肤用品、奶瓶等，约 3000 元
育儿教育投资	育儿书籍、光盘、磁带等，约 600 元
奶粉	婴幼儿配方奶粉 900 克罐装，每罐 140~200 元，1 岁之内小宝宝平均每 5 天一罐奶粉，一个月 700~1200 元，母乳喂养可节省此项支出
就医及免疫接种	患病及自费免疫费用合计 1500 元
营养补充剂	鱼肝油、乳加力之类的补钙剂，每天约 5 元，1 年约 1200 元
辅食	从 4 个月开始添加，每日约 5 元
婴儿玩具	依个人情况而定

注：以中等水平的家庭为基准，粗略地做一下财务预算，不同级别医院的收费标准也有所不同。

最佳怀孕年龄

女性生育最佳年龄

女性生育的最佳年龄段是在 24~29 岁。在这个年龄段，女性生理成熟，卵子质量最高，生育能力处于最佳状态，而且精力充沛，容易接受孕产、育儿方面的最新知识。如怀孕生育，怀孕和分娩的危险性就大大降低，而且此阶段生育的宝宝质量也最高，新妈妈也有精力孕育和照顾小宝宝。

与这个年龄段相比，年龄过小——18岁以下，身体还没有完全发育成熟，心智发育也不够健全，生活能力还比较弱，不容易应付将来的喂哺；年龄过大——超过35岁，女性卵细胞会老化，质量也会降低，而且骨盆和韧带会变得松弛，盆底和会阴的弹性也变差，子宫的收缩力减弱，女性的生育能力降低，也会增加早产、难产、畸形儿的发生率，对优生优育非常不利。

男性生育最佳年龄

男性生育最佳年龄段是在25~35岁。这是因为，男性的精子质量一般在30岁时达到高峰，并将在随后的5年持续产生高质量的精子，过了35岁之后，男性体内的雄性激素开始衰减，而且精子基因突变的概率也相应地提升，精子的数量和质量都得不到保证，对孕育下一代很不利。因此，一般来说，25~35岁的男性所生育的后代是最优秀的。

最佳搭配，生育优质宝宝

一般来说，男女生育的最佳年龄组合是男性比女性稍微大点。准爸爸年龄稍大，智力相对成熟，工作和生活也比较稳定；孕妈妈年纪轻，生命力旺盛，能为胎宝宝营造一个好的孕育环境，对胎宝宝的生长发育有利。因此，这种组合更能孕育出优质的宝宝来。

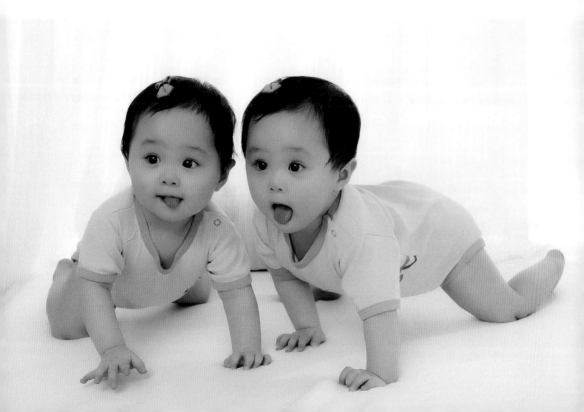

不同年龄段女性生育的优势和劣势之比较

生育年龄段	生育优势	生育劣势
20~29	流产、早产、难产、畸形儿的发生概率低；精力充沛，有能力照顾宝宝；重返职场压力不大	物质基础薄弱，经济压力大；可能由于工龄太短，无法享受产后福利
30~39	夫妻关系稳定，在抚育宝宝问题上容易达成一致；职场上取得一定成就，能享受到完全的产后福利；经济基础较为牢固，能支付起较高的养育费用	畸形儿发生的概率增高；35 岁以后的高龄孕妇早产的发生率较高，容易产生糖尿病、高血压等并发症；35 岁之后生育能力急剧下降，容易流产
40 岁以上	此年龄段的女性在社会上打拼已久，且多半已有生育经验，照顾孩子得心应手；有一定的经济基础积累，夫妻关系更融洽；职场基础牢固，不认为孩子是事业的绊脚石	流产概率高达 13% ~ 15%；基因缺陷比率攀升；年龄较大，和孩子交流起来备感困难

夏秋之交是最佳受孕季节

怀孕前 3 个月是胎宝宝大脑组织开始形成和分化的关键期，这期间胚胎对子宫内的各种因素极为敏感，需要充足的营养供应和安全的母体环境。所以，选择最佳受孕季节，是关系到能否孕育出聪明、健康的小宝宝的一件大事，千万不可掉以轻心。

女性在夏秋之交受孕有两点好处：

1. 在夏秋之交，即 7~9 月怀孕，能使怀孕早期避开流感等病毒感染的高发期，确保胎宝宝的正常发育，又有利于孕妈妈多在室外散步，充分吸收新鲜空气，而且此时各种新鲜的蔬菜、瓜果大量上市，孕妈妈可获取丰富的营养，促进胎宝宝健康成长。

2. 在夏秋之交怀孕，能使娇弱的孕早期避开寒冷、污染较重的冬季。在冬季，二氧化硫和总悬浮颗粒物浓度最高，生出缺陷儿的风险增加。

因此，从健康角度来考虑，最好不要在冬末春初怀孕。

关于我们的身体

了解女性生殖系统

腹部的下 1/3 处就是女性生殖系统的内生殖器。卵巢是储存和释放卵细胞的，卵细胞会通过输卵管到达子宫。阴道是连接子宫与体外的通道。外阴是生殖器官外露部分的统称，由对性刺激敏感的阴蒂及阴唇所组成。阴唇是包绕阴蒂及覆盖在阴道口和尿道口的皮肤褶皱，能够起到保护女性生殖系统的作用。

在每个月，女性的身体中都会有数个未成熟的卵细胞在卵巢中开始发育，这就是通常所说的卵泡。一般说来，只有一个卵细胞可以发育成熟，其他的卵细胞会慢慢萎缩。

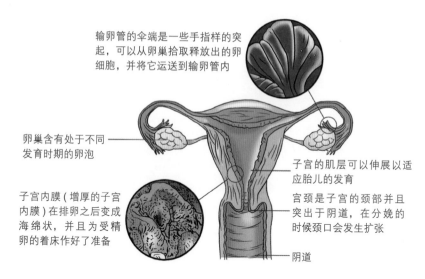

输卵管的伞端是一些手指样的突起，可以从卵巢拾取释放出的卵细胞，并将它运送到输卵管内

卵巢含有处于不同发育时期的卵泡

子宫内膜（增厚的子宫内膜）在排卵之后变成海绵状，并且为受精卵的着床作好了准备

子宫的肌层可以伸展以适应胎儿的发育

宫颈是子宫的颈部并且突出于阴道，在分娩的时候颈口会发生扩张

阴道

了解男性生殖系统

阴茎和阴囊是男性外生殖器的两部分，阴囊内有两个睾丸，睾丸是精子生成的场所。精子储藏在紧贴睾丸后部的附睾中，并获得一定的运动能力。输精管联系着附睾和射精管，射精管和阴茎中的尿道是相通的。在射精的过程中，精子混合在精囊的腺体所分泌的囊液中。

男性从青春期开始，两个睾丸就会以大约每天 1 亿个的速度不断产生精子。

精子头部里面是细胞核，有 23 条染色体，是人类遗传信息的代表。其中有一条性染色体 X 或 Y，能决定胎儿的性别。中间部分是与精子能量代谢相关的结构，可以为精子的游动提供能量。尾部长长的，像鱼尾巴，能使精子直线、快速地游动。

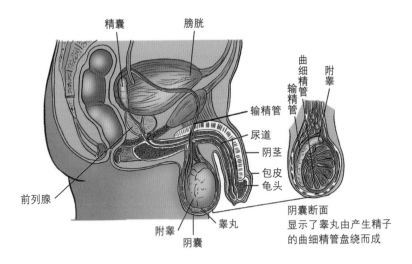

精囊　膀胱

曲细精管　附睾
输精管

输精管

尿道

阴茎

包皮
龟头

前列腺

附睾　睾丸

阴囊

阴囊断面
显示了睾丸由产生精子
的曲细精管盘绕而成

最佳受孕体位

很多研究发现，同房体位和受孕是有关系的。好的同房体位，能更容易达到受精的目的。

夫妻双方希望要宝宝时，同房的体位以让阴茎能深入射精，精液能汇集在子宫附近为着眼点，这可以使精子容易进入子宫，在输卵管中与卵子结合。

最佳受孕体位有两种：

屈膝体位

女性弯曲双腿，把双脚放在男性肩上，这样能使阴道大为露出，阴道的距离也可缩短，使阴茎更加深入。同时，由于后阴道腔的位置较低，能贮藏射出的精液，不致倒流出来。此外，女性还可以拿一个小枕头稍微垫高臀部并长时间平躺睡姿，这样有助于精子游向子宫颈口，增加了精卵接触的机会。男方射精后，最好等阴茎变软后再抽出。

胸膝位

女性跪着，放低胸部，并抬高臀部，这种体位阴茎固然无法深入，但阴道腔的位置降低，能储存精液。

采用这种体位时，女方最好在丈夫射精后平躺30分钟，这能使精子进入子宫更顺畅。

最佳受孕日期

在排卵日同房最容易受孕，所以，只要我们准确地找准了排卵日，也就知道了最佳受孕日期是哪一天，受孕就变得容易多了。我们可以通过基础体温法和日程表法来准确地找到排卵日。

日程表法

大部分生育期女性的排卵时间在下次月经前 12~16 天（平均为 14 天）。推测排卵日可以从下一次月经的大概日期向前推 14 天。这种方法比较简单，但误差较大。因此我们推荐使用它的改良方法。

计算公式

易孕期第 1 天 = 最短一次月经周期天数 −18 天

易孕期最后一天 = 最长一次月经周期天数 −11 天

在用这个公式计算之前，需要你连续 8 次观察、记录自己的月经周期，掌握自己月经周期的最长天数和最短天数，代入以上公式得出的数字分别表示"易孕期"的开始和结束时间。

月经周期的计算是从此次月经来潮的第 1 天到下次月经来潮的第 1 天。

举例来说，某女性前 8 个月的月经周期最长为 30 天，最短为 28 天，代入公式为：

易孕期第 1 天：28 天 −18 天 =10 天

易孕期最后一天：30 天 −11 天 =19 天

说明这位女性的"易孕期"开始于本次月经来潮后的第 10 天，结束于本次月经来潮后的第 19 天。

如果通过观察，你的月经很规律，为 28 天 1 次，那么你可将月经周期的最长天数和最短天数都定为 28 天，代入公式，可计算出你的"易孕期"为本次月经来潮的第 10~17 天。

找出"易孕期"后，如果想怀孕，可以从"易孕期"第 1 天开始，每隔一日同房 1 次，连续数月，极有可能怀孕。

基础体温法

基础体温法是根据女性在月经周期中基础体温呈周期性变化的规律来推测排卵期的方法。一般情况下，排卵前基础体温在 36.6℃以下，排卵后，基础体温上升 0.3℃~0.5℃，持续 14 天，从排卵前 3 天到排卵后 1 天这段时间是容易受孕期。以月经周期 28 天为例，基础体温示意图如下所示。

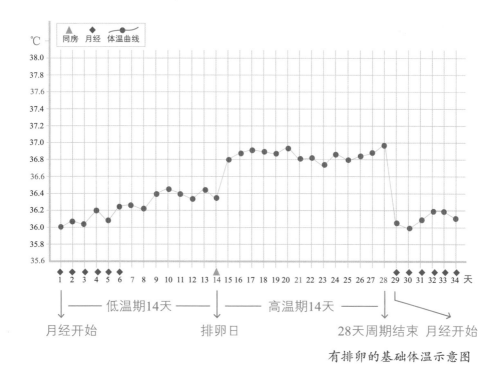

有排卵的基础体温示意图

在排卵当日和排卵后体温上升的第一天同房，受孕概率会大大提高。高温从第 15 天持续到第 34 天，已经持续 20 天。一般来说高温持续超过 16 天就是怀孕的征兆。已经怀孕的基础体温示意图如下图所示。

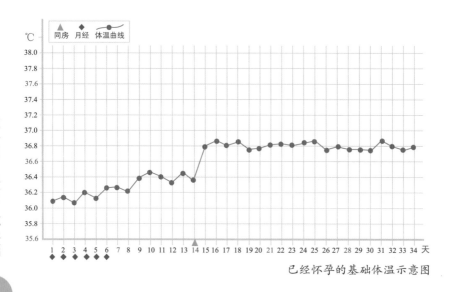

已经怀孕的基础体温示意图

最佳受孕时刻

在对最佳受孕日进行计算和判断之后，那么一天当中，何时受孕最为合适呢？

科学家根据生物钟的研究表明，人体的生理现象和机能状态在一天 24 小时内是不断变化的，上午 7 时至 12 时，人的身体机能状态呈上升趋势；13 时至 14 时，是白天里人体机能的最低时刻；下午 5 时再度上升，晚上 11 时又急剧下降，普遍认为晚 9~10 时同房受孕是最佳时刻。除此之外，同房后女方最好能长时间平躺，有利于精子游动，增加精子邂逅卵子的机会。

卵子和精子的一次美丽约会——受孕

受孕是指从女性的卵巢排出的卵子和男性的精子相结合，是卵子和精子的一次美丽的约会，其结合的成品称之为受精卵。

女性每一个月排卵的时候，都会有 1 个卵子被送进输卵管里。在接下来的12~24 小时内，如果 3.5 亿精子中有 1 个成功到达输卵管并钻进卵子的外膜，就会使卵子受精。然后受精卵就会迅速分裂，与此同时，它从输卵管里被送进子宫内，并在那里继续发育、长大，成为成熟的胎儿，然后出生。整个过程大概需要9 个多月时间。下面我们用图示的方式展示受精卵的形成过程：

受精卵的形成

卵子诞生：卵子从卵巢排出，进入输卵管

精子生成：夫妻同房，一次射出的精液为 2~6 毫升，里面含有的精子数为 3.5 亿（平均一次射精的量）。精子会在输卵管外侧的 1/3 处与卵子相遇

形成受精卵：一个强壮的精子能"拔得头筹"，其头颈部会向卵子的中心方向移动，慢慢接近卵子的细胞核，融合为"受精卵"

受精卵着床：受精卵依靠着输卵管的蠕动和输卵管内部的细纤毛摆动，在 4~5 天后到达子宫腔内着床

形成胚胎：受精卵在运行过程中着床后，细胞加剧分化，即 1 个变 2 个，2 个变 4 个，4 个变 8 个……最后就形成了胚胎。与此同时，子宫内膜也作好了一切准备，有疏松的温床和丰富的养料，准备迎接未来的胎宝宝

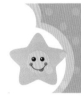

健康与疾病

问卷调查：测试你的生活方式是否健康

下面的问题，回答"是"，记 1 分；回答"否"，记 0 分。

1. 如果你是女性，你是否每周饮酒 50 毫升以上？如果你是男性，你是否每周饮酒 70 毫升以上？
   □是　　□否

2. 你是否经常突然一时暴饮？
   □是　　□否

3. 你或你的爱人吸烟吗？
   □是　　□否

4. 你每周在家做饭的次数少于 3 次吗？
   □是　　□否

5. 你每天都想吃甜食吗？
   □是　　□否

6. 你晚上入睡是否困难，一旦醒来，再次入睡也很困难？
   □是　　□否

7. 你的手机是否时刻开机，你是否发现自己很难与周围人短时间内脱离联系？
   □是　　□否

8. 你每周运动少于 3 次吗？
   □是　　□否

9. 你每周都工作超过 50 个小时吗？
   □是　　□否

10. 你经常是夜晚甚至周末都在工作吗？
    □是　　□否

11. 你担忧你的经济状况吗？
    □是　　□否

12. 你在一周刚开始的时候会感觉到恐惧吗？
    □是　　□否

13. 你很少有时间去见你的朋友和家人吗？
    □是　　□否

14. 你是否很难在目前的行程中给自己放几天假?

　　□是　　　□否

15. 你每天晚上睡眠时间少于 7 个小时吗?

　　□是　　　□否

你的分数

　　0~4 分　你的生活方式是非常平衡的, 虽然也可能存在或多或少需要改变的地方, 但基本不影响你的健康和生育。

　　5~8 分　你的生活方式可能正在影响健康和生育, 虽然不是很明显。建议你作出一些改变以提高你的受孕概率。

　　9~12 分　你的生活习惯中只有很少一部分是健康的, 你应该好好反省一下了, 什么才是对你和你的家庭最重要的。你越早作出改变, 效果就会越早显现出来。

　　13~15 分　你的健康和生育已经受生活方式的影响了, 需要彻底作出改变。如果你有了改变的决心和计划, 为时不晚。

问卷解析:

（1）多于题目中所说的饮酒量, 就会对生育产生影响。

（2）每天消化掉少量的酒精比起在几个小时内代谢掉一周积攒的饮酒量, 会对你的身体影响更小。

（3）吸烟与怀孕是水火不容的。

（4）这种生活方式是不健康的, 从侧面也反映出你的饮食习惯也是不健康的。

（5）血糖波动可干扰内分泌平衡, 从而对生育有一定影响。

（6）除了表现为疲劳外, 入睡困难也是压力大的一种表现形式。

（7）充足的睡眠对于机体的修复以及功能的正常运转都是必要的。

（8）运动对增强一个人的健康和生育能力都有很重要的作用。

（9）你需要找出不得不长时间工作的原因, 并找出方法来改善这种情况。

（10）夜晚工作会影响到你晚上的睡眠, 在周末工作你的大脑就不能得到充分的休息放松, 不利于你下一周的工作。

（11）经济问题是困扰很多夫妻的问题, 你应该在它影响到健康和生育之前找出一定的解决办法。

（12）寻找一些在工作中能使你放松的方法, 看看是否能改变你目前的工作状况, 减轻它带给你如此大的压力。

（13）与亲近的人在一起可以改善你的情绪, 缓解压力。

（14）休假对平静自己的情绪、缓解压力是非常有必要的，而且也是非常好的怀孕时机。

（15）要学会与外界短时间内断绝关系，把注意力放在自己和爱人身上。

备孕妈妈必须进行的检查

在计划怀孕前几个月你要去医院做一次全面的身体检查，检查一下血常规、宫颈病变以及对风疹、乙肝的免疫情况等。如果你的年龄已经超过了35岁，而且伴有高血压、糖尿病等，那么，若想怀孕，你需要咨询医生看你是否适合怀孕，药物的调整，以及怀孕后应注意什么。

在去医院做检查之前，备孕妈妈不妨先做一下自我检查：

1. 搬进新居一年之内最好不要怀孕。

2. 患病期间不宜怀孕。

3. 在不良环境中，如接触铅、汞、高氟、化学农药、放射线等工作的女性应调岗或离岗之后再怀孕。

4. 人流手术后3个月内或剖宫产后2年内不宜怀孕。

5. 子宫肌瘤手术后至少半年内不宜怀孕。

6. 需要进行预防接种者不宜怀孕。

7. 营养状况不佳的女性不宜受孕。

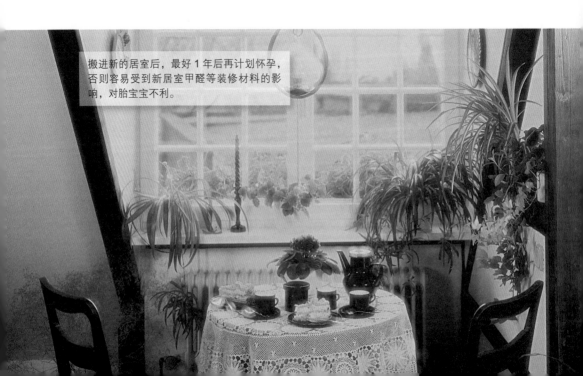

搬进新的居室后，最好1年后再计划怀孕，否则容易受到新居室甲醛等装修材料的影响，对胎宝宝不利。

孕前检查项目一览表

检查项目	检查内容	检查目的	检查方法	检查时间
身高体重	测出具体数值，评判体重是否达标	如果体重超标，最好先减肥调整体重，在正常范围为宜	用秤、标尺来测量	怀孕前1个月
量血压	血压的正常数值：高压：<140毫米汞柱 低压：<90毫米汞柱	怀孕容易使高血压患者的血压更高，甚至会威胁到孕妈妈的生命安全	血压计	怀孕前3个月
血常规血型	白细胞、红细胞、血沉、血红蛋白、血小板ABO血型、Rh血型等	是否患有地中海贫血、感染等，也可预测是否会发生血型不合等	采指血、静脉血检查	怀孕前3个月
尿常规	肾脏疾患的早期诊断	有助于肾脏疾病的早期诊断，有肾脏疾病的需要治愈后再怀孕	尿液检查	怀孕前3个月
生殖系统	通过白带常规筛查滴虫、真菌、感染、尿道炎症以及淋病、梅毒等性传播疾病，有无子宫肌瘤、卵巢囊肿、宫颈病变等	是否有妇科疾病，如患有性传播疾病、卵巢肿瘤，影响受孕的子宫肌瘤，最好先要彻底治疗，然后再怀孕，否则容易引起流产、早产等危险	阴道分泌物、宫颈涂片及B超检查	怀孕前3个月
脱畸（TORCH）全套	包括风疹、弓形虫、巨细胞病毒和单纯疱疹病毒四项检查	预防流产及胎儿畸形	静脉抽血	怀孕前3个月

检查项目	检查内容	检查目的	检查方法	检查时间
肝肾功能	包含肝肾功能、乙肝病毒,血糖、血脂等项目	肝肾患者怀孕后可能会加重病情,导致早产	静脉抽血	怀孕前3个月
口腔检查	是否有龋齿、未发育完全的智齿及其他口腔疾病	怀孕期间,原有的口腔隐患容易恶化,严重的还会影响到胎宝宝的健康。因此,口腔问题要在孕前就解决好	口腔检查	怀孕前6个月

小贴士

做全套孕前检查时,宜穿方便穿脱的服装、鞋袜,宜穿棉布内衣,勿穿带有金属纽扣的衣服、文胸;请摘去项链、手机、钢笔、钥匙等金属物品。时间最好选择在上午,并且要空腹,同时注意留尿以备做B超检查。另外,怀孕及有可能怀孕的女性受检者,请先告知健检服务人员,暂不做X光检查。

专家问答

Q 备育准爸爸要做的检查有哪些?

A 备孕准爸爸要做的检查项目主要有以下3项:一是精液常规检查,检查目的是看精子的质量是否达标;二是检查生殖器官,看是否有生殖器官疾病和感染;三是性病的排查,以防患于未然。

孕前大扫除:将可能影响怀孕的疾病拒之门外

患病期间受孕容易影响体质、受精卵的质量和宫内的着床环境。所以,夫妻如有人患病,要等身体恢复,停药半年以上再怀孕。

高血压

孕前血压控制得不理想者,最好不要怀孕,因其对母婴影响较严重。高血压患者怀孕后血压易进一步升高,症状也比较严重,应按照医生的建议,采取利尿、降压等方式,来使血压保持正常。

血压如果只是轻度升高，要注意休息，低盐饮食，进行药物调整，还是可以怀孕的。如果高血压已经持续一段时间，并产生了一些并发症，就应暂缓怀孕，检测身体状况，待血压及并发症控制后再考虑怀孕。

妊娠合并高血压的孕妇须知：

1. 孕期注意休息，摄入低盐饮食，避免过度疲劳、睡眠不足、精神压抑。每天测量血压 1~2 次。

2. 并发妊娠高血压综合征的人要住院进行治疗。

3. 预产期前 2 周最好能住院待产。

4. 病情严重的要选择终止妊娠。

在怀孕后 34 周出现妊娠高血压综合征症状者，可采用保守治疗到 36 周后终止怀孕；如果患者血压很高，应终止妊娠，以防发生颅内出血。一般说来，并发妊娠高血压综合征越早，愈情越重，愈后越差，需要多加注意。

糖尿病

糖尿病是遗传和环境因素相互作用诱发的，在某种程度上可以说是孕妇的大敌。因为身患糖尿病的孕妈妈患上高血压的比率是正常人的 4 倍，而且妊娠合并糖尿病的孕妈妈有可能产下巨大儿，这无疑会给分娩带来困难，糖尿病孕妈妈的流产、死产、生下畸形儿的概率都比较高。医生建议，至少在糖尿病得到良好控制 3 个月之后，才可妊娠。

孕期糖尿病患者须知：

1. 适当控制饮食。孕妈妈应满足自身和胎儿所需的营养，所以不可过分限制热量，全天食物可分为 4~6 次进食，晚上睡前要有一次，以保证血糖稳定。原则上轻者可以进食适当控制糖类和低盐饮食，保持尿糖阴性或阳性，血糖含量每升 6.1~7.7 毫摩尔，能从事日常活动而无饥饿感，并给予维生素、钙和铁剂。重症者需要药物治疗。

2. 孕期不宜口服降糖药。常用的降糖药如甲碘丁脲等可通过胎盘进入胎儿体内，刺激胎儿胰岛细胞增生，分泌过多胰岛素，致使胎儿出生后发生低血糖，甚至危及生命。这类药物还可引起肢体和骨骼畸形及唇裂、腭裂。

3. 在医生指导下使用胰岛素。孕期如果饮食控制血糖不够理想，可以在医生指导下，进行胰岛素治疗。胰岛素不通过胎盘，对胎儿比较安全。用药剂量应该根据病情和妊娠周数，在医生的指导下调整用量，以便控制病情。

4. 产前检查必不可少。每 1~2 月做一次产检，内容包含眼底、肾功能、心血管系统及 B 型超声波、胎盘功能、胎儿生长状况等。

5. 提前住院待产。在预产期前 4 周左右住院，以便更好地控制病情，防止胎死宫内、胎儿过大造成的难产，还可结合自身健康状况选择分娩的方式。

肾病

女性在孕前患有肾病，孕后肾脏的负担比正常孕妇加重，容易导致病情恶化，甚至发生肾衰竭。怀孕中、晚期比正常孕妇更容易诱发妊娠高血压综合征，加重肾脏的负担，从而影响胎盘功能，造成胎儿发育迟缓，还容易出现流产或死胎。因此，女性最好在孕前将肾病治好，对自己和胎儿的健康负责。

肾病的预防和治疗

1. 如果曾经患有肾炎，经过治疗已经基本痊愈，尿化验蛋白仅微量或偶尔出现"+"，肾功能也恢复正常，血压比较稳定，最好在医生指导下进行妊娠。

2. 如果怀孕了，必须加强监护，注意保健，多休息，摄取丰富的蛋白质和维生素。整个孕期要有医生监护，以便及早发现妊娠高血压综合征，及时采取有效的控制措施。

3. 如果患有慢性肾炎并伴有高血压，或蛋白尿"++"以上，怀孕后容易造成胎儿死亡，还会加重肾脏功能损害。所以，病情未得到一定控制时不适宜怀孕。

4. 孕后注意外阴清洁，每天用水清洗。平时多饮水，能起到冲洗尿路的作用。多食含蛋白质和维生素的食物。定时产前检查，发现问题，及时采取措施。

5. 卧床休息时，应左右轮流侧卧，减少子宫对静脉的压迫。

膀胱炎

患有膀胱炎、肾炎的女性怀孕的话，容易加重病情。因此，要在彻底治愈后再进行怀孕。其症状有尿频、尿急、尿痛、残尿感等，要及时到医院检查、治疗，以免引起肾盂肾炎。要预防膀胱炎，女性平时就要注意勤换内裤，保持外阴清洁；多喝奶、勤排尿；大便后用手纸由前向后擦，可预防膀胱炎。

肝病

女性患有肝病怀孕，容易诱发妊娠高血压，所以治愈后再怀孕比较好。乙肝病毒携带者在妊娠期间不会受到疾病的影响，但分娩或哺乳时极有可能使新生儿受到感染，因此，生产后应立即接种免疫球蛋白和疫苗。

对于迁延型慢性肝炎，若病情不严重，肝功能正常，平时体质又好，经过适当治疗，是可以怀孕的。

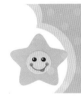

关于遗传的一些话题

宝宝长得更像谁——解开神奇的遗传密码

宝宝长得更像谁？是爸爸还是妈妈？这由什么决定的？很多爸爸妈妈都带着这个疑问憧憬过了10个月的漫漫孕途。当宝宝降生后，周围人恐怕也把最为关注的目光投向这个话题上。甚至有父母不解：怎么孩子没有继承我的大眼睛、双眼皮呢？如此等等，其实，这主要归结为遗传的概率。

接近百分百的"绝对"遗传	
肤色	父母皮肤都比较黑，绝对不会有白嫩肌肤的子女；如果一方白、一方黑，那么，会"平均"后给子女一个"中性"
下颚	下颚形状属于明显的显性遗传。如果父母有一方的下巴是突出的，子女很可能具备这种外貌特征
双眼皮	父亲的双眼皮几乎100%会遗传给子女。另外，大眼睛、大耳垂、长睫毛都是五官遗传时从父母那里得到的特征遗传

50%以上概率的遗传	
身高	子女身高中的35%来自父亲的遗传，35%来自妈妈的遗传，其余30%来自后天环境的影响。所以，若父母中有一方个子较矮，子女也往往会偏矮
肥胖	父母双方都肥胖，其子女有53%的机会成为胖子；如果只一方肥胖，子女成为胖子的概率会下降到40%
秃头	秃头这个特征只遗传给男性。父亲秃头的话，儿子秃头的概率为50%，就连外公秃头，外孙秃头的概率也有25%

有遗传但概率不高	
少白头	这是概率比较低的隐性遗传。所以，不用过分担心父母的少白头会在子女的头顶上"如法炮制"

43

遗传但后天可改善	
声音	一般来说，男孩的声音大小和高低像父亲，而女孩则像妈妈。但是，这种由父母遗传的音质如果不悦耳，多数可通过后天发音训练得到改善
萝卜腿	酷似父母的那双脂肪堆积的腿，完全可以通过健美运动而塑造成修长、健壮的腿。但是，如果因遗传而显得过长或过短时，就无法再改变，只能任其自然发展

血型遗传

血型是有遗传规律的，父母的血型是可以遗传给子女的，这也是我们习惯将亲情关系称之为"血缘关系"的原因。人类的血型系统中最常见的是"ABO 血型系统"和"Rh 血型系统"。

ABO 血型

ABO 血型是按照人类血液中的抗原、抗体所组成的血型的不同而分为 A 型、B 型、AB 型、O 型，其中 O 型血比较常见，被誉为"万能捐血者"，AB 型是"万能受血者"。

小贴士

溶血：母亲怀孕时，母体血液的抗体进入婴儿体内。出生后，孩子自己开始造血，其血液里的红细胞和母亲留下的抗体产生排斥反应，导致孩子体内血液红细胞发生破裂溶解。

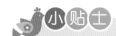
ABO 血型系统遗传规律表

父母血型	O+O	O+A	O+B	O+AB	A+A	A+B	A+AB	B+B	B+AB	AB+AB
子女血型	O	A、O	B、O	A、B	A、O	AB、A、B、O	A、B、AB	B、O	A、B、AB	A、B、AB
子女不可能的血型	A、B、AB	B、AB	A、AB	O、AB	B、AB	都有可能	O	A、AB	O	O

恒河因子 Rh 是恒河猴（Rhesus Macacus）外文名称的头两个字母，是血液中另一主要特点，也被读作 Rh 抗原、Rh 因子。兰德斯坦纳等科学家在 1940 年做动物实验时，发现恒河猴和多数人体内的红细胞上存在 Rh 血型的抗原物质，故而命名。Rh 是由第一对染色体上一对有 2 个等位的基因所控制。Rh+，称作"Rh 显性"，表示人体红细胞有"Rh 因子"；Rh-，称作"Rh 阴性"，表示人体红细胞没有"Rh 因子"。

ABO 血型中配合 Rh 因子是非常重要的，错配（Rh+ 的血捐给 Rh- 的人）会导致溶血。不过 Rh+ 的人接受 Rh- 的血是没有任何问题的。

Rh 血型系统遗传规律表

父母 Rh 血型	Rh+、Rh+	Rh+、Rh−	Rh−、Rh−
子女血型	Rh+	Rh+	Rh−
子女不可能的血型	—	—	Rh+

生男 or 生女的秘密

在精子和卵子不期而遇结合为受精卵的那一瞬间，宝宝的性别就已经被决定了，起关键作用的是性染色体。

受精时，若含 X 性染色体的精子与卵子结合，受精卵为 XX 型，发育为女孩；若含 Y 性染色体的精子与卵子结合，受精卵为 XY 型，发育成男孩，因此，胎儿的性别完全由男性的精子决定。之所以这么说，是由于在这些染色体上存在着控制性别的基因。

尽管宝宝的性别是不可以人为操纵的，但据研究发现，有一些因素还是可以对其产生一定影响的。

● 饮食控制。研究表明，X 性染色体喜欢酸性环境，Y 性染色体则喜欢碱性环境。所以，要想生男孩概率大的

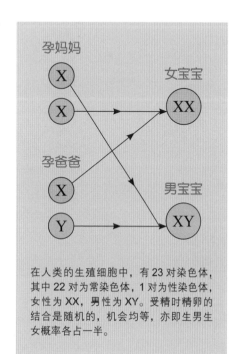

在人类的生殖细胞中，有 23 对染色体，其中 22 对为常染色体，1 对为性染色体，女性为 XX，男性为 XY。受精时精卵的结合是随机的，机会均等，亦即生男生女概率各占一半。

话，女性不妨多吃一些偏碱性的食物或含钾、钠多的食物，如各种鲜榨果汁、苏打饼干或根茎类食物；要想生女孩，可以多吃酸性食物，如鸡蛋、牛奶（或其他奶制品）、牛肉、水产品、杏仁等。

● 锁定排卵日。掌握自己的月经周期，在接近排卵日时同房，生男孩的概率就大，若过了排卵日后再同房，则生女孩的概率就大。

● 改变阴道酸碱度。因Y精子（决定生男孩）对碱性环境适应能力较强，所以，要想生男孩的话，女性可在同房前用2%～2.5%比例的苏打水冲洗阴道；若想生女孩的话，可用30%的食醋或1%的乳酸钠冲洗阴道后同房。

● 控制性高潮。生男孩要点：1.让女性感受到更多的快感。性快感能引起宫颈的碱性分泌，对耐碱的Y精子较为有利。2.深结合。同房时男性的阴茎插到子宫口射精，能最大限度减少精子在阴道内的酸性环境中停留的时间，使由于酸性而死亡的精子数减少。

生女孩要点：1.同房时间不要太长。女性身体受到性刺激，会产生碱性分泌物，对X精子不利（因X精子对碱性环境适应能力较弱）。2.浅结合。射精后女方才达到性高潮。精子在阴道内停留的时间越长，Y精子就越难以忍受，而X精子则恰恰相反，其具有耐酸性的特点，这样做是阻碍Y精子，减少X精子竞争对手的有效手段。

除非某些伴性遗传隐性疾病需要选择宝宝的性别，否则国家严禁人为选择胎儿性别，上述方法也只是为孕妈妈提供一些参考而已。

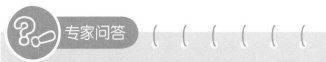

专家问答

Q 什么情况下需要选择宝宝的性别？

A 目前人类共有190多种伴性遗传隐性疾病，如色盲、肾源性尿崩症等；有10多种伴性遗传显性疾病，如遗传性慢性肾炎等。隐性遗传多数是母传子，显性遗传全为父传女。因此，要根据男性所患遗传病的种类来决定胎儿的性别。以血友病为例，如果患血友病男性与正常女性结婚，则所生男孩正常，所生女孩为致病基因携带者，这样的夫妻应该生男孩。如果女性基因异常，生出的男孩为血友病患者，生女孩为又一代血友病携带者，所以最好生女孩。而这个女孩长大结婚后也只能生女孩。

备孕妈妈的准备工作

备孕妈妈要改掉这些不良生活方式

⭐ 偏食、挑食

怀孕期间孕妈妈需要全方位的营养，不同食物中所含的营养成分不同，含量也不等，有的含这几种，有的含那几种；有的含量多些，有的含量少些。所以，为了自身的健康和胎宝宝的健康发育，孕妈妈最好改掉以往挑食、偏食的坏习惯，饮食上要吃得杂一些，不偏食，不忌口。

⭐ 抽烟

烟草中含有 20 多种有毒物质，其中以尼古丁的毒性最大，孕妈妈抽烟，烟草中的毒性物质就可通过胎盘直接进入胎儿体内，会导致胚胎发育迟缓，引发畸形、流产及先天性心脏病等。另外，孕妈妈被迫吸二手烟，也会对胎儿的发育不利。所以，备孕女性要主动远离烟草。

⭐ 酗酒

科学研究表明，酗酒的女性所生婴儿的畸形危险性，比不饮酒的女性高两倍。孕妇酗酒不仅会引发慢性酒精中毒性肝炎、肝硬化，还会造成子女智力低下。备孕女性酗酒，孩子出生后可引起"酒精中毒综合征"，还可出现低出生体重、中枢神经发育障碍等严重后果。所以，将生孩子列入日程的孕妈妈们切不可再酗酒了。

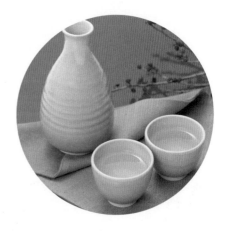

⭐ 喝咖啡

咖啡中的咖啡因对计划怀孕者而言是有害物质，而且咖啡中加入的糖分和奶油也是引发肥胖和高血脂的主要因素之一，因此，要想拥有一个健康可爱的宝宝，孕前和孕期最好远离咖啡。

⭐ 养宠物

养宠物一方面可以为平淡的生活增添很多乐趣，另一方面，可以排遣人内心的孤独和寂寞，是情感的一种寄托。但是，宠物作为一种传染源，能够直接传播人畜共患的疾病，如狂犬病、结核病、出血热、弓形虫病等。其中，以弓形虫病最为可怕。

弓形虫是一种肉眼看不见的小原虫，因形似弯弓得名，这种原虫寄生到人和动物体内会引起弓形虫病。一般来说，正常人感染弓形虫大多没有明显不适，可以自愈。但对准备怀孕或是孕早期的孕妈妈而言则非常危险，一旦不慎感染，很可能将弓形虫传染给胎宝宝，直接影响胎宝宝发育甚至导致胎儿畸形，还会引发流产、死胎、早产等。

所以，我们建议备孕女性或孕妈妈们若家中养了猫、狗、鸟等宠物，最好送给亲友或寄养在亲友家中。

备孕妈妈饮食指南

孕妈妈的营养建议

对女性来说，怀孕和分娩是一个非常特殊的时期。在体内孕育新生命，是体力、心理和精神上的巨大考验，这就需要补充更多的营养物质充实所需要的能量，保证胎儿生长所需。

营养状况一般的女性：最好从孕前 6 个月开始，注意多摄取含优质蛋白质、脂肪、矿物质、维生素和微量元素丰富的食物，其中要注意钙、铁、碘、维生素 A 和维生素 C 的摄入，多吃些海产品、骨头汤、瘦肉、动物肝和肾、新鲜蔬菜和水果等。

体质瘦弱、营养状况差的女性：孕前开始增加营养的时间要更早一些。除了上述的营养内容要足够外，还应注意营养要全面，不偏食、不挑食，搭配要合理，讲究烹调方法，还应多注意更换口味，循序渐进，不要急于求成，将身体调至最佳状态。

身体肥胖、营养状态较好的女性：不需要过多地增加营养。但是，优质蛋白质、维生素、矿物质、微量元素的摄入仍不能少，要注意控制含脂肪和糖类较高的食物。

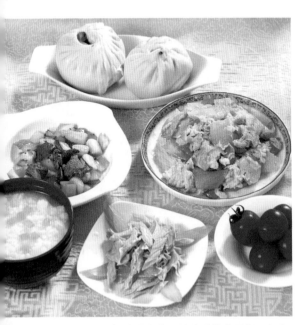

备孕妈妈从现在就开始注重营养配餐，主食、蛋类、豆类、肉类、蔬菜、水果搭配食用。多品尝兼顾营养和口感的美味菜吧！

备孕妈妈孕前各种营养素的摄取

营养素	好孕功效	富含的食物
维生素 E	被称为"生育酚"，含有酚的化学结构，是生育的催化剂	绿叶蔬菜，种子胚芽如麦芽、花生、芝麻等
维生素 C	精子的保护伞，能使成年男子的精子免受有害物质引起的基因损伤	橘子、鲜枣、猕猴桃、菜花、草莓、大蒜等
叶酸（非常重要）	能降低胎儿发生缺陷的概率	动物肝脏、甜菜、花椰菜、绿叶蔬菜、水果等

备孕妈妈至少从孕前 3 个月就开始加强营养

受孕前 3 个月，孕妈妈要加强营养，以提供健康优良的精子和卵子，为优良胎儿的形成和孕育提供良好的物质基础。饮食上，多吃一些富含动物蛋白质、矿物质和维生素的食物。孕妈妈可以根据自己家庭、季节等情况，有选择地科学安排好一日三餐，并注意多吃水果。经过一段时间的健体养生，精力充沛，为优生作好准备。

养成良好的孕前饮食习惯

不同食物中所含的营养成分不同，含量也不等。有的含这几种，有的含那几种；有的含量多些，有的含量少些。因此，最好吃得杂一些，不偏食，不忌嘴，什么都吃，养成好的饮食习惯。

孕前避免食物被污染

尽量选择新鲜天然的食物，避免服用含食品添加剂、色素、防腐剂物质的食品。

蔬菜应吃新鲜的，并充分地清洗干净，水果最好去皮食用，避免农药污染。

尽量饮用白开水，避免饮用各种咖啡、饮料、果汁等饮品。

家庭炊具中尽量使用铁锅或不锈钢炊具，避免使用铝制品及彩色搪瓷制品，以防止铝元素、铅元素等对人体细胞的伤害。

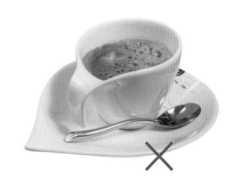

食物	功效
各种水果	水果中含多种维生素，能在胎儿生长发育的过程中起到促进细胞不断生长和分裂的作用
小米 玉米	其中的蛋白质、脂肪、钙、胡萝卜素、维生素 B_1 及维生素 B_2 的含量，都是大米及面粉所不及的，是健脑、补脑的有益营养主食
海产品	为人体提供易被吸收利用的钙、碘、磷、铁等无机盐和微量元素，能促进大脑生长发育，防治神经衰弱
黑芝麻	含有近 10 种重要的氨基酸，是构成脑神经细胞的主要成分
黑木耳	胶质能把残留在消化系统中的杂质等吸附集中起来，排出体外，起到清胃涤肠的作用；具有滋补、益气、养血、健胃、止血、润燥、清肺等作用
核桃	对大脑神经细胞有益，能帮助大脑发育
花生	含极易被人体吸收利用的优质蛋白；还含各种维生素、糖、卵磷脂、人体必需的精氨酸、胆碱等，对人体有益

受孕前不宜多吃的食物

咖啡

喝咖啡的女性，怀孕的概率比不喝咖啡的女性低一半。咖啡中含有咖啡因，会造成脐动脉阻力增加，导致胎儿体重偏轻或孕妈妈流产的概率上升。所以，孕前和孕期的女性要拒绝咖啡。

胡萝卜

众所周知，胡萝卜富含胡萝卜素、多种维生素和对人体有益的其他营养素。胡萝卜虽好但也不能多吃。美国一项科学研究表明，未孕女性如果摄入太多的胡萝卜素，会引起闭经，卵巢的正常排卵功能也会受到抑制。所以，备孕女性不宜过多食用胡萝卜。

烧烤类

如今一些年轻人喜爱吃烧烤，特别是在炎热的夏季，坐在大排档里，和朋友一起一边聊着天，一边吃着美味的烧烤，是多么惬意的一件事情！殊不知，这些美味烧烤很多是未烤熟的畜禽肉，里面可能感染有弓形虫，孕妈妈们吃了这些不干净的肉，有可能会祸及胎儿，导致生下弱智、瘫痪或畸形儿的概率升高。

★ 豆制品

备孕女性在日常饮食中应尽量减少豆制品的摄入，这是因为研究发现豆制品有杀死精子的作用。

如今，豆奶俨然成为人们日常饮食餐桌上的"宠儿"，不可或缺。岂不知，大豆中有一种叫作"染料木黄酮"的物质会抑制精子的活性，使得精子不能与卵子结合，从而促使夫妇出现生育问题。生殖专家发现，即使是很少量的大豆制品也能够迅速且明显地对精子产生负面影响。

所以，专家呼吁，备孕女性在排卵期的前后四天最好不要食用大豆制品。

不一味地追求骨感美

如今，很多爱美女性都在一个劲儿地节食瘦身，以求做"窈窕淑女"，在职场上或家庭中增加自身的"回头率"。殊不知，"骨感美眉"存在着营养不良、内分泌紊乱、月经不调等一系列健康隐患，进而导致生殖功能异常，生育能力下降，甚至引发不孕不育。

所以，打算怀孕的女性一定要摒弃这种不健康的思想观念，至少要从孕前3个月起就开始调整饮食结构，保证优质蛋白质和脂肪食物的摄取，让体重维持在正常范围之内，不要追求骨感美。

你的孕前体重标准吗

孕前孕妈妈首先要实现标准体重，因为太胖或过瘦都会对女性的生育力产生影响，而且还会影响怀孕的结果。那么，多少体重才算是标准的呢？让我们先计算一下自己的体重指数，然后再根据算出的数值来科学调整体重。

★ 体重指数

体重指数就是身体质量指数（简称 BMI），是用体重千克数除以身高米数平方得出的数字，是目前国际上常用的衡量人体胖瘦程度以及是否健康的一个标准。用公式来表示就是：

体重指数（BMI）＝ 体重 (kg)/[身高 (m)]^2

其算出的数值如果小于 18.5，即体重不足；如果介于 18.5~24 之间，属于正常体重；如果介于 24~28 之间，就是超重；如果大于 28，就表明肥胖。

例如你的体重为 60 千克，身高 1.64 米，那么你的体重指数是：60/（1.64）^{2}＝ 22.3，属于正常体重。如果你的体重偏瘦或偏胖，都会使怀孕的概率大为降低。所以，体重超常的女性，需要在孕前就有计划地通过合理调整饮食，以及进行适量的体育锻炼，使自己的体重达到或接近标准体重。

备孕爸爸的准备工作

备孕爸爸要改掉这些不良生活方式

⭐ 抽烟喝酒

和备孕女性一样，备育男性也要主动戒烟戒酒。烟草中产生的尼古丁和多环芳香烃类化合物会引起睾丸萎缩和精子形态改变，而酒精对人体肝脏和睾丸有直接影响，容易导致精液质量下降。因此，备孕爸爸们可要离烟酒远一点。

⭐ 长时间泡热水澡

高温会对睾丸产生损害，因此准爸爸最好避免在高温环境中停留过长时间，如不要长时间洗桑拿浴或泡热水澡，甚至穿紧身裤等。

⭐ 饮食不均衡

准爸爸饮食不均衡，会导致体内微量元素缺乏，如锌、硒、铜、钙和镁等，这些微量元素与男性的生殖功能和生育能力密切相关。如缺锌会影响青春期男性生殖器官和第二性征的发育，降低精子的活动能力，削弱机体的免疫功能，使男性容易患前列腺炎、附睾炎等感染性疾病。因此，男性应该多吃锌、硒等含量较高的食物，如牛奶、玉米、黑米、黑豆等。

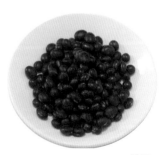

黑豆

⭐ 过多接触辐射源

辐射对人体的健康影响很大，大剂量的辐射可引起睾丸组织结构的改变，增加精子的畸形率，降低精子数量、精子密度等。因此，备孕爸爸平时应尽量减少与辐射源的接触，如电脑、电视、微波炉等。

⭐ 吸毒

一些毒品，如大麻、可卡因等对精液质量有影响。大麻可使血液中的雄激素水平降低、精子密度下降，导致男性乳腺发育，可卡因会使精子密度下降。因此，备孕爸爸应主动远离毒品以及与毒品相关的环境。

备孕准爸爸饮食指南

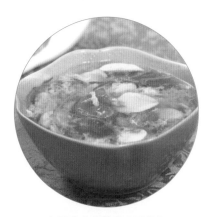

备孕爸爸的营养也不能忽视，可以多食能增强体力、有益于精子活力的食物！

准爸爸的营养建议

1. 改变口味重的习惯。 男性如果长久地摄入过多的盐分，容易引起高血压，更会损害心、脑、肾等一系列器官，对优生优育十分不利。人体每天食用食盐的量为6克，包括通过各种途径如酱油、咸菜、味精等调味品中摄入的盐量。

2. 吃饭七分饱。 吃得过饱、暴饮暴食等容易造成消化不良，加重胃、肠、肝、脾、胆等消化器官的负担，精子的质量也不会高。

3. 孕前要节制能量饮料和酒。 大部分的能量饮料中含有大量的咖啡因和牛磺酸，会对心脏功能和血压造成影响，从而影响优生优育。长期过量饮酒容易引起高脂血症，血中的甘油三酯和低密度脂蛋白浓度也会升高。此外，长期饮酒还会引起营养缺乏，对肝脏不利，对生育能力的危害尤甚。生育前，最好少饮啤酒。啤酒含有一些甲醛，容易导致畸形儿。

4. 合理摄入优质蛋白质。 孕前要合理摄入优质蛋白质，这是优生优育的一个基础法则。优质蛋白质与胎儿的健康关系十分密切，它是体内各种酶和某些激素的主要构成原料，还可通过葡萄糖的异生作用转化为糖，对人体十分重要。

准爸爸一定要进食的补精食物

有一些食物可以提高精子质量，增加精子数量，适当食用还可以提高准爸爸的男性魅力。

食物名称	补精功效	食用宜忌
枸杞	补肾益精，养肝明目。对肝肾阴亏、腰膝酸软、头晕目眩、遗精有很好的疗效。能够明显增强性功能	因枸杞温热身体的效果相当强，故正在感冒发烧、身体有炎症、腹泻者不宜食用
香蕉	中医认为，香蕉能清热解毒，通血脉，增精髓。香蕉中富含镁，镁可以增强精子的活力，提高男性的生育能力	香蕉性寒，故脾胃虚寒、胃痛、腹泻者应少食，胃酸过多者最好不吃

食物名称	补精功效	食用宜忌
羊肾	补肾，益精。主治肾虚劳损、腰脊冷痛、足膝痿弱、耳鸣、耳聋、阳痿、滑精、尿频等症。能有效增强性功能，改善性趣不足	因羊肾能明显增强性欲，故不宜经常食用
桑葚	补肝，益肾，滋液，主治肝肾阴亏引起的各种症状	脾胃虚寒、腹泻者不宜食用
牛肉	中医认为，牛肉有补中益气、滋养脾胃、强健筋骨的功效。牛肉中的锌含量丰富，而锌不但是构成精子的重要元素，还和精子的产生过程密切相关	牛肉不宜常吃，一周一次为宜。患有感染性疾病、肝病和肾病的人要慎食
牡蛎	天然的补精良药，其中锌的含量是目前所知的天然食物中最为丰富的	皮肤病患者忌食。脾胃虚寒、慢性腹泻者不宜多吃
鹌鹑	具有益中补气、强筋骨、补血填精的功效。对肾精不足引起的腰膝酸软、夜尿频多、阳痿、早泄等作用显著	感冒期间不要食用。不宜与猪肉一同食用
鳙鱼	俗称胖头鱼，具有温肾益精、补脾暖胃之功效，尤其适合肾阳不足者食用	鳙鱼性热，容易上火的人少食
甲鱼	有滋补强身、益气填精、滋阴养血之功效，对肝肾阴虚者特别有益	偶尔食用，不宜常食。食欲缺乏、消化不良、脾胃虚寒者慎食。肝炎患者不宜食用

🍤 孕前准爸爸需要补充的营养素

为了生育一个聪明、健康的小宝宝，准爸爸在孕前也要进行营养补充。让我们来看看准爸爸需要重点补充哪些营养素吧。

🍃 蛋白质

对男性来说，蛋白质是构成细胞的重要组成部分，也是生成精子的重要原材料。合理补充优质蛋白质，有益于协调备孕爸爸的内分泌并提高精子的数量和质量。但摄入不能过量，否则会破坏体内的营养均衡，影响维生素及其他多种物质的摄入，并造成酸性体质，对精子质量十分不利。富含优质蛋白质的食物有：深海鱼虾、牡蛎、大豆、瘦肉、鸡蛋等。

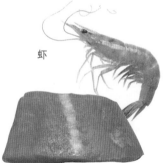

虾

三文鱼

🍃 维生素C

维生素 C 能降低精子受损的危险性，提高精子的活力，准爸爸每天应至少摄取 100 毫克维生素 C。可以多吃一些富含维生素 C 的食物，如绿叶蔬菜、菜花、土豆、猕猴桃、木瓜、草莓等时令蔬菜和水果。早上准爸爸可以喝一杯鲜榨橙汁，能补充准爸爸一整天对维生素 C 的需求。

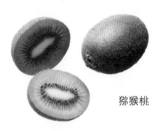

猕猴桃

🍃 维生素 A

维生素 A 能增强精子的活动能力，准爸爸每天要摄入 800 微克的维生素 A。可以适当多吃一些富含维生素 A 的食物，如鱼肝油、动物肝脏、奶制品、蛋黄、西兰花、胡萝卜、南瓜、杏、甘薯、山药等。

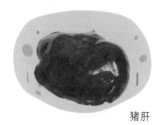

猪肝

🍃 维生素 E

维生素 E 又称生育酚，顾名思义是它能够增加男性精子的活力和数量，提高生育能力。建议准爸爸每天摄入 14 微克维生素 E。富含维生素 E 的食物有：植物油、绿色蔬菜和豆类。

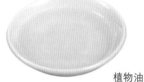

植物油

🍃 锌

锌能够调整男性机体的免疫功能，改善精子的活动能力。男性缺锌，会导致精子数量减少，畸形精子数量增加，以及性功能和生殖功能减退，甚至导致不育。建议准爸爸每天至少应摄入 12~15 毫克锌。含锌较高的食物有：贝壳类海产品、动物内脏、瘦肉、谷类胚芽、坚果、蛋类、芝麻、虾等。

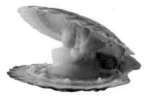

扇贝

❀ 硒

与锌一样，硒也对男性的生育能力有着重要影响，它参与了男性睾酮的合成和运载活动，同时有助于提高精子的活动能力及促进受精等生殖活动。男性体内缺硒，会减少精子活动所需的能量来源，使精子的活动力下降。建议准爸爸每天摄入 50 微克硒，可以适当多吃一些富含硒的食物，如芝麻、麦芽、酵母、蛋类、啤酒以及海产类（以大红虾、龙虾、虎爪鱼、金枪鱼等比较好）。此外，动物的肝、肾也富含硒，大蒜、蘑菇的硒含量也相当多。

不做体重超常的准爸爸

与孕妈妈的要求一样，准爸爸也要杜绝肥胖和营养不良这两个极端，尤其是肥胖，容易影响准爸爸体内雄激素的正常分泌，造成精子异常，使胚胎的物质基础受到影响。而营养不良同样会影响男性的生殖机能和生育能力。

建议体重偏低的准爸爸要增加进食量，多吃一些富含优质蛋白质和脂肪的食物，如瘦肉、蛋类、鱼类等；对于体重超常的准爸爸则应制订一个科学合理的饮食计划，并加强体育锻炼。

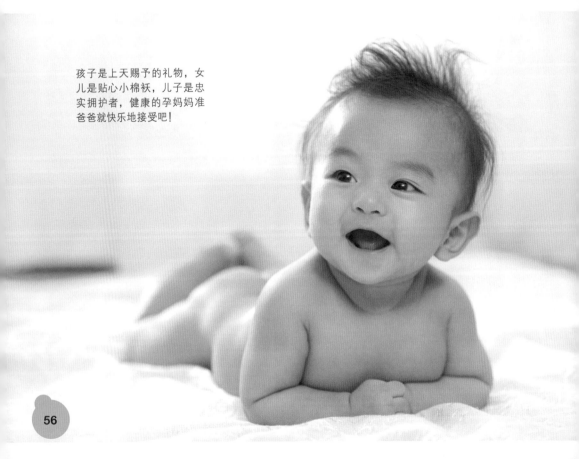

孩子是上天赐予的礼物，女儿是贴心小棉袄，儿子是忠实拥护者，健康的孕妈妈准爸爸就快乐地接受吧！

孕1月
（1～4周）
与胎宝宝的美丽邂逅

第2章

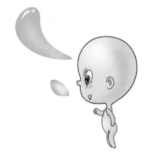

不知不觉，我已经在妈妈那温暖舒适的子宫里安营扎寨了。我作为你们爱情的最神秘的礼物，正如圣诞节的礼物一样，在睡梦中神奇地出现在你们枕头下面。在你们还一无所知时，我已经独自一人走过了那最令人激动不已的第一个月的神秘旅程。

——胎宝宝寄语

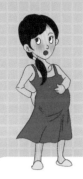

孕**1**月
胎儿的发育、妈妈的变化
和饮食指导

孕周	第 1~2 周	第 3 周
胎儿的发育	第 1 周　即末次月经开始那一周 第 2 周　子宫为排卵作好准备	精子、卵子在输卵管相遇并完成受精 受精卵从输卵管移动到子宫内，开始进行细胞分裂，此时是真正意义上怀孕的开始 在子宫里生长的胚胎虽然体积很小，却保持着飞快的增殖和成长速度
孕妈妈的变化和反应	此时尚在月经周期后段	阴道的分泌物增多，也会有轻微的疼痛感 由于还没有经过一个月经周期，可能还没有发现自己已经怀孕了
本周注意事项	一旦决定要生孩子了，就要将家里的宠物送人 学习推算预产期的方法 保证按饮食规则，充分摄取各种营养	及时补充叶酸，在孕早期摄入足够的叶酸能预防贫血，降低畸形儿的出生率 多吃绿色蔬菜和水果，并保证每天至少喝 8 杯水 宝宝的性别是由准爸爸决定的
饮食注意事项	多吃新鲜水果，多摄入维生素 C，提高孕妈妈的机体抵抗力	
适宜做的运动	要想缓解怀孕初期的无力和疲劳状态，进行适当的伸展运动和筋骨锻炼是相当必要的	

孕周	第 4 周
胎儿的发育	受精卵分裂成两部分，一部分形成胎盘，另一部分形成胎宝宝 做 B 超检查可以看到胎囊
孕妈妈的变化和反应	月经停止，孕妈妈可以明显感觉到身体发生了变化 维持妊娠过程的黄体酮开始分泌 孕妈妈没有明显的体重和外表的变化 恍然得知怀孕的事实，要开始接受体重、血压、尿液、血液等常规检查 受精卵在着床时可能引起出血，此时即使阴道流出的血液呈现灰黄色，而非红色，也不要过于慌乱
本周注意事项	定期监测体重，对判断妊高征及双胞胎很有帮助 血压监测为诊断妊高征提供重要依据 怀孕初期不要染烫头发
饮食注意事项	注意摄取优质蛋白和钙质 可以适当服用鱼肝油和蛋
适宜做的运动	做运动的同时要保持自然呼吸，每个动作分别进行 8~12 次 那些在平躺姿势下所做的动作应在重复 3~5 次之后，转动身躯并改为侧卧

1月胎儿生长发育

1月胎儿自述

爸爸妈妈对我的到来浑然不知

亲爱的爸爸妈妈，你们好！我是你们的胎宝宝，我已经悄悄地在妈妈那温暖舒适的子宫里安营扎寨了，只不过你们还浑然不知呢，呵呵。等你们知道的时候，我相信肯定会激动不已的，因为我是你们生命的延续，是你们爱情的结晶，那就让我暂时保守这个秘密吧。

前半个月，我从受精卵开始发育成为一个胚胎，由此我拥有了变成一个婴儿的权利。我是幸运的，我冲破了重重阻挠，终于成功地在妈妈的子宫内膜里"着床"了，开始了真正意义上的发育。我很小，几乎看不见，直到第3周，才大约长0.5~1厘米，体重还不到1克，我的外形呈圆筒状，头尾弯向腹侧，长着鳃弓和嘴巴。我的血液循环已经初步建立，胎盘雏形形成，胎膜也在此时形成。此时的我生活在一个充满液体的毛茸茸的小球里面，像鱼一样在里面自由自在地漂浮着，好玩极了。

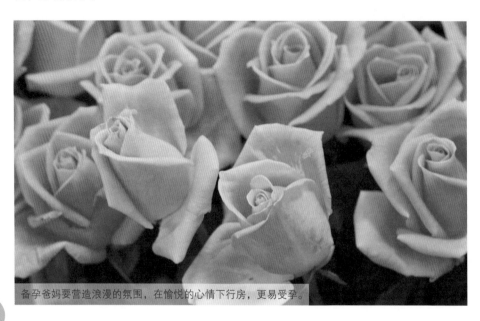

备孕爸妈要营造浪漫的氛围，在愉悦的心情下行房，更易受孕。

第1周

按照 280 天计算，这时妈妈正值经期，胎宝宝以精子和卵子的状态分别存在于备孕爸爸和妈妈的身体内。

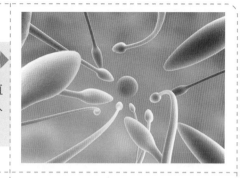

第2周

在本周，有 1 个卵子从妈妈的卵巢内"力挫群雄"脱颖而出，率先成熟了，它迈着缓慢稳重的步伐迎接着属于自己的另一半。

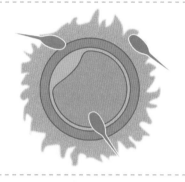

第3周

在那场翻云覆雨的做爱运动中，一个健硕无比、幸运的精子冲破重重关口，率先与卵子约会了，于是一颗种子悄悄萌芽。

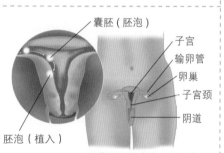

囊胚（胚泡）
子宫
输卵管
卵巢
子宫颈
阴道
胚泡（植入）

受精卵分裂成中空的胚泡，并来到子宫腔里着床

第4周

这枚承载着无数期待与祝福的受精卵以飞快的速度加剧分裂着，变成了一个球形细胞团（胚泡），沿着输卵管游进子宫腔，并深深地植埋于子宫内膜里，这一过程就是"着床"。这一伟大使命的完成就要等到下一周才能完成。这时受精卵只有 2.5 毫米长，肉眼几乎看不见它。

子宫内膜
子宫腔
胚泡
输卵管
卵黄囊
卵巢
胚芽
子宫颈
膀胱
羊膜囊
结肠
胎盘细胞
阴道

孕1月
孕2月
孕3月
孕4月
孕5月
孕6月
孕7月
孕8月
孕9月
孕10月

孕1月的孕妈妈

孕1月孕妈妈的身体变化

在怀孕的第1个月，对于大多数孕妈妈来说，只是每月如期而至的月经不再出现，其他症状暂时还不明显，只有极少数身体比较敏感的孕妈妈在这个月月末可能会有胃寒、怕冷、低热、慵懒、困倦和嗜睡等不适症状，但此时还没有到下个月月经"光顾"的日子，孕妈妈也不会把此类症状与怀孕联系起来，粗心的孕妈妈还以为是自己感冒了呢！这时，子宫的大小与怀孕前基本等同，如一枚鸡蛋，只是稍微软一些，并且已经形成了脑和脊髓。

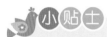

当心别感冒

❀ 孕期感冒的应对

若轻度感冒，如只有鼻塞、轻微头痛等，一般不需要服药，应多喝白开水，充分休息，或适当服用一些中药，一般在短时间内会好转；若发生高热、烦躁等症状，应立即就诊，在医生指导下对症处理，切忌盲目服用退热剂之类的药物；若持续高烧超过3天，应积极治疗，待病情痊愈后再进行检查，以确保胎儿是否正常。

❀ 孕期感冒的预防

1.防寒保暖，预防季节性流感。孕妈妈应根据天气的变化情况适时增添衣物，预防流感。

2.讲卫生，防止病从口入。如勤洗手，餐具分开，避免交叉感染。

3.尽量不去人群密集的公共场所，若避免不了，可以采取戴口罩的方式来隔离传染源。

4.适宜的室内温湿度。一般来说，适宜的室内温度为17℃～23℃，湿度为40%～60%，孕妈妈可以通过各种适当的方式，如开窗通风、使用加湿器等来加以调节。需要注意的是，加湿器有辐射，可让准爸爸先行打开，待房间湿度合适后，孕妈妈再进去。

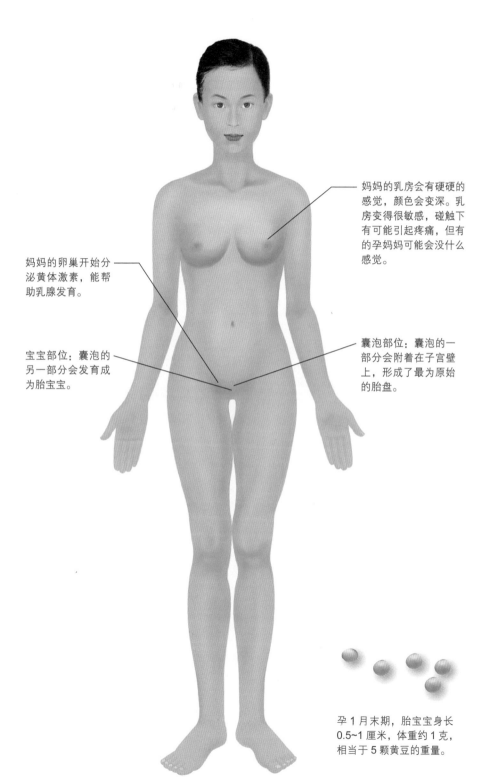

孕 1 月

孕 2 月

孕 3 月

孕 4 月

孕 5 月

孕 6 月

孕 7 月

孕 8 月

孕 9 月

孕 10 月

妈妈的乳房会有硬硬的感觉，颜色会变深。乳房变得很敏感，碰触下有可能引起疼痛，但有的孕妈妈可能会没什么感觉。

妈妈的卵巢开始分泌黄体激素，能帮助乳腺发育。

囊泡部位：囊泡的一部分会附着在子宫壁上，形成了最为原始的胎盘。

宝宝部位：囊泡的另一部分会发育成为胎宝宝。

孕 1 月末期，胎宝宝身长0.5~1厘米，体重约 1 克，相当于 5 颗黄豆的重量。

孕妈妈所关心的问题

继续补充叶酸

在这个月，孕妈妈一定要记得继续补充叶酸，除了遵医嘱每天补充叶酸片之外，孕妈妈还应该多吃些叶酸含量丰富的食物，主要有绿叶蔬菜、水果、动物肝脏、肉类、豆制品以及坚果等，具体见下表。

富含叶酸的食物

食物种类	食　　材
蔬菜	莴苣、菠菜、西红柿、胡萝卜、小白菜、龙须菜、花椰菜、油菜、扁豆、豆芽、蘑菇等
新鲜水果	橘子、草莓、樱桃、香蕉、柠檬、桃子、李子、杨梅、海棠、酸枣、山楂、石榴、葡萄、杏、猕猴桃、梨、胡桃等
动物食物	动物肝脏和肾脏、禽肉和蛋类，如猪肝、鸡肉、牛肉、羊肉等
豆类 坚果类	黄豆、豆制品、核桃、腰果、栗子、杏仁、松子等
谷物类	大麦、米糠、小麦胚芽、糙米等

可以适当做一些家务或运动

孕妈妈在这个月可以适度做一些家务活或运动，有助于缓解烦躁情绪，使心情舒畅，还可以起到锻炼的作用。做家务活时要避免登高爬低，也不可长时间蹲着。要避免长时间接触冷水，或使用刺激性强的洗涤剂。

孕妈妈要注意休息

在这个月，有一些孕妈妈会感到身体疲乏、没有力气，只想睡觉，其实这是怀孕的一种征兆，孕妈妈不要过于担心。要尽可能有规律地作息，睡眠时间可以比平时延长 1 小时，早睡早起，条件允许的话可以午睡一会儿，30 分钟就差不多了，不要超过 1 小时，否则，晚上有可能会失眠。

保持外阴的清洁

　　女性特殊的生理构造，决定了清洁生殖器官的重要性。孕妈妈应每天用温度适宜的温水，从前向后清洗外阴，并用消毒过的干净毛巾擦干。内衣、内裤也要经常更换。

开始喝孕妇奶粉吧

　　怀孕是女性的一个特殊生理过程，一个微小的受精卵会在 10 个月内长成一个重 3000~3500 克的胎宝宝，孕妈妈需要储存大约 50 克钙质，其中 30 克就是为胎宝宝而备。孕妈妈如果钙的摄入不足，胎宝宝就会从孕妈妈的骨骼中夺取来满足自身的生长需要，这容易使孕妈妈血钙水平降低。

　　要想使孕妈妈保持充足的营养，又为胎宝宝健康成长提供必需的营养支持，同时还不要过量饮食，避免肥胖，最好的办法就是喝孕妇奶粉。孕妈妈可以选择一些品质好的孕妇奶粉，如含有孕妇、产妇和胎宝宝必需的各种营养成分的奶粉。每天喝一点孕妇奶粉，是孕妇最佳的营养补充途径，方便又有效。

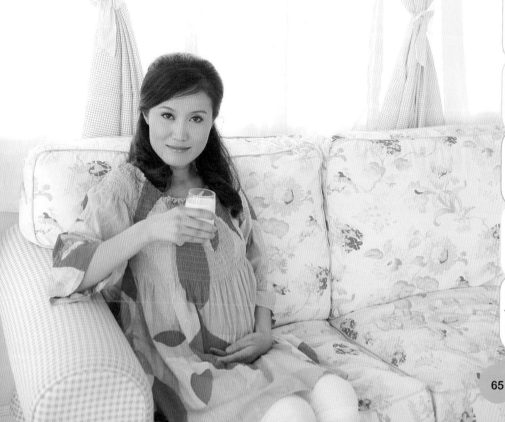

孕 1 月

孕 2 月

孕 3 月

孕 4 月

孕 5 月

孕 6 月

孕 7 月

孕 8 月

孕 9 月

孕 10 月

职场孕妈妈
小喇叭

避免电脑辐射

对于久坐办公室的孕妈妈来说，因工作之需不得不使用电脑，所以电脑的辐射是不能完全避免的，但聪明的孕妈妈可以通过下面的方式来尽可能地减少电脑辐射。

1 调整与电脑的距离

坐着工作时，身体距离电脑保持在 50~75 厘米，以能看清楚字为准，尽量避免电脑屏幕的背面朝着自己，要正对电脑屏幕，因为屏幕的正面辐射最弱。

2 使用新款的液晶电脑

为了保护自己和胎宝宝少受电脑的电磁辐射伤害，孕妈妈要使用新款的液晶电脑来办公。

3 注意室内通风

经科学研究证实，电脑荧屏能产生一种叫溴化二苯并呋喃的致癌物质。所以，放置电脑的房间最好能安装换气扇，要是没有，上网时要注意开窗通风。

4 酌情吃具有防辐射作用的食物

在外就餐时，适当多吃一些能消除电脑辐射的食物，如胡萝卜、豆芽、西红柿、瘦肉、动物肝等。

感觉累时稍休息一会儿

孕妈妈在一天忙碌而紧张的工作过程中，如果觉得疲惫，就可以停下来适当小憩片刻，不要觉得不好意思，上司和同事会理解你的。

不可乱服感冒药

怀孕后孕妈妈身体抵抗力下降，稍有不慎就容易引发感冒。所以，孕妈妈平时就要注意保暖，尤其是在早晚上下班的时候，一定不要为了苗条或其他原因而穿得过于单薄。若不小心感冒，切不可乱服感冒药，要多听从医生的建议。

可适当出去散散步

一天紧张的工作终于结束了，孕妈妈回到了家中，在和家人吃过晚饭后，可以和丈夫一起出去散散步、说说话，以缓解白天的劳累，也可以借此机会增进夫妻之间的感情。

孕1月妈妈营养饮食

孕1月营养饮食方案

1. 为了避免或减少如恶心、呕吐等的早孕反应，可采用少食多餐的方法，饮食最好清淡，不吃油腻和辛辣食物，多食易于消化吸收的食物。

2. 食用食物前，蔬菜要充分洗净，水果最好削皮，能避免农药污染。

3. 采用合理的加工烹调方法，减少营养物质的损失，使之符合卫生要求。避免各种食物污染，保留食物的原味，少用调味料。

4. 养成良好的饮食习惯，定时用餐，三餐之间最好安排两次加餐，坚持"三餐两点心"的进食原则，进食一些点心、饮料（如牛奶、酸奶、鲜榨果汁等）、蔬菜和水果等，定量用餐，不挑食偏食，尽量多在家里吃饭，保证食物的卫生。

5. 孕妈妈进餐时最好能心情愉悦，这样在营造温馨的进餐氛围的同时，还有助于增进食欲。

6. 每天清晨空腹喝杯白开水或矿泉水。早餐要吃，并要保证质量。

7. 合理搭配食物。将果类蔬菜和叶类蔬菜搭配，根类蔬菜和叶类蔬菜搭配，红色、紫色或黄色蔬菜和绿色蔬菜搭配。

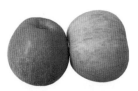

苹果

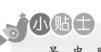

早、中、晚这三次正餐应该占全天总热能的90%，大部分营养素的摄入，应该在三餐中安排进去，特别是优质蛋白质、脂肪、碳水化合物这三大营养物质。

加餐一般占到全天总热量的10%，可以吃点核桃、花生、瓜子等坚果，或100克苹果、桃子、猕猴桃、香蕉、草莓等水果，加1份酸奶。

猕猴桃

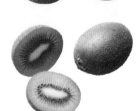

草莓

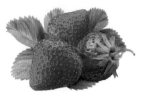

孕妈妈现在肩负着两个人的营养，要在上午10点和下午3点左右吃点水果、坚果、酸奶之类的食物，补充点营养。

酸奶

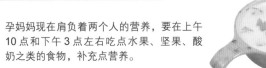

本月关键营养素：叶酸

防止胎儿神经器官缺陷

妊娠早期是胎儿神经器官发育的关键期，孕妈妈补充叶酸可以有效地防止贫血、早产，预防胎儿神经管畸形。除了遵照医嘱口服叶酸片来保证每日所需的叶酸之外，孕妈妈还可以多吃些富含叶酸的食物，如面包、面条、白米和面粉等谷类食物，以及牛肝、菠菜、龙须菜、芦笋、豆类及苹果、柑橘、橙子等。一般来说，孕妈妈应从备孕前 3 个月就开始补充叶酸。

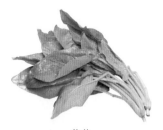
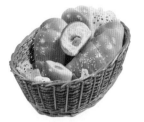
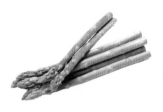

菠菜　　　　　　　　面包　　　　　　　　芦笋

胚胎或胎儿对致畸因素的敏感时期及易感部位

末次月经后天数	受损部位	疾病名称
24 天	神经系统（13~26 天）	无脑儿
12~40 天	运动系统（24~46 天）	短肢
34 天	心血管（20~40 天）	大血管异位
36 天	眼和颜面（24~39 天）	唇腭裂
42 天	手部和心脏	并指多指、室间隔缺损
84 天	生殖系统（36~55 天）	尿道下裂

孕1月重点营养素

孕 1 月，孕妈妈可按照正常的饮食习惯进食，做到营养丰富全面、饮食结构合埋，膳食中最好含有人体所需要的所有营养物质，最好能包含如蛋白质、脂肪、水、碳水化合物、各种维生素和必需的矿物质、膳食纤维等 40 多种营养素。

❦ 碳水化合物

孕妈妈每天应摄入不低于 150 克的碳水化合物。如果受孕前后碳水化合物和脂肪摄入不足，孕妈妈会一直处于饥饿状态，容易导致胎宝宝大脑发育异常，宝宝出生后智力也会下降。碳水化合物在蔗糖、面粉、大米、玉米、红薯、土豆、山药等粮食作物中含量较多，孕妈妈可从这些食物中获取。

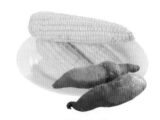

玉米、红薯

❦ 蛋白质

孕妈妈要保证优质蛋白质的充分摄入，这样能保证受精卵的正常发育。可以多食如鱼类、蛋类、乳类、肉类和豆制品等食物。

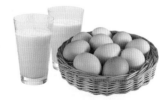

牛奶、鸡蛋

❦ 矿物质

各种矿物质对早期胚胎器官的形成发育有重要作用。富含锌、钙、磷、铜等矿物质的食物有乳类、肉类、蛋类、花生、核桃、海带、黑木耳、芝麻等。

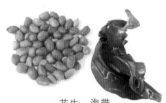

花生、海带

❦ 维生素

维生素能保证早期胚胎器官的形成发育。孕妈妈要多摄入叶酸、维生素 C、B 族维生素等，叶酸普遍存在于绿叶蔬菜、柑橘、香蕉、动物肝脏、牛肉中。在谷类、鱼类、肉类、乳类和坚果中含 B 族维生素。

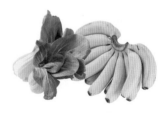

油菜、香蕉

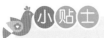

孕妈妈应多吃玉米

　　玉米中富含蛋白质、脂肪、糖类、维生素和矿物质等，孕妈妈适宜多食。

　　蛋白质　玉米中富含蛋白质，其中特有的胶质占 30%，球蛋白和白蛋白占 20%～30%。甜玉米的天冬氨酸和谷氨酸的含量很高，多食能促进胎宝宝的大脑发育。

　　维生素　玉米中富含维生素 E，能防止细胞氧化、减缓衰老，对胎宝宝的智力发展有利。黄玉米中含有胡萝卜素，对孕妈妈和胎宝宝的视力有益。

　　膳食纤维　玉米中富含膳食纤维，能有效消除便秘，有利于肠道的健康。

　　脂肪酸　玉米中的亚油酸、油酸等脂肪酸的含量很高，这些营养物质对胎宝宝的大脑发育有帮助。

孕1月孕妈妈禁忌食物名单

怀孕后前3个月是流产的高发期，孕妈妈除了在生活细节上要密切注意之外，尤其要避免进食易导致流产的食物。下表介绍5种孕妈妈不能吃的食物。

食物	功效	禁食原因
芦荟	美容养颜、滋润肌肤	本身含毒素，会导致流产
螃蟹	味道鲜美，有活血祛淤之功效	性寒，对孕妇不利，尤其是蟹爪，有明显的堕胎作用
甲鱼	滋阴益肾	性味咸寒，有堕胎之弊
薏米	药食同源之物，中医认为其质滑利	对子宫平滑肌有兴奋作用，可促使子宫收缩，故易诱发流产
马齿苋	药食同源之物，药性寒凉而滑利	汁液对子宫有明显的兴奋作用，能使子宫收缩次数增多、强度增大，易造成流产

孕1月一日营养食谱举例

餐次	用餐时间	食谱参考
早餐	7:00~8:00	牛奶150毫升，猪肚大米粥1碗，花卷1~2个，蔬菜适量
加餐	10:00	果汁配消化饼适量
午餐	12:00~12:30	米饭100克，菠菜炒猪肝100克，黑木耳炒黄花菜100克，菠菜鸡蛋汤适量
加餐	15:00	吃些坚果，如核桃、花生、腰果、开心果等
晚餐	18:00~18:30	荞麦面条1碗，烤馒头片50克，豆芽蘑菇汤适量
加餐	21:00	牛奶200毫升，威化饼干2片

营养大师好孕美食推荐

菠菜炒猪肝
防治缺铁性贫血

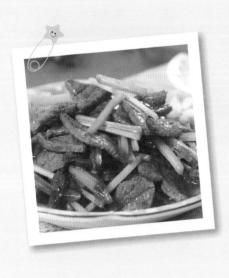

材料 猪肝 250 克，菠菜 150 克。

调料 葱末、姜末、酱油、鸡精、料酒、白糖、淀粉、醋、植物油各适量。

做法

1. 将猪肝洗干净放入水里，加几滴醋，浸泡 2 小时，捞出沥干，切片，盛入碗里，加淀粉拌匀；菠菜洗净，切段，焯水，沥干。

2. 锅内倒油烧热，下入猪肝，用炒勺推散，滑透油，到猪肝变色时捞出，将油沥干。

3. 锅内留少许油，放入葱末、姜末爆香，加入酱油、鸡精、料酒、白糖、菠菜，翻炒均匀后，用水淀粉勾芡，翻炒 1 分钟即可。

猪肚大米粥
补益气血

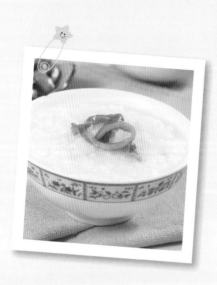

材料 大米、瘦猪肉各 100 克，猪肚 150 克。

调料 盐、鸡精、胡椒粉、料酒、水淀粉各适量。

做法

1. 将猪肚洗净，用部分盐、水淀粉反复抓揉，再用清水洗净，入沸水汆烫熟，捞出切片。瘦猪肉洗净切片，放碗内，加入料酒、部分盐、部分水淀粉抓匀，入沸水汆烫后捞出。

2. 将大米淘洗干净，与适量清水一同放入锅中，以大火煮滚，放入猪肚片、瘦肉片，以小火熬煮至米粒开花、材料成熟，加入胡椒粉、鸡精、剩余盐调味即可。

豆芽蘑菇汤

补充优质蛋白

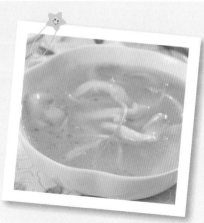

材料 绿豆芽 250 克，平菇 50 克。

调料 盐、鸡精、香油各适量。

做法

1. 将绿豆芽择洗干净；平菇洗净，用手撕成条。

2. 锅置火上，放水烧开，放入豆芽煮约 3 分钟，再放入平菇条略煮 2 分钟，加盐、鸡精调味，淋入香油即可。

韭菜炒绿豆芽

开胃有营养

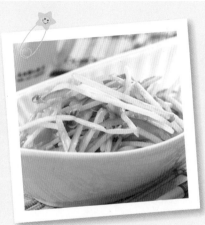

材料 绿豆芽 400 克，韭菜 100 克。

调料 盐、葱末、姜丝、植物油各适量。

做法

1. 绿豆芽掐头去尾，洗净，沥干；韭菜洗净，切段待用。

2. 炒锅置火上，倒油烧热，用葱末、姜丝炝锅，爆香后倒入韭菜段、绿豆芽，调入盐翻炒均匀即可。

西芹炒百合

清凉爽口

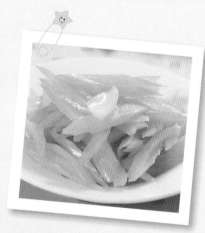

材料 西芹 300 克，鲜百合 100 克。

调料 盐、味精、鸡粉、白糖、植物油、水淀粉、香油各适量。

做法

1. 西芹洗净，切块，放入加了盐和油的沸水中焯烫 10 秒；百合掐头去尾剥开，洗净，浸泡。

2. 另取锅在锅底留适量油烧热，再倒入洗切好的芹菜翻炒，加少量盐、味精、鸡粉、白糖翻炒均匀，倒入百合，勾芡，淋香油即可。

孕 1 月
孕 2 月
孕 3 月
孕 4 月
孕 5 月
孕 6 月
孕 7 月
孕 8 月
孕 9 月
孕 10 月

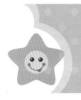

本月聚焦：
一眼看出预产期

　　一旦知道自己怀孕了，孕妈妈最想知道的就是胎宝宝何时会出生。根据预产期预算法则，从最后一次月经的首日开始往后推算，怀孕期为 40 周，每 4 周计为 1 个月，共 10 月。

预产期月份计算

　　预产期月份：末次月经月份 +9（相当于本年的月份）或 −3（相当于次年的月份）

黑色数字：代表您末次月经的起始日期。　　　　浅色日期：代表您的预产期。　末次月经起始日　预产期

1月（Jan）			10/8 **1**	10/9 **2**	10/10 **3**	10/11 **4**
10/12 **5**	10/13 **6**	10/14 **7**	10/15 **8**	10/16 **9**	10/17 **10**	10/18 **11**
10/19 **12**	10/20 **13**	10/21 **14**	10/22 **15**	10/23 **16**	10/24 **17**	10/25 **18**
10/26 **19**	10/27 **20**	10/28 **21**	10/29 **22**	10/30 **23**	10/31 **24**	11/1 **25**
11/2 **26**	11/3 **27**	11/4 **28**	11/5 **29**	**30**	**31**	

2月（Feb）			11/8 **1**	11/9 **2**	11/10 **3**	11/11 **4**
11/12 **5**	11/13 **6**	11/14 **7**	11/15 **8**	11/16 **9**	11/17 **10**	11/18 **11**
11/19 **12**	11/20 **13**	11/21 **14**	11/22 **15**	11/23 **16**	11/24 **17**	11/25 **18**
11/26 **19**	11/27 **20**	11/28 **21**	11/29 **22**	11/30 **23**	12/1 **24**	12/2 **25**
12/3 **26**	12/4 **27**	12/5 **28**	12/6 **29**			

3月（Mar）			12/7 **1**	12/8 **2**	12/9 **3**	12/10 **4**
12/11 **5**	12/12 **6**	12/13 **7**	12/14 **8**	12/15 **9**	12/16 **10**	12/17 **11**
12/18 **12**	12/19 **13**	12/20 **14**	12/21 **15**	12/22 **16**	12/23 **17**	12/24 **18**
12/25 **19**	12/26 **20**	12/27 **21**	12/28 **22**	12/29 **23**	12/30 **24**	12/31 **25**
1/1 **26**	1/2 **27**	1/3 **28**	1/4 **29**	1/5 **30**	1/6 **31**	

4月（Apr）			1/7 **1**	1/8 **2**	1/9 **3**	1/10 **4**
1/11 **5**	1/12 **6**	1/13 **7**	1/14 **8**	1/15 **9**	1/16 **10**	1/17 **11**
1/18 **12**	1/19 **13**	1/20 **14**	1/21 **15**	1/22 **16**	1/23 **17**	1/24 **18**
1/25 **19**	1/26 **20**	1/27 **21**	1/28 **22**	1/29 **23**	1/30 **24**	1/31 **25**
2/1 **26**	2/2 **27**	2/3 **28**	2/4 **29**	2/5 **30**		

5月（May）			2/6 **1**	2/7 **2**	2/8 **3**	2/9 **4**
2/10 **5**	2/11 **6**	2/12 **7**	2/13 **8**	2/14 **9**	2/15 **10**	2/16 **11**
2/17 **12**	2/18 **13**	2/19 **14**	2/20 **15**	2/21 **16**	2/22 **17**	2/23 **18**
2/24 **19**	2/25 **20**	2/26 **21**	2/27 **22**	2/28 **23**	2/29 **24**	3/1 **25**
3/2 **26**	3/3 **27**	3/4 **28**	3/5 **29**	3/6 **30**	**31**	

6月（Jun）			3/8 **1**	3/9 **2**	3/10 **3**	3/11 **4**
3/12 **5**	3/13 **6**	3/14 **7**	3/15 **8**	3/16 **9**	3/17 **10**	3/18 **11**
3/19 **12**	3/20 **13**	3/21 **14**	3/22 **15**	3/23 **16**	3/24 **17**	3/25 **18**
3/26 **19**	3/27 **20**	3/28 **21**	3/29 **22**	3/30 **23**	3/31 **24**	4/1 **25**
4/2 **26**	4/3 **27**	4/4 **28**	4/5 **29**	4/6 **30**		

孕 1 月
孕 2 月
孕 3 月
孕 4 月
孕 5 月
孕 6 月
孕 7 月
孕 8 月
孕 9 月
孕 10 月

预产期日期的计算

预产期日期：末次月经日期 +7（若得数大于 30，减去 30 之后得到的数字即为预产期的日期，月份则延后一个月）

例如：末次月经日期是 2011 年 5 月 15 日，所以预产期就应该是 2012 年 2 月 22 日。

看懂预产期日历

本日历下一行为末次月经日期，上一行为预产期日期。如末次月经为 2 月 1 日，那么预产期就是 11 月 8 日。

7月（Jul）

			4/7	4/8	4/9	4/10
			1	2	3	4
4/11	4/12	4/13	4/14	4/15	4/16	4/17
5	6	7	8	9	10	11
4/18	4/19	4/20	4/21	4/22	4/23	4/24
12	13	14	15	16	17	18
4/25	4/26	4/27	4/28	4/29	4/30	5/1
19	20	21	22	23	24	25
5/2	5/3	5/4	5/5	5/6	5/7	
26	27	28	29	30	31	

8月（Aug）

			5/8	5/9	5/10	5/11
			1	2	3	4
5/12	5/13	5/14	5/15	5/16	5/17	5/18
5	6	7	8	9	10	11
5/19	5/20	5/21	5/22	5/23	5/24	5/25
12	13	14	15	16	17	18
5/26	5/27	5/28	5/29	5/30	5/31	6/1
19	20	21	22	23	24	25
6/2	6/3	6/4	6/5	6/6	6/7	
26	27	28	29	30	31	

9月（Sep）

			6/8	6/9	6/10	6/11
			1	2	3	4
6/12	6/13	6/14	6/15	6/16	6/17	6/18
5	6	7	8	9	10	11
6/19	6/20	6/21	6/22	6/23	6/24	6/25
12	13	14	15	16	17	18
6/26	6/27	6/28	6/29	6/30	7/1	7/2
19	20	21	22	23	24	25
7/3	7/4	7/5	7/6			
26	27	28	29	30		

10月（Oct）

			7/7	7/8	7/9	7/10	7/11
			1	2	3	4
7/12	7/13	7/14	7/15	7/16	7/17	7/18
5	6	7	8	9	10	11
7/19	7/20	7/21	7/22	7/23	7/24	7/25
12	13	14	15	16	17	18
7/26	7/27	7/28	7/29	7/30	7/31	8/1
19	20	21	22	23	24	25
8/2	8/3	8/4	8/5	8/6	8/7	
26	27	28	29	30	31	

11月（Nov）

			8/8	8/9	8/10	8/11
			1	2	3	4
8/12	8/13	8/14	8/15	8/16	8/17	8/18
5	6	7	8	9	10	11
8/19	8/20	8/21	8/22	8/23	8/24	8/25
12	13	14	15	16	17	18
8/26	8/27	8/28	8/29	8/30	8/31	9/1
19	20	21	22	23	24	25
9/2	9/3	9/4	9/5	9/6		
26	27	28	29	30		

12月（Dec）

			9/7	9/8	9/9	9/10
			1	2	3	4
9/11	9/12	9/13	9/14	9/15	9/16	9/17
5	6	7	8	9	10	11
9/18	9/19	9/20	9/21	9/22	9/23	9/24
12	13	14	15	16	17	18
9/25	9/26	9/27	9/28	9/29	9/30	10/1
19	20	21	22	23	24	25
10/2	10/3	10/4	10/5	10/6	10/7	
26	27	28	29	30	31	

孕妈妈爱运动

　　孕妈妈这个月最重要的任务之一就是准备一个好的心情，这对胎宝宝来说是至关重要的。因为孕妈妈和胎宝宝之间有着微妙的精神联系，孕妈妈的情绪会影响到胎宝宝的发育。所以，从本月起，努力使自己成为一个快乐幸福的孕妈妈是当务之急。要做到这一点，孕妈妈必须克服初次怀孕的紧张和焦虑。下面介绍几种简单的孕期瑜伽放松功，看能不能帮助孕妈妈快速平静下来。

枕臂侧躺　　侧躺（任意一边），屈臂枕于头下，另一手臂置于弯曲的大腿上，置于底下的大腿保持放松伸直的姿势，置于其上的大腿稍微弯曲。时间以舒服为度，做完一侧后再换另一侧。

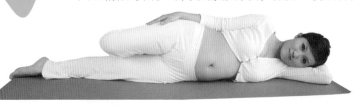

瑜伽呼吸

坐姿聆听

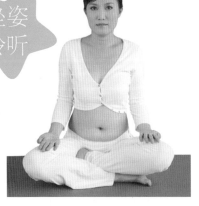

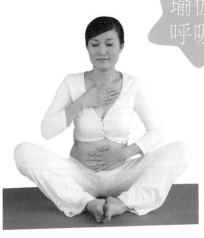

　　坐在瑜伽垫或床上、毯子上，双腿盘坐，手臂自然放松，双手手心朝上，放在大腿上，闭眼，颈部、睫毛、脸部放松，聆听有节律的细微的声音，或听些轻柔的音乐，保持10分钟。

　　以舒适的姿势盘坐在垫子上，两脚掌心相对。双手分别放在腹部和胸部上，脊背中正，双肩自然放松。双眼微闭，保持呼吸，让你的双手去感受你的呼吸，保持3~5次呼吸。

本月胎教

孕1月
孕2月
孕3月
孕4月
孕5月
孕6月
孕7月
孕8月
孕9月
孕10月

朗诵诗歌《再别康桥》

怀孕初期，孕妈妈总是会被一种莫名的紧张情绪所困扰。对于这个阶段的孕妈妈来说，学会放松就是最重要的任务，也是这个月胎教的主旨之所在。

优美动人的诗歌往往能够以其无与伦比的感召力打动人心，使人们在陶醉其优美意境的同时，不由自主地生发出一股强有力的力量，让人们顿时变得坚强、豁达起来。下面让我们和孕妈妈一起来欣赏徐志摩的《再别康桥》。这首诗歌虽然描写的是作者与母校（剑桥大学）的离别，但诗中所体现的意境却美得令人心醉。

轻轻的我走了，
正如我轻轻的来；
我轻轻的招手，
作别西天的云彩。
那河畔的金柳，
是夕阳中的新娘，
波光里的艳影，
在我的心头荡漾。
软泥上的青荇，
油油的在水底招摇；
在康河的柔波里，
我甘心做一条水草
那榆阴下的一潭，
不是清泉，是天上虹；

揉碎在浮藻间，
沉淀着彩虹似的梦。
寻梦？撑一支长篙，
向青草更青处漫溯，
满载一船星辉，
在星辉斑斓里放歌。
但我不能放歌，
悄悄是别离的笙箫；
夏虫也为我沉默，
沉默是今晚的康桥！
悄悄的我走了，
正如我悄悄的来；
我挥一挥衣袖，
不带走一片云彩。

名画欣赏：莫奈《睡莲》

对胎宝宝进行美学培养是胎教的重要组成部分。孕妈妈可通过看、听、体会将感受到的美通过神经传导输送给胎宝宝，让胎宝宝与孕妈妈一起分享和感受美。

《睡莲》是印象派大师莫奈晚年的作品，他擅长在垂直的平面上描绘出波光粼粼的水面，且有向远处延伸的视觉效果。看到这幅画，孕妈妈是不是已经感到驻足在池塘旁边，还可以想到"接天荷叶无穷碧，映日荷花别样红"的美好意境呢？宝宝感受到如此张扬的色彩，是不是也在妈妈的肚子中做些小动作呢？

怀孕日记：第1个月

			第1个月孕妈妈的开心照片及B超胎儿照片
生理和心理上的变化	我可能怀孕了的最初征兆		
	末次月经首日		
	我最可能受孕的日期		
	对受孕那一刻的记忆		
	我对宝宝的感觉		
产前检查	确诊受孕的日期		
	我的第一反应		
	丈夫的第一反应		
	我的反应		
	我咨询的问题和得到的解答		
服用药物情况			
我在吃的食物			
让我的胃舒服的食物			
我遇到的困惑和得到的解答			
我最关心的事情			
我应该关心的事			
让我感到最快乐的事			
我最严重的问题			
和孕妈妈交流经验			
本月感想			
和孕妈妈交流经验			
宝宝，妈妈想对你说			
本月感想			

孕2月
（5～8周）
平安度过多事之秋

第3章

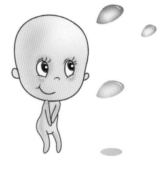

在 孕妈妈怀孕的第4周，我顺利地把自己埋植在妈妈的子宫内膜中，并紧锣密鼓地进行着细胞分化和器官的形成。与此同时，妈妈也得知我已经到来了这一特大喜讯。虽然我默默地享受着小屋里无比快乐幸福的生活，但是毕竟我还非常弱小，四周危机四伏，稍有不慎，可能就会被流产。我希望自己变得更加结实强壮，不被妈妈不慎流掉。同时妈妈也可能会有恶心、呕吐、尿频等令人难受的早孕反应，我希望妈妈能够平安度过这多事之秋。

——胎宝宝寄语

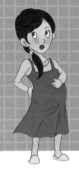

孕 2 月
胎儿的发育、妈妈的变化
和饮食指导及产检知识

孕周	第 5 周	第 6 周
胎儿的发育	胎宝宝身上有了脉搏，脐带开始起到供给营养的作用 两条主心血管开始收缩，脑部和脊椎开始形成	眼部长出眼睑和水晶体，四肢的芽体开始出现，可以区分出胎儿的头部、胃部和臀部了 肝、肺和心脏开始形成，血液循环开始运作了
孕妈妈的变化和反应	可能开始发生恶心和呕吐，疲劳感 仅有类似经前的小腹不适，乳房胀感觉。可能会有少量咖啡物的分泌	孕吐、疲劳和尿频明显 偶尔会觉得乳房发痒并感到心口疼痛 排便习惯发生变化，可能出现便秘和痔疮等不适
本周注意事项	不要随意吃中药和营养品。孕吐严重时询问医生 确认是否有宫外孕的情况 有些焦虑和烦躁。要想办法分散注意力。把喜欢的书找出来读读；听一听喜欢的音乐，换个心情	第一次接受诊断时需要带上自己的病历，还要仔细告诉医生自己过去是否有流产、人工流产的经历，家族病史如何，以及正在服用哪些药物等 及时补充水分，缓解便秘症状
饮食注意事项	选择可以预防和减轻孕吐、贫血等症状的食物 注意摄取充足的水分	
适宜做的运动	进入这一时期，胎盘尚未完全形成，运动的时候需要注意分寸，要格外小心 为不久即将隆起的腹部考虑，最好多进行一些能强化腰部和背部筋骨的运动	
产检项目	验血或 HCG 确定是否怀孕 最好到口腔科做一次保健	

孕周	第 7 周	第 8 周
胎儿的发育	做 B 超检查时能见到胎宝宝心脏搏动了 心脏变得饱满，大脑半球正在逐渐成形 眼珠开始发育并长出一个黑点	胎儿有了嗅觉能力，眼球里色素含量增高，四肢变长 颈部开始发育，下肢的芽体分化为大腿、小腿和足，上肢的芽体分化为手、胳膊和肩膀
孕妈妈的变化和反应	胸部也在发生变化，乳头的颜色稍微变深，乳腺也变得发达起来了	子宫的体积不断扩大，体重也有所增加 下腹部、肋部和腿部不时出现疼痛感 乳腺发达，孕妈妈会感觉到胸部变得更加丰满了
本周注意事项	如须用药，须在医生的指导下进行 怀孕初期流产的可能性很高，因此应禁止性生活	可以吃乳制品、绿色蔬菜和豆腐来补充钙质 食用海产品、肉类和牛奶等含锌量较高的食物
饮食注意事项	均衡营养，避免发生营养不良和脱水等症状 食用维生素含量丰富的食物	
适宜做的运动	做运动的同时要保持自然呼吸，每个动作分别进行 8~12 次 那些平躺姿势下做的动作应在重复 3~5 次后转动身躯改为侧卧	
产检项目	如呕吐严重作尿验有无酮体，如（＋）说明有酸中毒，须即时补液 做全面体检有无不宜妊娠的严重疾病 给予保健忠告	

2月胎儿生长发育逐周看

2月胎儿自述

"小屋里"正发生着翻天覆地的变化

这个月里，我在妈妈的"小屋里"一面享受着快乐幸福的生活，一面像个拼命三郎一般快速"打造"自己，使自己以极快的速度快点成材。首先，我成功地完成了"着床"的伟大使命，这时的我，神经系统、血液循环器官的原型几乎都已经出现，肝脏也有了进一步的发育。与妈妈紧密相连的唯一通道——脐带也从这个时期开始慢慢形成。

第5周 我的大脑发育的第一个高峰

这个阶段的我也还只是一个胚胎，在本周，我这个圆形的细胞团开始伸长，头尾可辨，样子就像一根小豆芽。我的中枢神经系统开始发育，脑与脊髓开始形成，肝脏和肾脏开始发育，肌肉和骨骼也开始形成。

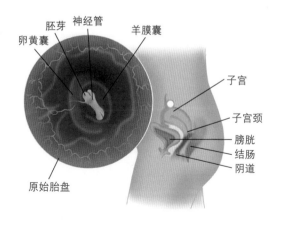

第6周 胳膊和腿渐现的小芽儿

在妈妈的子宫里，我正在飞速成长着，我已经有了大脑，头部也开始形成。包括肾脏和肝脏在内的器官继续发育，神经管开始连接大脑和脊髓。我原始的消化道及腹腔、胸腔、脊椎开始形

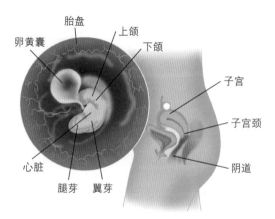

成，胳膊和腿也有了小小的芽儿。现在的我已经拥有了自己的血液并在心脏的"怦怦"跳动声中开始循环了。

第7周 脑垂体开始发育，我更聪明了

到本周末时，我看起来就像一颗豆子那么大，尾巴基本消失，俨然一个"小人儿"。我长着一个特别大的头，在眼睛的位置会有两个黑黑的小点，而且开始有了鼻孔，腭部也开始发育了，耳朵部位明显突起。我的手臂和腿开始变长，手指也从现在开始发育。这时心脏开始划分成心房和心室，而且每分钟的心跳可达 150 次，是成人心跳的 2 倍，脑垂体也开始发育。

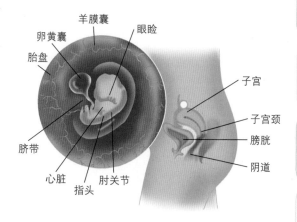

第8周 在羊水中自由活动

现在的我依然被称作胚胎，但我已经有了舌头和鼻孔，鼻尖也出现了，腭部融合成了嘴巴，眼睛和内耳也到了发育的关键期。我的各个内脏器官初具规模，心脏跳动开始正常。我的骨头开始硬化，胳膊、腿变长且开始形成关节。

在本周我有了一项新技能——移动，我可以在羊水中自由自在地活动了，开始也许是无意识的，不过用不了几天我就有意识了。这时我才不到 3 厘米长，看，我多么能干啊！

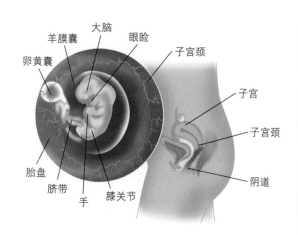

孕1月
孕2月
孕3月
孕4月
孕5月
孕6月
孕7月
孕8月
孕9月
孕10月

孕2月的孕妈妈

孕2月孕妈妈的身体变化

第5周 月经过期不至

每月按时光顾的月经没有来，孕妈妈会是什么心情呢？一定是欣喜激动吧。如果觉得去医院测试早孕太麻烦，你也可以买来早孕试纸在家里检查，只要使用方法正确，准确率也非常高。有些孕妈妈在这时会流少量的经血，这属于正常现象，如果你仍觉得不放心，不妨去医院诊断一下吧。

第6周 早孕反应的其他症状初见端倪

进入第6周，除了月经过期不至这一怀孕的最初迹象外，孕妈妈的身体已经开始出现了其他早孕反应的症状。由于雌激素与孕激素的刺激作用，孕妈妈会感到胸部胀痛，乳房增大变软，乳晕有小结节突出，会时常感觉疲倦、犯困，而且排尿次数增多。多数孕妈妈在这周开始感到恶心，偶尔会呕吐，但一般来说都不严重。这些令人心烦的症状都是正常的，大约在3个月之后恶心与晨吐就会结束。

第7周 早孕反应加剧

妈妈的心跳会明显加快，新陈代谢率增加了约30%。早晨醒来后孕妈妈可能会感到难以名状的恶心，而且嘴里有一种说不清的难闻味道，这是怀孕初期大多数孕妈妈都会遇到的情况。相反，有的孕妈妈也可能时常有饥肠辘辘的感觉，而且会饥不择食地吞咽各种食物。现在的孕妈妈经常会有莫名其妙的情绪波动，这是体内激素作用的结果。

第一篇 孕前·怀孕篇

第8周 由怀孕而引起的腹部不适

孕妈妈的腹部现在看上去仍是"一马平川"，但子宫变化却很明显，不但比怀孕前有所增大，而且变得很柔软。阴道壁及子宫颈因为充血而变软，呈紫蓝色，子宫峡部特别软。当子宫变大时，子宫韧带被拉扯，孕妈妈的腹部可能会有痉挛，有时会感到瞬间的剧痛，这些都是正常反应，不要紧张；如果对这种疼痛放心不下，就要马上去看医生，不要因为这件事而产生焦虑。

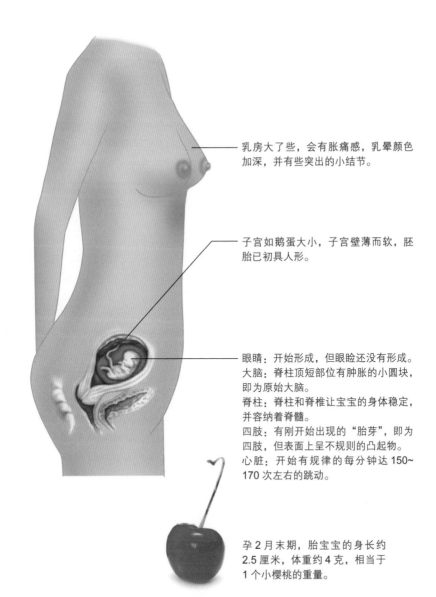

乳房大了些，会有胀痛感，乳晕颜色加深，并有些突出的小结节。

子宫如鹅蛋大小，子宫壁薄而软，胚胎已初具人形。

眼睛：开始形成，但眼睑还没有形成。
大脑：脊柱顶短部位有肿胀的小圆块，即为原始大脑。
脊柱：脊柱和脊椎让宝宝的身体稳定，并容纳着脊髓。
四肢：有刚开始出现的"胎芽"，即为四肢，但表面上呈不规则的凸起物。
心脏：开始有规律的每分钟达150~170次左右的跳动。

孕2月末期，胎宝宝的身长约2.5厘米，体重约4克，相当于1个小樱桃的重量。

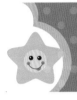

孕妈妈所关心的问题

警惕病理性腹痛

与上面所讲的怀孕初期由于子宫增大而导致孕妈妈下腹痛这一生理性腹痛不同，怀孕时器官相对位置改变与受压迫，也会造成下腹痛，甚至抽搐。由于这类下腹疼痛的多样性，以及子宫会阻碍腹部肿瘤的发现，使得怀孕初期的病症腹痛与怀孕引起的腹部不适难以区别。因此，如果孕妈妈出现比较严重且持续性的腹痛，就需要及时去医院诊治了。

⭐ "迁移"过程中的意外：宫外孕

正常情况下，受精卵应该是在子宫内膜上着床、生长发育的。而受精卵在子宫体腔以外的地方生长发育，就称之为"宫外孕"。大部分宫外孕发生在输卵管，还可能发生在卵巢、宫颈或腹腔的其他部位。宫外孕的孕妈妈停经 6~8 周，感到下腹部剧烈疼痛，出现少量阴道出血；但如果只是少量出血，而没有腹痛，孕妈妈大可不必着急，这是受精卵在子宫内膜上着床时引起的点状出血，并无危险。但应及时就医，以及早发现异位妊娠，及时处理。

⭐ 子宫肌瘤

子宫肌瘤可能在怀孕期间长大，会导致孕妈妈肌瘤变性坏死、肌瘤扭转，或者直接影响宝宝发育，阻碍生产等。因子宫肌瘤而产生的腹痛来得比较突然，痛点一般也固定，属于肌瘤局部疼痛。在怀孕期间，子宫血流充沛，切除子宫肌瘤并不妥当，对于肌瘤变性坏死导致

🐦 小贴士

宫外孕的检查及处理

宫外孕是女性健康的一大杀手，严重者会威胁女性的生命，因此女性对待宫外孕千万不可掉以轻心。那么宫外孕如何检查得知呢？

先观察症状：停经 6~8 周，腹痛，伴有恶心呕吐、肛门坠胀感，常有不规则阴道出血，深褐色血样，量少，一般不超过月经量，淋漓不净。应及时就医，超声检查可以及时发现未破裂的宫外孕。如果出血量较多，会伴有晕厥和休克。此时，已有腹腔内出血，病情已严重了。

如果有上述症状，赶紧第一时间去医院进行检查，检查项目有：尿检、血清检查、B超检查。如果确诊为宫外孕，一般采用腹腔镜治疗，手术创伤小，术后恢复快，更易于保留输卵管。

的疼痛，孕期可以用止痛药来缓解。

★ 卵巢囊肿

孕期绝大多数的卵巢肿瘤都是良性的，恶性肿瘤占 2%~5%。但是，孕妈妈如发现有卵巢瘤，要及时和医生保持联系。如出现腹部不适、绞痛、腹部异常膨大、腹水等时，要尽快去医院。

★ 急性阑尾炎

胎宝宝在妈妈体内不断长大，盲肠的位置会随着怀孕周数增加而向上推挤，疼痛的位置也随之改变。阑尾炎初期一般会出现下腹部压痛、恶心、呕吐、腹部肌肉紧绷等。随着怀孕周数增加，急性阑尾炎的症状会越来越不明显。

孕妈妈要谨防流产

怀孕第 2 个月，是先兆流产和自然流产的高发期，孕妈妈在生活细节上要格外小心，必须注意动作的幅度和日常的安全保障，避免碰撞腹部。另外，孕早期一定要节制性生活，否则极易导致流产。如果孕妈妈呕吐且伴有头晕、头痛等症状，就需要卧床休息，并及时咨询医生。

★ 谨守胎宝宝，预防流产

引起流产的主要原因有很多，总的来说包括外因和内因，外因是指受到外部的影响而造成的流产，比如摔跤、搬重物等；内因是指由于孕妈妈自身身体和情绪等方面的原因而引起的流产，比如遗传因素、子宫发育异常，恐惧、惊慌、过于激动等情绪都可能导致流产。

★ 警惕导致流产的生活习惯

1. 对指甲油说不

指甲油及同类化妆品含酞酸酯，这种物质如果长期被人体吸收，会对孕妈妈的健康有害，还容易引起孕妈妈流产及生出畸形儿，如果宝宝是男孩，更容易受到伤害。

2. 避开可能致畸的因素

孕 2 月是胎宝宝生长发育的关键时期，神经系统、内脏、五官、四肢等器官都会在这个月内形成雏形。孕妈妈要避免化学、物理、生物等可能致畸的因素，比如，不要用有机溶剂去污和洗手，不要去染发及烫发；看电视时要与电视保持一定的距离，时间控制在 2 小时以内；使用手机最好改用免提听筒，不要将天线放在腹部等，让胎宝宝安全地度过身体发育的关键时期。

孕 1 月
孕 2 月
孕 3 月
孕 4 月
孕 5 月
孕 6 月
孕 7 月
孕 8 月
孕 9 月
孕 10 月

3. 离噪音远一点

噪音会影响孕妈妈中枢神经系统的机能活动，会使胎心加快、胎动增加，对宝宝很不利。高分贝的噪音还可对宝宝的听觉器官产生损伤，并使孕妈妈的内分泌功能紊乱，诱发子宫收缩而引起早产、流产。孕妈妈长期在噪音环境中，生出的宝宝体重会较轻或出现先天性畸形。

4. 预防感冒

预防感冒需要家庭成员都行动起来。经常同孕妈妈接触的家庭成员，最好接种流感疫苗。平时室内注意开窗通风。家人若出现发热、咳嗽等流感症状，要尽最大可能同孕妈妈隔离。孕妈妈本人要注意保证营养均衡，提高睡眠质量，冬春季节注意保暖，尤其是脚部保暖。

5. 远离甲醛危害

甲醛污染主要来自于建筑材料、家居、地毯、燃料、吸烟、除臭剂、消毒液等。如果你的家中刚刚进行了装修或购买了新的家居，那么最好暂时回到父母家住。新装修过的房屋要开窗通风 2 个月后，孕妈妈才可以入住。或者可以将装满氨水的塑料盘放在房间内，并且使室温保持在 27℃ 左右，熏蒸 12 小时以上，即可有效消除甲醛气体。另外，可种点绿色植物，也能有效吸收室内的甲醛气味。

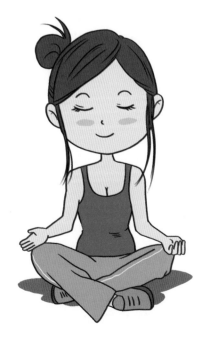

刚怀孕的妈妈们可以做适当平和的运动，增强身体的抵抗力，为胎宝宝提供温暖结实的环境。

谨防流产孕妈妈还要注意什么

⭐ 注意口腔护理

据有关研究显示，孕妈妈如果患有严重的牙周炎，发生流产、早产的概率是健康孕妈妈的数倍。但孕妈妈在孕期由于受到身体内分泌水平的影响，身体的免疫力下降，最容易得牙周炎。而孕早期拔牙等处理也很容易造成流产，所以，在孕期内，保持口腔健康十分重要。

⭐ 怀孕 3 个月以内不宜去旅行

在怀孕的时候，保持轻松开放的心态是十分必备的，而过度的疲劳对前三个月的孕妈妈来说是十分危险的，很容易造成流产。旅行虽然是一件很开心的事，但是旅行的过程却是很让人疲劳的，而且出门在外，发生意外情况的概率也会大大增加，所以，为了胎宝宝，孕妈妈在这段时间就不要出去旅行了。

⭐ 孕期开车安全守则

孕妈妈在孕期最好不要开车，如果实在因为各种原因而要开车的，也要遵守以下几个安全行车守则：

1. 时速不要太快，最好不要超过 60 公里。
2. 应尽量避免急刹车。
3. 最好只开熟悉的路线，而且连续开车的时间不要超过 1 个小时。
4. 尽量避免上高速公路。
5. 开车时记得系好安全带。
6. 怀孕 6 个月以上的孕妈妈，就不要开车了。

孕1月
孕2月
孕3月
孕4月
孕5月
孕6月
孕7月
孕8月
孕9月
孕10月

職場孕妈妈
小喇叭

要远离复印机

复印机在工作的时候，会产生一定量的辐射，而且复印机在工作时所产生的一些墨粉颗粒及耗材中所含有的化学物质都会对孕妈妈及胎宝宝产生不良影响。因此，孕妈妈在孕期要远离复印机，如果一定要复印文件资料的话，最好请同事代劳。

高跟鞋就不要穿了

很多职场孕妈妈因为工作需要，上班的时候要穿高跟鞋，高跟鞋虽然能够提升孕妈妈在工作时的气质，但是由于高跟鞋容易使孕妈妈身体向前倾，在外力作用下骨盆两侧被迫内缩，造成骨盆入口狭窄，在生育时候就有可能出现分娩困难！而且高跟鞋的鞋跟一般很细，容易造成孕妈妈因重心不稳而摔倒。所以，孕妈妈在上班的时候尽量穿平底鞋。

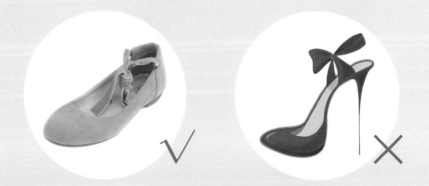

如何跟上司说明你怀孕了这个事

怀孕后，孕妈妈应该找个恰当的时机，尽早将这件事告诉上司，以便让上司尽早为接下来的工作作好安排。那么，要怎么跟上司说呢？这是需要一些技巧的，千万不要拿着医院的报告单拍在上司的桌上，或者在吃饭的时候装作漫不经心地"透露"出来。最好是在完成一项工作任务之后，跟上司约个时间，将这个事告诉他，并跟他说："虽然怀孕了，但是我的工作表现没有打一点折扣。"同时跟上司说一下你自己现在和稍长一段时间里的工作情况，而不要急于讨论生育期间的工资待遇和你产后的工作计划。

工作间隙做做"小动作"来缓解不适

怀孕期间，孕妈妈背部下方以及骨盆的肌肉会拉紧，长时间挺着腹部的负荷，坐着工作，颈、肩、背和手腕、手肘酸痛的可能性要比平时大得多。所以，孕妈妈工作时，除了将座椅调整得尽可能舒适之外，还可以在工作间隙尝试采取如深呼吸、舒展肢体、做短距离的散步等方法来缓解压力。如果上面的方法不易实施，孕妈妈不妨做做下面的一些"小动作"来缓解不适吧。

1 改善颈痛
颈部先挺直前望，然后弯向左边并将左耳尽量贴近肩膀；再把头慢慢挺直，向右边再做相同动作，重复做 2~3 次。

2 改善肩痛
先挺腰，再把两肩往上耸以贴近耳，停留 10 秒钟，放松肩部，重复做 2~3 次。

3 改善"腹荷"
将肩胛骨往背后方向下移，然后挺胸停留 10 秒，重复动作做 2~3 次。

4 改善手腕痛及手肘痛
手部合十，下沉手腕至感觉到前臂有伸展感，停留 10 秒，重复做 2~3 次，接着再把手指转而向下，把手腕提升到有伸展感为止，重复 2~3 次。

孕妈妈要避开的 6 大误区

都说女人一怀孕就变得娇贵起来，各种各样闻所未闻的注意事项就接踵而至，不许做这个，不许做那个……但是，在面对种种"注意事项"时，很多孕妈妈会不自觉地形成一定的误区。下面，我们就请专家为孕妈妈们解读一下孕期的种种误区，以供借鉴。

误区 1
忽视孕前、孕期检查

一般来说，计划怀孕可以大大降低孕期风险，因为通过孕前检查，很多不利于胎宝宝的疾病都要先治愈才受孕。但是这并不意味着怀孕后的检查不重要。很多人会忽略早孕检查，受孕三个月后才到医院确诊妊娠，其实这很危险，因为孕早期是流产的高发时期，忽视了早孕保健，对母子健康极为不利，甚至可导致严重后果。从另一方面来说，如果需要做人工流产，最好在早孕期间，即孕 8 周以前进行，拖得越久，危险性就越大。

误区 2
孕期药物滥用或不用

有病吃药是再正常不过的事情了，没必要干耗着不吃药，若有病不及时医治，势必造成孕妈妈抵抗力下降，也会影响胎宝宝的正常发育，有些病毒性疾病甚至会导致胎儿先天性损伤，后果比较严重。但是孕妈妈用药须在医师指导下服用，尤其是某些抗生素、激素、止疼药和镇静安眠药等，是引发胎儿畸形的重要因素，不可滥用。目前临床医生都会根据国家药典选择 A 类或 B 类副作用较小的药物，对孕妇而言是比较安全的，因此大可不必忌药讳医。

误区 3
抗拒做 B 超

很多孕妈妈对孕期做 B 超持抗拒心理，担心放射性物质会伤害到腹中的胎儿，但并没有相关数据支持孕妈妈们的这一担忧。相反，孕期适当做 B 超对胎儿来说是有利无弊的，一些异常情况如宫外孕、畸形育等可通过 B 超得到及时发现。如宫外孕、肌行育等。（若孕妈妈一切正常，可遵医嘱或参考本书附录一"产检时间表"的时间来做 B 超。但具体情况也因人而异。）

有些女性一怀孕，因担心胎宝宝的安危就推行禁欲政策，导致夫妻关系紧张。其实，孕期是可以适当进行性生活的。除了怀孕期的前三个月和后三个月（这两个时间段容易引发流产、早产和宫内感染等不良后果）不建议有性生活，其他时间是可以考虑过性生活的。但是，有流产征兆、心脏和血压有问题的孕妈妈在孕期最好不要过性生活，宫颈有肌瘤、息肉，或者胎盘前置的孕妈妈孕期也最好不要有性生活。

当然，如果丈夫提出性要求，做妻子的也不应冷眼恶语，采取冷漠的态度，而应耐心劝说丈夫并采取非性交等方式与丈夫亲近，不要因怀孕而冷落了丈夫。

误区 4
完全禁欲

有些孕妈妈担心分娩后身材走形，孕期不敢多吃或不吃肉、蛋等营养品，有的甚至比平时吃得还少。这样无法满足胎宝宝迅速生长发育的需要，对其后天的健康成长也会造成难以弥补的损害。但也有一些孕妈妈片面地认为吃得越好，营养越丰富，对胎宝宝越有利。这样做无疑会造成体重增速过快，孕育出"巨大儿"，不仅给分娩造成困难，也容易引发并发症，如妊娠期糖尿病、妊娠高血压疾病等。

一般来说，孕期主食可以保持不变，只须增加种类就可以了，要保证各类瓜果蔬菜的摄入，以满足胎儿生长发育的需要。建议孕妇整个孕期增重 12.5 千克为宜。

误区 5
不良的饮食习惯

怀孕是每个渴望做妈妈的女性的必经之路，怀孕后的女性在此时会浑身散发着母性的魅力和光辉，大可不必为了外形的一时改变而抑郁，如果孕妈妈心情不好，对胎宝宝的成长是极其不利的。此外，孕期活动量过少，还会给正常分娩带来困难，使产程延长，难产增多。所以，孕妈妈还是可以做一些力所能及的简单家务活，但要尽量避免做长久下蹲姿势。此外，日常生活中，孕妈妈最好着装宽松，不到空气污浊的地方，也不主张化妆，若要保护皮肤，可以选择性质温和的婴儿油。

误区 6
足不出户

孕2月妈妈营养饮食

孕2月营养饮食方案

在孕2月，胎宝宝还比较小，不需要过多增加营养，孕妈妈保持正常饮食就可以了，可以适当增加些优质蛋白质，就能满足胎宝宝的正常需要。

1.吃点"止吐"食物。如果孕妈妈有轻微恶心、呕吐现象，不妨多吃点能减轻呕吐的食物，如烤面包、饼干、米粥等。为了避免晨吐，孕妈妈可以在床边准备一杯水、一片面包、一小块水果、几粒花生米等，这样就可以在早上起床前第一时间吃点零食，以帮助抑制恶心。

2.多吃富含淀粉的食物。孕妈妈不妨多吃一些富含淀粉的食物，能提供必需的能量。

3.不必勉强吃脂肪类食物。早孕反应使得孕妈妈吃不下脂肪类食物，不要紧，不要勉强自己，可以吃点豆类、蛋类、乳类食品来补充。

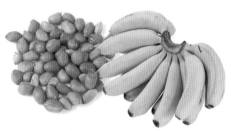

止呕食物：花生、香蕉

★ 孕2月关键营养素：维生素C、维生素B₆

作用：缓解牙龈出血、抑制妊娠呕吐

➡ 维生素C

怀孕的第2个月，有些孕妈妈会发现自己在刷牙时牙龈会肿胀、出血，适量补充维生素C能缓解这一现象。同时，可以帮助提高机体抵抗力，预防牙齿疾病。维生素C主要来源于日常生活进食的新鲜水果和蔬菜，比如，青椒、菜花、白菜、番茄、黄瓜、菠菜、柠檬、草莓、苹果等。但要注意，烹煮以上食物的时间不宜过长，以免维生素C大量流失。

➡ 维生素B₆

对于那些受孕吐困扰的孕妈妈来说，维生素B₆便是妊娠呕吐的克星。麦芽糖中维生素B₆含量最高，每天吃1~2勺麦芽糖，不仅可以有效地抑制妊娠呕吐，而且能使孕妇精力充沛。富含维生素B₆的食物还有香蕉、土豆、黄豆、胡萝卜、核桃、花生、菠菜等植物性食品。动物性食品中以瘦肉、鸡肉、鸡蛋、鱼等含量较多。

孕2月重点营养素

孕2月,胎宝宝的神经系统、内脏、五官、四肢等器官都会形成雏形,孕妈妈要注意补充叶酸及其他维生素、矿物质、蛋白质、脂肪等营养素。

优质蛋白质

孕2月,胎宝宝还比较小,发育过程中不需要大量营养素,摄入的热量不必增加。孕妈妈正常进食,并适当增加些优质蛋白质。蛋白质每天的供应量应以80克为宜。

维生素

叶酸、B族维生素、维生素C、维生素A等营养素是胎宝宝正常发育必需的营养物质。孕妈妈要多食新鲜的蔬菜、谷物和水果等。

水分

早孕反应严重,剧烈呕吐容易引起人体水盐代谢失衡,孕妈妈应多补充水分。

矿物质

这一时期,胎宝宝正处于重要器官的发育阶段,孕妈妈要适量补充一些微量元素,多吃如核桃、芝麻、开心果、榛子等坚果,有助于胎宝宝的大脑发育。

小贴士

叶酸补充要加强

怀孕前3个月是胎儿大脑神经传导的黄金期,胎儿脑部和神经管都已经开始发育,需要叶酸,所以补充叶酸对孕妈妈非常重要。如果在怀孕前3个月缺乏叶酸,容易导致胎宝宝神经器官发育缺陷,从而增加脊柱裂、无脑儿的发生率。孕妈妈补充足够叶酸,能防止胎宝宝体重过轻、早产及兔唇等先天性畸形。孕妈妈每天需要摄入的叶酸量为400～800微克,一些食物如深绿色蔬菜、肝脏、猪肉、黄豆制品等中都含有叶酸。叶酸不足的孕妈妈也可以吃些叶酸片来补充。

孕2月一日营养食谱举例

餐次	用餐时间	食谱参考
早餐	7:00~8:00	豆浆1杯,蒸饺6个,香椿拌豆腐1份
加餐	10:00	橘子1个,酸奶150毫升
午餐	12:00~12:30	米饭100克,大白菜炒鸡蛋(见P96)1份,瘦肉炒芹菜1份,剁椒酸菜鱼头汤(见P96)适量
加餐	15:00	吃些坚果,如核桃、榛子、腰果、开心果等
晚餐	18:00~18:30	花卷1个,枸杞山药粥1碗,豆芽椒丝(见P96)1份,鸡蛋炒蒜苗1份
加餐	21:00	牛奶1杯,饼干50克

孕1月
孕2月
孕3月
孕4月
孕5月
孕6月
孕7月
孕8月
孕9月
孕10月

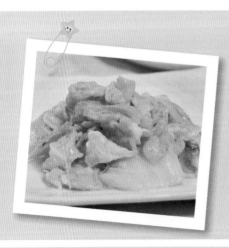

大白菜炒鸡蛋 补胃润肠

材料 大白菜 200 克，鸡蛋 2 个。

调料 葱花、盐、鸡精、植物油各适量。

做法

1. 大白菜洗净，切片；鸡蛋搅散成蛋液。
2. 锅内倒油烧热，淋入鸡蛋液炒熟，盛出。
3. 原锅倒入适量底油烧热，炒香葱花，放入大白菜片翻炒至熟，下入炒熟的鸡蛋，加盐、鸡精翻炒均匀即可。

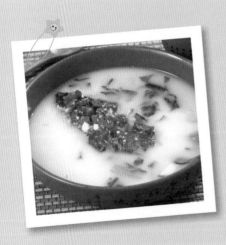

剁椒酸菜鱼头汤 补脑

材料 鱼头 400 克，酸菜末 50 克，剁椒适量。

调料 姜片、蒜粒、葱末、料酒、盐、胡椒粉、植物油、香油、高汤各适量。

做法

1. 鱼头去鳞，除鳃，洗净，用料酒、盐、胡椒粉腌渍 10 分钟。
2. 锅内倒油烧热，下剁椒、酸菜末翻炒，炒香姜片、蒜粒，倒高汤煮沸，下鱼头中火煮熟，放香油、胡椒粉稍煮，撒葱末即可。

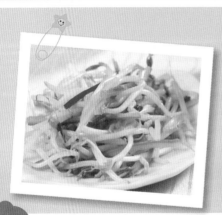

豆芽椒丝 减轻孕吐

材料 绿豆芽 200 克，青椒 50 克。

调料 白糖、盐、鸡精、香油各适量。

做法

1. 绿豆芽择洗干净，入沸水中焯透，捞出，沥干水分，凉凉；青椒洗净，去蒂除籽，切丝。
2. 取盘，放入绿豆芽和青椒丝，用白糖、盐、鸡精和香油调味即可。

本月聚焦：早孕呕吐

　　早孕呕吐俗称害喜，它是孕妈妈在怀孕初期的一种十分常见的生理反应，主要表现为对某些气味比较敏感或对某些食物比较厌恶，造成吃下的东西可能很快就吐出来。大约有 80% 的孕妈妈会有这种症状，一般的早孕呕吐不会对孕妈妈造成危害，只要孕妈妈坚持少食多餐，想吃的时候马上就吃，就不会有大问题。但也有些孕妈妈呕吐十分严重，吃什么吐什么，身体完全吸收不到营养，严重者还会导致脱水，这时候就要采取措施，否则就有可能危及胎宝宝的安全。

若有下列征兆出现，表明你可能会脱水，应立即就医：

- 心跳加速或呕吐越次数频繁。
- 眼睛、嘴巴、皮肤感觉干燥。
- 超过 24 小时无法进食或喝水。
- 身体觉得越来越疲倦。
- 呕吐物中夹有血丝。
- 意识逐渐不清。
- 小便次数减少，小便颜色较深。
- 感觉越来越虚弱。

★小动作，大功效——生活细节预防早孕呕吐

　　大多数孕妈妈的妊娠呕吐到孕 3 月后期会慢慢减轻，直到消失。而在这期间，我们也可以采取一些措施来缓解早孕呕吐。比如，尽量避开让你恶心的东西；早晨起床时先吃点东西垫垫；坚持少食多餐，在想吃的时候马上就吃；随身携带一些食物，如小饼干、小面包、花生、杏仁、苹果、香蕉等；有时间多出去透透气；保持乐观的心态；保证充足的睡眠等。

孕妈妈适当休息，对防止孕吐有益。

止吐食物清单

食物种类	食物名称	功效分析
谷类	面包、麦麸饼干、馒头片、麦片、绿豆粥、大米粥、八宝粥、玉米粥、煮玉米、玉米饼	清淡，富含复合碳水化合物，易消化，不容易引发恶心呕吐
奶类	牛奶、酸奶、奶片	营养丰富，易消化吸收
肉类	水煮鱼、清蒸鲈鱼	可清炖、清蒸、水煮、水煎、爆炒，味清淡，不易引发呕吐
各种新鲜蔬菜	凉拌菜、素炒菜、炝凉菜、醋熘菜	富含维生素，有助于缓解恶心
水果	柠檬、苹果、梨、香蕉、草莓、橙子、杨梅	做成水果沙拉或榨汁，如柠檬汁，助消化、易吸收，增加食欲，对缓解孕吐很有效
姜	姜汁、姜汤、姜饼、姜片、姜丝、鲜生姜、姜茶、姜的各类提取物、姜糖等	缓解孕吐姜最有效，若感恶心，可口含姜片，或喝水或牛奶时调入鲜姜汁

 小贴士

止吐三偏方

❀ 偏方1：生姜红糖饮。取生姜1片、红枣4颗，用开水浸泡5～10分钟，加入红糖或蜂蜜调匀即可饮用。

❀ 偏方2：糯米生姜粉。取糯米250克、生姜汁3匙，一起放入锅中炒至糯米爆破，然后磨成粉末。每次1～2匙，用开水冲服，一日3次。

❀ 偏方3：鲤鱼砂仁姜片汤。鲤鱼250克，去除鳞、鳃、内脏，洗净；砂仁6克捣碎；生姜15克，洗净，切片。将砂仁和姜片放入鱼腹内炖熟，然后一同食用。

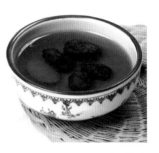

生姜红糖饮

孕妈妈爱运动

　　孕妈妈适时、适当地进行体育锻炼和帮助胎宝宝活动，可以促进胎宝宝大脑及肌肉的健康发育。研究表明，凡是在子宫内受过"体育"运动训练的胎宝宝，出生后翻身、坐立、爬行、走路及跳跃等动作的发育都明显早于一般的宝宝。

运动的好处

　　1.解除孕妈妈的疲劳和不适，使其心情舒畅。

　　2.使胎宝宝适应位置改变及子宫内羊水晃动，训练胎宝宝的平衡能力。

　　3.促进全身血液循环，增加胎盘供血，有利于胎宝宝健康发育。

　　4.增强孕妈妈腹肌、腰背肌和盆底肌的张力和弹性，使关节、韧带松弛柔软，有利于孕妈妈正常妊娠及顺利分娩。

　　5.控制孕期体重的增加，促进产后体形恢复。

适合做哪些运动

　　孕妈妈的运动以轻柔和缓为主，比如散步、瑜伽的某些动作，太极，柔软体操等。在选择运动时，一方面要注意运动强度，以不出汗或轻微出汗为宜。要特别注意的是，运动姿势绝对不能造成腹部的牵拉。

运动注意事项

　　孕妈妈在运动中的一个大忌是疲劳，孕妈妈千万不能过度疲劳，也不要运动到身体过热，也就是说孕妈妈不宜做出汗过多的运动。对于孕妈妈来说，以不累、轻松、舒适为运动限度。

　　在运动期间一定要多喝水，但不要只喝白开水，最好补充一些果汁等。可乐及运动饮料都不适合孕妈妈。

　　在运动时如果孕妈妈出现阴道出血、有液体流出，出现不寻常的疼痛或者突发疼痛、胸痛、呼吸困难、严重或持续的头痛或头晕等问题，一定要立即停止运动，最好马上去医院检查。另外，如果在停止运动半小时后仍然持续有宫缩，也不能再运动了。

本月胎教

★ 让胎宝宝爱上唐诗吧

优美的诗句能够荡涤人的心扉、愉悦人的精神，还能奠定人们深厚的文化内蕴之根基。孕妈妈可以选择一些意境清幽、朗朗上口的唐诗给胎宝宝听，那美妙的诗句所描述的美丽画卷，在陶冶自己情操的同时，一定也能够对胎宝宝产生潜移默化的影响，让胎宝宝从此爱上唐诗。

下面我们来欣赏两位唐代诗人的作品，这两首诗虽然描写的事物不同，但是它们都有非常美的意境。

采莲曲

（唐）王昌龄

荷叶罗裙一色裁，芙蓉向脸两边开。

乱入池中看不见，闻歌始觉有人来。

赏析：

这首诗描写了江南采莲少女欢快美丽的劳动场景。采莲少女的绿罗裙与田田荷叶融为一体；少女的脸庞掩映在盛开的荷花间，相互映照。虽在莲池中，却不见她们的踪影，她们如仙子一般，时隐时现，若有若无，一时间，诗人也看花了眼，直到听到歌声，才恍然发现她们的身影。少女的活泼与荷花的情致浑然一体，描写自然、生动，读来趣味盎然。

小池

（唐）杨万里

泉眼无声惜细流，树阴照水爱晴柔。

小荷才露尖尖角，早有蜻蜓立上头。

赏析：

泉眼很爱惜地让泉水悄然流出，映在水上的树阴喜欢这晴天风光的柔和。鲜嫩的荷叶那尖尖的角刚露出水面，就已经有蜻蜓落在它的上头。这首诗展现了初夏的荷叶、泉水、蜻蜓等美丽景色，不由得让人向往。

★ 动脑筋：门萨测试

门萨是世界顶级智商俱乐部的名称，1946 年成立于英国。门萨现有会员十余万人，是世界上最好的智商俱乐部。进入门萨只有一个标准，就是高智商。门萨的测试题由门萨的专家和会员共同制定，是世界上非常权威的测试题。门萨的入门试卷共有 30 道题目，答对 23 道，证明智商达到 148，可以进入俱乐部。全世界参加测试的人大约只有 2% 能够通过门萨的测试。

下面我们就为孕妈妈选几道经典的门萨测试题，涉及智商中的数字能力。都说有了宝宝之后，孕妈妈的智商会大大提高呢，试试看吧！

1. 如果 29 只青蛙在 29 分钟内捕捉到了 29 只苍蝇，那么，要在 87 分钟内抓到 87 只苍蝇，需要多少只青蛙才行？

2. 两个袋子中，各装有 8 个球，其中 4 个是白色，4 个是黑色。现在，我分别从两个袋子中各取出一个球。请问，在我所取出的球中，至少有一个是黑球的概率有多大？

3. 已知一个男子能在 27 天之内喝完一桶啤酒，而一个女子则需要 54 天。那么，如果他们以各自的速度开始喝，喝完一桶啤酒需要多少天？

门萨测试答案：

1. 29 只。

2. 四次中有三次机会。看一看所取出来的球的组合：黑色 - 黑色；白色 - 黑色；黑色 - 白色和白色 - 白色。只有第四种情况没有黑球。所以，至少有一个黑色的球的概率是四分之三。

3. 如果一个男子 27 天喝完一桶啤酒，每天就得喝 0.037 桶。同样，一个女子每天要喝 0.0185 桶啤酒。两人加起来，一天就能喝 0.0555 桶啤酒。在这种情况下，他们喝完一桶啤酒要用 18.018 天。

孕 2 月
孕 3 月
孕 4 月
孕 5 月
孕 6 月
孕 7 月
孕 8 月
孕 9 月
孕 10 月

怀孕日记：第2个月

			第2个月孕妈妈的开心照片及B超胎儿照片
生理和心理上的变化	我身体上的改变		
	我情绪上发生了哪些改变		
	我对宝宝的感觉		
	关于宝宝的梦		
	我想象中宝宝的模样		
	我最快乐的事		
	我最关心的事		
产前检查	检查结果		
	我的反应		
	丈夫的反应		
	我咨询的问题和得到的解答		
服用药物情况			
我在吃的食物			
我最爱吃的食物			
让胃感到舒服的食物			
我遇到的困惑和得到的解答			
我最关心的事情			
我应该关心的事			
让我感到最快乐的事			
我最严重的问题			
和孕妈妈交流经验			
宝宝，妈妈想对你说			
本月感想			

孕3月
（9～12周）
平稳度过危险期

第4章

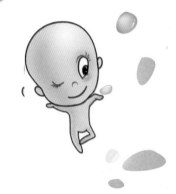

这个月，我成功地告别"胚"成为"胎"，终于发育成"胎宝宝"了，可喜可贺！接下来我要完成从小海马到小婴孩质的飞跃，这可是一项巨大的工程。不过，现在不是我一个人"孤军奋战"了，因为有了爸爸妈妈的精心呵护。与此同时，妈妈的身体也正发生着变化，她已经有了怀孕的感觉了，虽然早孕反应仍在继续，但很快就会过去，这个月是危险期的最后一个月，妈妈可要坚持！为了我，妈妈可要增加丰富的营养哦。

——胎宝宝寄语

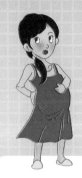

孕 3 月

胎儿的发育、妈妈的变化和饮食指导及产检知识

孕周	第 9 周	第 10 周
胎儿的发育	视网膜的神经细胞开始生成，面部肌肉和上嘴唇也进入了发育阶段 长出了手指和脚趾，连接头和身躯的颈部变得清晰可见	双眼逐渐向脸部中央移动，肠胃也达到其最终的位置上 女宝宝长出了阴蒂，卵巢也在慢慢开始成长
孕妈妈的变化和反应	子宫长到了葡萄柚般大小 乳房下部有可能会出现静脉曲张的情况	腹部的变化逐渐开始出现 乳房的重量有一定程度的增加
本周注意事项	充分摄取各种蔬菜和水果，注意摄入足够的铁、纤维素和叶酸 避免长时间热水浴和桑拿，还要防止电磁波等因素对胎儿造成的伤害	多摄取低脂肪肉类、鱼肉、鸡蛋和坚果来补充蛋白质 坚持适量运动和均衡饮食
饮食注意事项	多吃一些帮助心脏和脑部发育的食物，如高蛋白和铁元素含量充足的食物	
适宜做的运动	为了减轻胎儿继续变大带来的腰部疼痛，可以锻炼腹、背肌肉，同时培养保持平衡的能力	
产检项目	B 超检查，确定胎儿年龄	

孕周	第 11 周	第 12 周
胎儿的发育	颌部逐渐形成,颈部长度增加,外部生殖器也变得十分明显了 开始长出牙齿,也形成了皮肤毛囊	软骨组织进一步成形 随着内部生殖器的生长,已经能分别出宝宝的性别了
孕妈妈的变化和反应	子宫几乎占据了骨盆,耻骨上面的下腹部发生感觉上的变化,已经可以触及子宫底。并刺激膀胱,出现尿频症状 随着血液供给量的上升,可以观察到乳房附近的静脉呈青色	由于产生了羊水,所以身体的重量进一步增加,肋部、臀部和腿部逐渐变得丰满 乳房继续增大,可能有长时间的疼痛感,在重量增加的同时也变得柔软起来
本周注意事项	通过 B 超检查能得知胎宝宝的大小和成长速度 如果胎盘存在异常,通过 B 超就能发现	在生活中要防止发生跌倒和受伤等意外 注意控制体重,到此体重增加1~2 千克为宜,减慢增长的速度,保证铁和钙的摄入量
饮食注意事项	食用富含叶酸的菠菜和生菜,避免发生营养不良和脱水等情况 多食富含纤维素的食物,以防止便秘	
适宜做的运动	做运动的同时要保持自然呼吸,每个动作分别进行 8~12 次	
产检项目	胎盘位置,超声了解胎儿颈后透明带厚度(NT),预测胎儿染色体异常的风险	

3月胎儿生长发育逐周看

3月胎儿自述

从小海马到小婴孩的质的飞跃

在2月的最后几天里，我已经把自己打造得初具规模了。接下来的4周里，是我发育极其关键的时期，特别是前2周，我要从小海马发育成一个人模人样的小婴孩，这可是一个巨大的工程，也是我第二次质的飞跃，因为我即将告别胚胎期进入胎儿期，流产的风险大大降低了。后2周，我就要抓住机遇快速生长，进入到精雕细凿的实质性成长阶段了。

第9周　胚芽期已过，依然分不清男女

现在的我已经初具人形了。手、脚、四肢生长迅速，手指和脚趾都长出来了，只不过是连在一起的，酷似鸭掌，手指的指垫也已形成。腿在变长，已经长到能在身体前部交叉。眼皮几乎覆盖了双眼，但还不能主动闭合或睁开。鼻子也已经初具雏形。

现在我的移动更加灵活自如了，我像一条小金鱼一样，在妈妈温暖的"小房子"里不断地动来动去。只是这时我还太小，只有几厘米长，所以孕妈妈还感觉不到我的活动。准爸爸孕妈妈总是想提前知道我是男是女，虽然这在一开始就确定了，可现在还是看不出来。

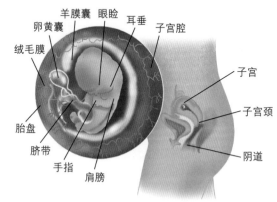

第10周　已经长成一个"小大人"了

第10周结束，我就正式从胚胎变成"胎儿"了，身体的各部分都已经初步形成，很多的内脏器官开始发挥作用，肺开始发育，心脏已发育完全。

我的大脑发育非常迅速，这周我有一个重大的变化——神经系统开始有反

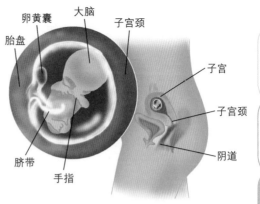

应。从此，我就开始努力去感知外面的花花世界了，也能按照自己的好恶对外面的刺激作出回应。这时，我才只有一个金橘的大小——从头到臀的长度超过2.5厘米，重量不到7克，但我已完成了发育中最关键的部分，多么了不起！

第11周 妈妈，听到我的心跳声了吗

过了这周，我就算度过了发育的敏感期，患先天性畸形的风险大大降低，流产的风险小了许多。现在的我整天忙着在妈妈的子宫内伸伸胳膊、踢踢腿，还时不时地做着吸吮和吞咽的动作，不过这些妈妈很难感觉到。如果妈妈去医院做B超检查，医生会问你："听见了吗，刚才就是胎儿的心跳声。"妈妈才明白，原来

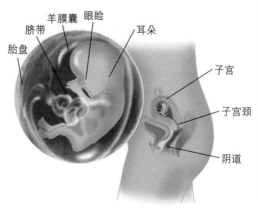

那像钟摆一样的"轰隆"声，竟然就是我的心跳声！她的身体里竟然有两颗心脏在同时跳动，这是多么奇妙的感觉！

在这周，心脏开始向所有器官供血，并通过脐带与胎盘进行血液交换。同时，许多细微之处开始表露出来，像手指甲、绒毛状的头发等。

第12周 动个不停的"小淘气"

到了这周末，我从头到脚更具人的模样了。我的器官，尤其是大脑在快速发育，神经细胞呈几何级数在增长，大脑体积约占身体的一半。这也就意味着我更加聪明，更善解人意了。

我的身长还不足妈妈的手掌大小，但却越来越淘气了，时而伸伸胳膊踢踢腿，时而扭扭腰，时而动动手指和脚趾，俨然一个小小运动员。另外，我的生殖器官开始呈现男女特征，消化系统也已经能够吸收葡萄糖了。

孕1月
孕2月
孕3月
孕4月
孕5月
孕6月
孕7月
孕8月
孕9月
孕10月

孕3月的孕妈妈

孕3月孕妈妈的身体变化

 子宫变大了

孕妈妈现在是否已经逐渐适应了早孕反应呢？现在，孕妈妈的子宫大小已经是怀孕前的2倍了，但是体重没有增加太多，从外观上也看不出怀孕了。乳房更加膨胀，乳头和乳晕色素加深，身体的血流量也在逐渐增加，到了怀孕晚期，你会有比孕前多出45%～50%的血流量，多出的血液是为了满足胎儿的需要。

第10周 有点抑郁了

这一周，孕妈妈会发现原本开朗的自己怎么突然就变得多愁善感了，常常为一些鸡毛蒜皮的小事情而伤心流泪，而且动不动就会情绪失控。其实，造成这种情况的主要原因是孕妈妈体内的激素变化和对怀孕的过度焦虑。多数孕妈妈都会有这样的经历，所以不必为自己的这种情绪变化而感到不安和愧疚。要放松心态，想办法调节，让家人和朋友知道你情绪波动的原因。

 早孕反应开始有所减轻

在这周，有些孕妈妈的早孕反应开始减轻（大部分孕妈妈的早孕反应将在下周明显减轻或消失）；子宫继续增大，如果你用手轻轻触摸耻骨上缘，就能摸到子宫。孕妈妈的手脚变得更加温暖，这是血液循环加强了的缘故。从怀孕到现在，孕妈妈的体重增加了1千克左右，但也有的孕妈妈体重因为早孕反应而没有增加，甚至减轻了。

 流产的可能性大大降低，不必过于担心

这一周，仍然持续的早孕反应马上就要过去，孕妈妈感觉舒服多了。流产的可能性也大大降低，不必过于担心。孕妈妈们的天空仿佛一下子晴朗了许多，心情也不由得开朗起来。你的好心情，宝宝也在享受着呢。

现在，孕妈妈的乳房会更加膨胀，乳头和乳晕的色素加深，同时阴道有乳白色的分泌物流出。可不要因为这些变化影响你的好心情哦，要知道，这都是怀孕的正常反应，权当是为宝宝的一点小小付出好了。

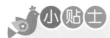

小贴士

早早预防妊娠纹

❀ 有选择地吃些富含胶原蛋白和弹性蛋白的食物，如猪蹄、猪皮、动物蹄筋和软骨等，能增加皮肤的弹性。

❀ 用专业的托腹带来承担腹部的重力负担，这样能减轻皮肤的过度延展拉伸。

❀ 在怀孕时，就开始坚持在身体容易出现妊娠纹的部位，如大腿内侧、腰臀部和乳房部位进行按摩，若配合使用橄榄油或美容用的维生素E油、宝宝油，或专门用来预防或消除妊娠纹的妊娠霜，效果会更好，不仅能增加皮肤的弹性，还能让血液循环保持畅通。

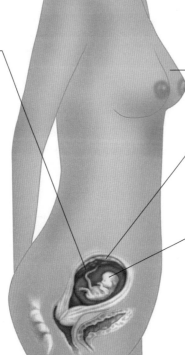

腹部没有明显的变化。
此时，按压子宫，会感觉到宝宝的存在。
孕11周前后，在腹部脐下正中会出现一条较深色的竖线。

乳房更胀大了，乳房和乳晕的颜色加深，可以换更大点、更舒适的内衣穿了。

胎宝宝在孕妈妈的子宫内安然生活着。胎盘覆盖在子宫内层特定部位，开始制造让胎宝宝舒服和正常发育所需的激素。

大脑：脑细胞数量增加很快，大脑占身体的一半左右。
脸：初具轮廓，已经形成了眼睑、唇、鼻和下颚。
脐带：里面有2根动脉，1根静脉连接着妈妈和宝宝，妈妈通过脐带给宝宝输送营养，宝宝通过脐带将废物排泄出去。
肾和输尿管：发育完成，开始有排泄现象。
四肢：腿在不断变长着，脚可以在身体前部交叉了。

孕3月末期，胎宝宝身长7.5~9厘米，体重约20克，相当于2个圣女果的重量。

孕1月
孕2月
孕3月
孕4月
孕5月
孕6月
孕7月
孕8月
孕9月
孕10月

孕妈妈所关心的问题

记得为胎宝宝建立档案

目前大多数医院都会要求孕妈妈提前建档（也叫建大卡），具体期限各个医院有所不同，大多数要求在怀孕3个月左右，以提前确定在哪里产检及分娩。但有的医院是在做完相关检查后，确定没有问题了才会给建档，建档后医生会开出一个产前检查的时间安排表，要求孕妇按照上面规定的时间定时去产检。

正常情况下，只要第一次检查的结果符合要求，医院都会给建病历，但如果是从其他医院转过来，虽然原来医院的化验单仍有效，但不全的项目，需要在新医院重新补做，合格以后才会给建病历。

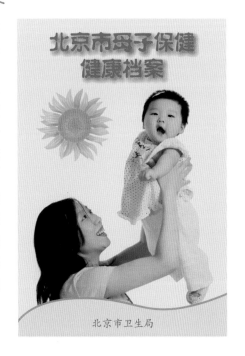

北京市卫生局

⭐ 及时建档很重要

医院要求孕妈妈建个人病历，主要是为了能够更加全面地了解孕妈妈的身体状况以及胎儿的发育情况，以便更好地应对孕期的一切状况，并为以后的生产作好准备。对孕妈妈而言，建档也是一件大好事。这样，孕妈妈每次去医院，就不用随身携带一大沓化验单跑来跑去，只须拿着自己的病历卡，挂号后护士会直接把你的病历送到医生那里。

⭐ 不可错过建档时间

建档一般是在怀孕3个月前后进行，建档的同时要做第一次产检。另外，建档之前就要办好准生证。孕妈妈千万不可因为诸多原因而推迟去医院建档的时间，否则，过了时效，医院可能就会以没有床位而不予办理了，到时候后悔可就来不及了。

◆◇ 建档需带的证件

一般来说，建档需要带上身份证，参加医疗保险的需要带上社保卡，有的医院还要求带上准生证以及社区出具的一些证明。不同医院的要求不尽相同，建档之前最好打电话咨询清楚，避免因遗漏证件而来回奔波。

◆◇ 固定看一位专家或医生

建议孕妈妈在孕期的检查中，最好能够固定看一位专家或医生，这样医生就会针对你的个人情况，给出一些比较适合你的较好的建议，即使孕期出现突发情况，也能做到心中有数，积极应对。

怀孕了也可以照样靓

女性怀孕后，由于生理上的变化，面部会出现皮肤粗糙、松弛、黑斑和皱纹等现象。为了让孕妈妈的脸部更加干净清爽，可以尝试下面的按摩方法。

1. 额部按摩。将左右手的中指及无名指放在额头上，分别自额心向左右两边做小圈按摩。连续按摩 6 圈后，在左右两边太阳穴上轻轻按压一下。

2. 眼角按摩。用两手的手指自两边眼角沿着下眼眶按摩 6 小圈，然后绕过眼眶，回到眼角处轻轻按压一下。

3. 鼻部按摩。用手指自太阳穴沿额头鼻梁滑下，在鼻头两侧做小圈按摩，自上而下按摩，共按摩 8 小圈，然后手指回到太阳穴处，重复此动作。

4. 嘴角按摩。用两手中指及无名指在嘴角两侧做 8 小圈按摩。

5. 脸颊部按摩。用双手的大拇指和中指分别沿着脸颊四周做大圈按摩，共按摩 8 圈，然后至太阳穴处轻轻按压一下。

孕妈妈不能使用清凉油

炎热的夏季，被蚊虫叮咬而苦不堪言但又束手无策的人们，往往会选择在太阳穴上涂抹一点清凉油，既能缓解蚊虫叮咬的不适，还能提神醒脑。但有关专家表示，孕妇不能使用清凉油。

樟脑是清凉油的主要成分之一，具有一定的毒副作用，樟脑进入人体后，正常人体内的葡萄糖磷酸脱氢酶会很快与之结合，使之变成无毒物质，然后随尿液一起排出体外，所以它的毒副作用不会在正常

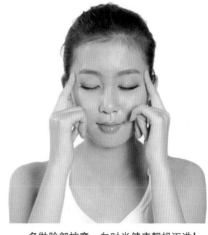

多做脸部按摩，向时尚健康靓妈迈进！

人身上显现。但孕妇体内的葡萄糖磷酸脱氢酶的含量降低，怀孕3个月内若过多地使用清凉油，樟脑就会通过胎盘屏障进入羊膜腔内作用于胎宝宝，影响胎宝宝的发育，严重者可导致胎宝宝死亡。

要主动远离电磁辐射

排行	家电	避开策略
TOP1	电磁炉	孕期最好避免使用电磁炉。如需要用，开启后立即离开2米远，同时使用电磁炉专用的锅具，减少电磁外泄，或使用能盖住整个炉面的大锅，能阻隔电磁波发出的能量。用完后须及时切断电源，然后再把锅拿开
TOP2	手机	尽量少用手机，不得已用时最好发短信或用固话替代。接听手机尽量使用免提耳机并长话短说。信号不好时尽量不使用手机，找一个信号更好的地方打电话。如有条件，改用小灵通或固定电话
TOP3	电脑	电脑辐射最强的部位是背面，其次是左右两侧、屏幕和主机。如果工作必须用，要使身体距离屏幕30厘米开外的距离，还要避免在其他电脑的背面作业。用完后及时洗脸，去除吸附在皮肤上的电磁辐射颗粒
TOP4	复印机	使用时，身体不要贴着复印机，至少要保持60厘米以上的距离
TOP5	电吹风	电吹风辐射量非常大，最好不要用。可以用其他的干发方法，如尽量将头发擦干，再用干毛巾将头发包起来，这样能使头发加速变干，防止受凉
TOP6	电视机	电视机的背面辐射较强，尽量不要朝向有人的地方。不要关灯看电视，与屏幕的距离不要少于2米，且连续看电视不要超过2小时，中间最好休息10分钟以上
TOP7	微波炉	质量好的微波炉只有在门缝周围有少量的电磁辐射，30厘米以外就基本检测不到了

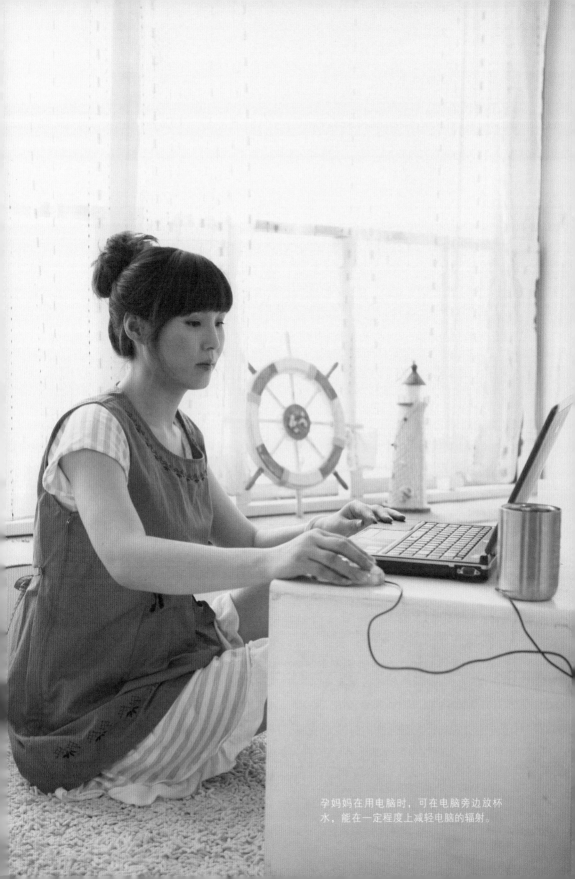

孕妈妈在用电脑时，可在电脑旁边放杯
水，能在一定程度上减轻电脑的辐射。

职场孕妈妈
小喇叭

孕妈妈要远离这些工作岗位

有的孕妈妈在工作中会接触某些化学毒物，有些化学毒物会对母子健康产生严重危害，增加孕妈妈流产和死胎的危险，容易造成胎儿先天畸形或出生后智力低下。所以，孕妈妈应远离这些不利于自身健康和胎宝宝生长发育的岗位。

上班路上安全第一

对于职业孕妈妈来说，上班路上常常会遭遇到许多常见的意外状况，为此，孕妈妈要提前作好心理准备，并积极应对，如上班之前提早出门等。

不同上班方法注意事项：

骑自行车。如果骑自行车上班的话，注意不要和他人抢路，不能太快了。

搭乘地铁或公交车。孕妈妈应选择待在车头或车尾位置，空气流通好，而且可尽量避免被人碰撞。

搭乘出租车。孕妈妈搭乘出租车时，注意不要坐车前部，以防撞伤腹部。

自己开车。自己开车上班的孕妈妈，要牢记佩系安全带，在开车的过程中应避免紧急制动、紧急转向。最好不开新车，以避免新车中含有对胎宝宝不利的气味。天气炎热时，空调温度不宜过低，应保持在 26℃或关掉空调，开窗吹吹自然风。开车时最好不要一边开车，一边听音乐。

面对鲁莽行人。上班途中，愿妈妈切忌低头慢行，应眼观四方，发现对面有行色匆匆的行人走过来时，要立刻避让，免得被冲撞而躲避不及。

准备舒适小道具

孕妈妈不妨在办公室里准备一些简单舒适的小道具，就可以让工作变得更加轻松、舒适，还可以避免一些尴尬事情的发生。

1 塑料袋——避免孕吐尴尬

怀孕前 3 个月，妊娠反应比较强烈，可以在办公桌上准备几个深色的塑料袋，万一突然觉得不舒服，又来不及往卫生间跑，就可以迅速抓起手边的塑料袋吐在里面，但要记得处理掉用过的塑料袋。

2 小毯子——随时注意保暖

夏天，如果办公室的空调温度太低，要记得用小毯子搭在身上，以避免受凉；冬天将小毯子盖在腿上或披在身上，更能防寒保暖。

3 搁脚凳——预防腿部水肿

在办公桌前放一个小凳子或鞋盒，坐下来工作的时候就把脚放在上面，能有效缓解小腿水肿。

4 小木槌、靠垫——减轻腰酸背痛

将一个柔软的靠垫放在椅背上，这样靠在上面工作就会很舒服。坐久了腰部容易酸痛，可以用小木槌敲敲打打，能减轻肌肉疲劳。

5 暖手鼠标垫——冬天让手部更暖和

将暖手鼠标垫上面的 USB 接口插在电脑主机上，再用鼠标时，就不会冷冰冰的了，手放在上面一点都不冷了。

6 小电扇——度夏必需装备

买个小风扇摆在办公桌上，怕热的你就可以安然度过整个夏天了。

孕 3 月妈妈营养饮食

孕 3 月营养饮食方案

在怀孕的第 3 个月，胎宝宝进入快速生长发育期，孕妈妈的营养非常关键。

1. 孕妈妈适宜多食枸杞子、杏仁等，它们富含钙、磷、钾、锌等微量元素，不仅能补充微量元素，还能增强孕妈妈和胎宝宝的免疫力。

2. 在妊娠反应强烈的孕 3 月，孕妈妈的膳食最好以清淡、易消化吸收为主，可以食用一定量的粗粮，如小米、玉米、红薯等。

3. 尽量选择自己喜欢的食物，不必刻意多吃或少吃什么。少吃多餐，能吃就吃，进食的喜好有所改变也不要担心。

4. 孕妈妈如因妊娠反应严重而影响了正常进食，可在医生的建议下适当补充复合维生素片。同时，在有胃口的时候可多补充些奶类、蛋类、豆类食物，以保证蛋白质的摄入量。

⭐ 孕 3 月关键营养素：镁、维生素 A

作用：促进胎宝宝生长发育

❤ 镁

镁对胎宝宝肌肉的健康至关重要，还能帮助骨骼发育。最新研究表明，怀孕前三个月镁的摄取量，会影响到胎宝宝以后的身高、体重和头围大小。孕妈妈可通过多食色拉油、绿叶蔬菜、坚果、大豆、南瓜、甜瓜、香蕉、草莓、葵花籽和全麦食品等来补充。另外，镁对孕妈妈的子宫肌肉恢复也很有好处。

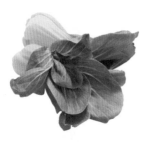
油菜

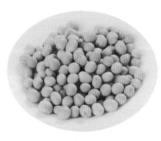
大豆

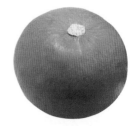
南瓜

✤ 维生素 A

维生素 A 参与胎宝宝发育的整个过程，对胎宝宝的皮肤、胃肠道和肺部发育尤其重要。孕早期胎宝宝自己还不能储存维生素 A，因此孕妈妈一定要及时足量补充。维生素 A 在红薯、南瓜、菠菜、芒果等食物中含量丰富。

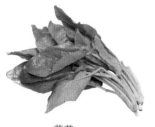

菠菜

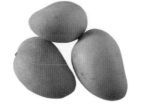

芒果

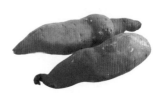

红薯

⭐ 孕 3 月重点营养素

✤ 蛋白质

蛋白质是这个月孕妈妈需要大量摄入的营养物质，可以多方面摄入。蛋白质含量丰富的食品有瘦肉、猪肝、鸡、鱼、虾、奶、蛋、大豆及豆制品等，蛋白质的摄入量宜保持在每日 80~100 克。

✤ 碳水化合物及其他矿物质

孕妈妈必须要保证碳水化合物的摄入量，可以从米、面、杂豆、薯类、蔬菜、水果等食物中获取。此外，钙、磷、钾、钠等营养素能促进胎宝宝的大脑和骨骼发育，孕妈妈也要保证充足的摄入量。

✤ 维生素 B_6

维生素 B_6 可以帮助抑制孕吐。维生素 B_6 在麦芽糖中含量最高，每天吃 1~2 勺麦芽糖不仅可以预防妊娠呕吐，还可以使孕妈妈保持精力充沛。但不能多食，因麦芽糖有回乳的作用，且含糖量高，多食对孕妈妈的健康不利。富含维生素 B_6 的食物有香蕉、土豆、黄豆、胡萝卜、核桃、花生、菠菜等植物性食物，动物性食物中以瘦肉、鸡蛋、鱼等含量较高。

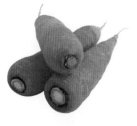

胡萝卜

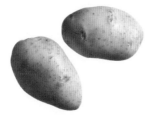

土豆

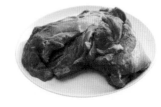

瘦肉

孕1月
孕2月
孕3月
孕4月
孕5月
孕6月
孕7月
孕8月
孕9月
孕10月

常见食材维生素 B$_6$ 含量 TOP6（mg/100g）

排行	食物名称	维生素 B$_6$ 含量
TOP1	金枪鱼	0.90
TOP2	牛肝	0.84
TOP3	鸡内脏（油炸）	0.62
TOP4	牛肾（生）	0.43
TOP5	鸡肉（油炸、烤、煎）	0.41
TOP6	油炸花生（加盐）	0.40

★孕3月一日营养食谱举例

餐次	用餐时间	食谱参考
早餐	7:00~8:00	牛奶1杯，包子1个，小米猪肚粥（见 P119）1碗，煮鸡蛋1个
加餐	10:00	苹果1个，酸奶1杯
午餐	12:00~12:30	米饭150克，菠菜炒鸡蛋（见 P119）1份，拌藕片1份，海米西红柿鸡蛋汤适量
加餐	15:00	消化饼干2片，橙汁1杯
晚餐	18:00~18:30	面条1碗，蛋黄莲子汤（见 P119）1碗，清蒸鱼1份，韭菜炒虾仁1份，香菇炖豆腐1份
加餐	21:00	果汁1杯，麦麸饼干2片

营养大师好孕美食推荐

菠菜炒鸡蛋
清肠胃，缓解早孕反应

材料 菠菜 100 克，鸡蛋 2 个。

调料 葱丝、盐、植物油各适量。

做法

1. 将菠菜洗净，切成 3 厘米长的段，用沸水稍烫一下，捞出，沥干水分。
2. 鸡蛋打散，放入油锅中炒熟盛盘。
3. 锅中放入油烧热后，用葱丝炝锅，然后倒入菠菜，加盐翻炒几下，再将炒熟的鸡蛋倒入，翻炒均匀即可。

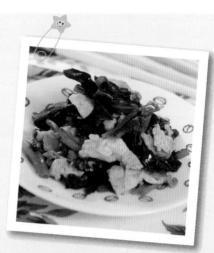

小米猪肚粥
健脾和胃，止呕

材料 小米 50 克，猪肚 1 只。

做法

1. 猪肚洗净切小块。
2. 电饭锅中加适量清水烧开，放入小米煮开，加猪肚同煮成粥即可。

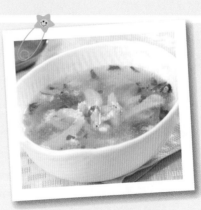

蛋黄莲子汤
养心除烦，安神固胎

材料 莲子 100 克，鸡蛋 1 个，冰糖适量。

做法

1. 莲子洗净，加 3 碗清水大火煮沸后转小火煮约 20 分钟，至莲子软烂，加入冰糖调味。
2. 鸡蛋去壳入碗中，挖出蛋黄，倒入莲子汤煮沸后即可食用。

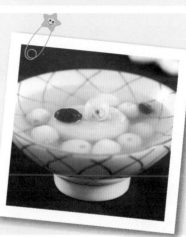

孕 1 月
孕 2 月
孕 3 月
孕 4 月
孕 5 月
孕 6 月
孕 7 月
孕 8 月
孕 9 月
孕 10 月

本月聚焦：直面流产

怀孕前 3 个月是流产的易发期，绝大部分的自然流产是因为胚胎不健全所致，这些萎缩变形的卵泡有 60%~70% 是因为染色体异常或受精卵本身有问题，受精卵长到某种程度后，就会萎缩，从而发生死胎、流产。这种胚胎的"优胜劣汰"是一种自然选择的结果，必须终止妊娠，孕妈妈不必感到惋惜。

⭐ 先兆流产

怀孕以后，阴道有少量出血，有时伴有轻微下腹痛，下坠感，有轻度腰酸腹胀。这些都是先兆流产的信号。

一旦孕妈妈发现自己有先兆流产迹象，应第一时间到医院检查，以明确病因和胎儿的发育状况，但要尽量减少不必要的阴道检查，减少对子宫的刺激。如经检查不是流产，应采取保胎措施。如果阴道出血量多于月经量，或经其他诊断确定胎儿已停止发育或即使保胎也难免流产，必须果断终止妊娠，防止出血及感染。

⭐ 根据流产原因来判断是否保胎

分析流产的原因：由于外伤引起的要积极保胎，孕 50 天时做 B 超，胎心胎动好就可以了。有流产史者越早保胎越好，月经刚一过就用保胎药物，50 天时做 B 超观察胚胎的发育情况。注射用的黄体酮（又叫孕激素）是久经临床使用的传统保胎药（切忌使用口服化学合成的黄体酮），但不应长时间应用，大剂量盲目使用容易引起胎儿外阴发育不良。从流产的原因来看，30% 是黄体功能不良，50% 是胚胎发育异常，当确诊为胎芽缺如时，则不应保胎，即使保胎也不可能成功，反而会增加不完全流产的机会，引起宫内感染、出血增多及其他严重疾病。

⭐ 流产后注意些什么

营养跟进。流产后多吃瘦肉、鱼、鸡肉、乳制品、海产品、大豆制品等食物。

保持个人卫生。流产时，子宫颈口开放，至完全闭合需要一定时间，所以流产后要保持阴部清洁，内裤要常洗常换。半个月内不可盆浴。流产后 1 个月内，严禁性生活，防止感染。

保证休息，避免疲劳。流产后应休息 2 周，严防过度疲劳或受冷受潮。

身体调养好了再怀孕。流产后子宫内膜需要 3 个月的时间才能完全恢复正常。最好等身体调养好了以后再怀孕。

孕妈妈爱运动

伸展运动

　　孕期的任何一个阶段都适合做伸展运动，它可以作为锻炼前的准备动作和锻炼后的恢复动作，能增强心肺功能，缓解孕期头痛、抽筋等不适症状。在做伸展运动时，以身体稍微感到牵拉为宜，当心伸展过度。

腿部伸展

　　两脚稍微分开，右脚后退一步（如图1），左膝稍弯曲。压右脚跟，上身稍微向前倾斜（如图2），直到右腿肚有牵拉的感觉，然后复原。左右交换，反复进行。

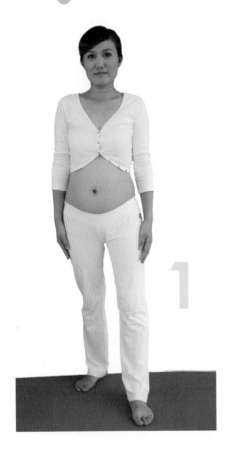

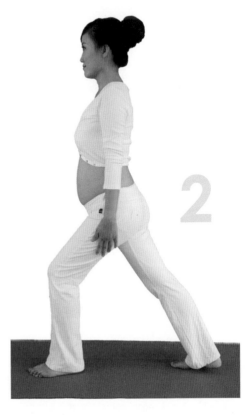

孕1月
孕2月
孕3月
孕4月
孕5月
孕6月
孕7月
孕8月
孕9月
孕10月

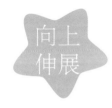

向上
伸展

左腿站立，右腿自膝盖处弯曲，把右腿抬至左侧大腿上，左手向上伸直，右手放在右腿上（如图3），再慢慢将右手向头部抬起，双手合拢（如图4）。坚持10秒钟，再换方向重复练习几遍这个姿势。

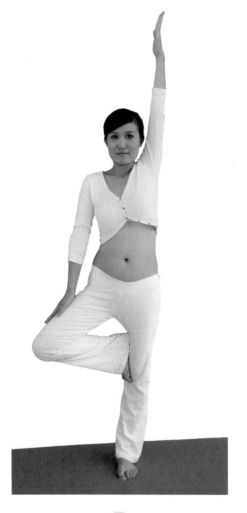

3

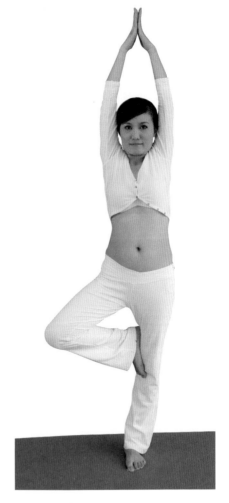

4

适合孕早期妈妈的手脚操

孕早期，由于胎宝宝发育尚不稳定，孕妈妈运动时要特别注意，幅度不宜过大，频率不宜过高。孕妈妈在家可以尝试适当做些手操和脚操，以缓解手、脚的不适感。

手操

具体做法：

1. 双手向前伸直，任意抖动 10 次左右（如图 1）。

2. 接着握拳（如图 2）、张开（如图 3），反复练习 10 次左右。

注意事项：孕妈妈不要强迫自己每天要练习多少次，可以根据自己的身体状况，决定练习的次数和时间。

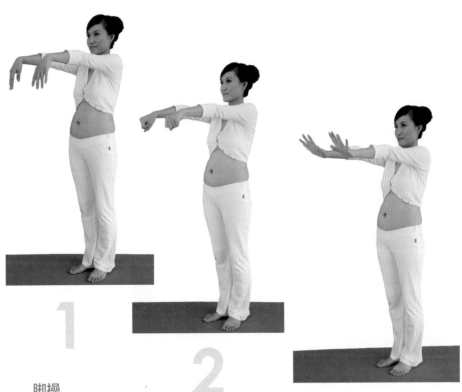

脚操

具体做法：

1. 仰卧，脚跟着地，脚尖向内侧弯曲。

2. 双脚脚心相向。

3. 脚尖再向外侧弯曲。

注意事项：孕妈妈在练习这套脚操时，应注意练习的次数，不可过分勉强。

孕 1 月
孕 2 月
孕 3 月
孕 4 月
孕 5 月
孕 6 月
孕 7 月
孕 8 月
孕 9 月
孕 10 月

本月胎教

手影游戏：变，变，变，变出小动物

手影游戏是我国传统儿童游戏，相信小时候的你也玩过吧！白天日光下、夜晚明月下，都是孩子们快乐游戏、驰骋想象力的场所，孩子们通过手势的变化，变幻出各式各样栩栩如生的动物形象。做手影游戏，可以让孩子们通过手影的学习，在快乐的手影游戏中提高手脑配合的能力。

今天，孕妈妈也来做做手影游戏吧，相信胎宝宝一定也会喜欢的！

通过做手影游戏，孕妈妈不仅锻炼了手部，还牵动了肩部、胳膊、手腕、手指等部位，在中枢神经系统调配下完成。这样的活动能促进大脑皮层相应部位的生理活动，提高人的思维能力。利用这种原理，手影游戏能通过信息传递，促进胎宝宝的大脑发育。

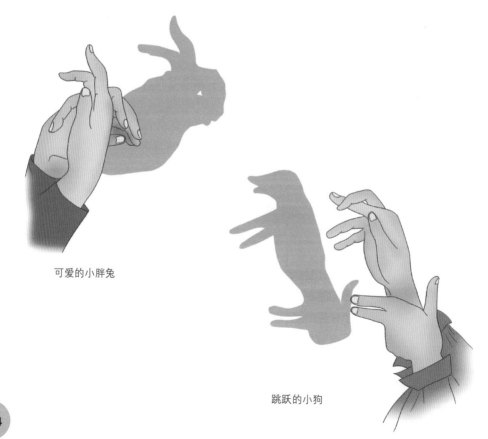

可爱的小胖兔

跳跃的小狗

🌟 和胎宝宝一起唱儿歌

民间的很多儿歌朗朗上口、趣味盎然，孕妈妈在放松的时候不妨随口哼唱几曲，相信胎宝宝在孕妈妈的感染下，节奏感和语言感会很好！再者，以后等宝宝长大了，母子一起再来个大合唱，岂不是美事一桩？

小白兔

小白兔，白又白，
两只耳朵竖起来，
爱吃萝卜爱吃菜，
蹦蹦跳跳真可爱。

春天到

春天到，春天到，
花儿朵朵开口笑。
草儿绿，鸟儿叫，
蝴蝶蜜蜂齐舞蹈。

新年到

新年到，放鞭炮，
噼噼啪啪真热闹。
耍龙灯，踩高跷，
包饺子，蒸甜糕，
奶奶笑得直揉眼，
爷爷乐得胡子翘。

五指歌

一二三四五，上山打老虎。
老虎没打到，见到小松鼠。
松鼠有几只？让我数一数。
数来又数去，一二三四五。

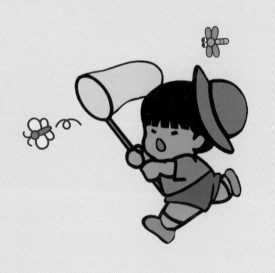

孕1月
孕2月
孕3月
孕4月
孕5月
孕6月
孕7月
孕8月
孕9月
孕10月

怀孕日记：第 3 个月

			第 3 个月孕妈妈的开心照片 及 B 超胎儿照片
生理和心理上的变化	我身体上的改变		
	我情绪上的改变		
	我对宝宝的感觉		
	关于宝宝的梦		
	我想象中宝宝的模样		
	我最快乐的事		
	我最关心的事		
产前检查	检查结果		
	我的反应		
	丈夫的反应		
	我咨询的问题和得到的解答		
服用药物情况			
我在吃的食物			
我最爱吃的食物			
让胃感到舒服的食物			
我遇到的困惑和得到的解答			
我最关心的事情			
我应该关心的事			
让我感到最快乐的事			
我最严重的问题			
和孕妈妈交流经验			
宝宝，妈妈想对你说			
本月感想			

孕4月
（13～16周）
最舒适惬意的孕育阶段

第5章

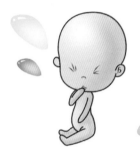

到了孕4月，就进入了孕中期，我已经从一个肉眼看不到的细胞发育成了一个五脏俱全的小小婴孩了，我的五官已经清晰可辨，感知觉也发育成熟，对外界不良刺激和有害物质的抵御能力也增强起来。我在这个月发生的最大的事情就是会自己在妈妈的子宫中翻跟头、伸懒腰，甚至拳打脚踢，一刻也不得闲，敏感的妈妈可能会对我的活动有所察觉，感觉到微微的胎动。在欣喜之余，妈妈也不得不对我的这种无师自通的调皮行为付出代价：腰酸背痛腿抽筋。好在曙光就在前面，妈妈可要坚持住呀！祝福妈妈。

——胎宝宝寄语

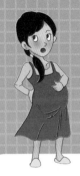

孕 4 月
胎儿的发育、妈妈的变化
和饮食指导及产检知识

孕周	第 13 周	第 14 周
胎儿的发育	内脏器官到达了各自的位置，并朝着能完全发挥其功能的方向生长 长出了指纹、指甲、声带和乳牙的根	耳朵从颈部向头上移动，颈部的长度继续增加着 声带的生长完成，生殖器持续发育，消化腺体也逐渐成熟
孕妈妈的变化和反应	有的孕妈妈脸上和颈部可能会出现褐色的斑点 乳晕的颜色发生变化，乳腺更加发达，静脉曲张也变得十分明显 用多普靳胎心听诊可在耻骨上听到胎心音	早孕反应逐渐消失，开始进入比较安定的阶段 消化不良导致腹中充满了气体 比较容易出现痔疮或牙龈炎等不适
本周注意事项	不要长时间保持同一姿势，否则容易增加早产儿和低体重儿的出生概率 外出回家，一定要沐浴，将自己的身体清洁干净	均衡饮食，防止因怀孕诱发肥胖、高血压和糖尿病 怀孕 4~13 周不要照 X 光片，最好在 12 周以后再进行牙齿诊治工作
饮食注意事项	均衡摄取优质蛋白等多种必需的营养成分 多食富含铁质的食物，如动物肝脏、豆类、瘦肉、绿叶蔬菜、红糖、禽蛋等 多食富含蛋白质的食物，如豆制品、瘦肉、鱼、禽、蛋、乳类等	
适宜做的运动	支撑子宫的下腹部韧带开始产生疼痛的感觉 在床上翻身或移动整个身体时很容易感到疼痛	
产检项目	母血胎儿先天染色体异常的唐氏征筛检（在孕 11~13 周，结合 NT 和血清筛查进行的孕早期的唐氏筛查）	

孕周	第 15 周	第 16 周
胎儿的发育	骨骼变得坚硬，透过薄薄的皮肤能看见血管，汗毛覆盖了整个身躯 腿部的长度超过了手臂，耳部仍然在发育中	胎儿握住了自己的拳头，张开了小嘴，嘴唇开始活动，有时还会做吞咽的动作 肠胃开始制造出消化液
孕妈妈的变化和反应	子宫继续变大，腹部和胯部有时会有刺痛感 乳晕的颜色继续变深并接近赤褐色，偶尔会有乳汁分泌	乳头和周边皮肤颜色变深，腹部中央靠下的位置出现了深色条纹
本周注意事项	睡觉最好改用侧卧姿势 腹部要注意保暖，日常生活的动作不要过于激烈 孕妈妈的皮肤非常敏感，应使用温和无刺激的洁面用品。由于皮肤干燥，洗脸的次数应相对减少，每天两次即可	开始进行孕中期的唐氏筛查 进行羊水检查，确认胎儿是否患有唐氏综合征等染色体异常的缺陷 最好在上午 10 点、下午 4 点和晚上 9 点进行加餐
饮食注意事项	多食富含钙、锌、碘等的食物，如牡蛎、海蜇、大豆、牛奶等 主食以谷类为主，粗细粮搭配适量薯类，如大米、白面、小米、玉米、土豆、山药、红薯等	
适宜做的运动	运动时要避免突然转向或提速 那些平躺姿势下所做的动作应在重复 3~5 次后转动身躯并改为侧卧	
产检项目	检查胎宝宝的发育	

4月胎儿生长发育逐周看

4月胎儿自述

我已经五脏俱全了

进入孕4月，就算进入了孕中期，我已经从一个肉眼看不到的细胞发育成了一个五脏俱全的小小婴孩了，我的五官已经清晰可辨，感知觉也发育成熟，对外界不良刺激和有害物质的抵御能力也增强起来。我已经会在妈妈的子宫内自由自在地玩耍了，并时时伸伸小手和小脚，敏感的妈妈可能会初感胎动。我对外界的反应也变得敏感起来。

第13周 我能"聆听"声音了

本周我的脸看上去更像成年人了，身长大概只有 7.6 厘米，差不多相当于一只大虾的大小，重量只有大约 28 克。虽然我还很小，但是我在妈妈的子宫里已经完全成形了，只是还有一些细节还有待发育。如，我的肺还没有发育成熟，脖子完全成形了，可以支撑头部进行运动了，眼睛正转向头的正面，耳朵向正常位置移动，生殖器官也在继续生长。虽然我的耳朵还没有完全发育成熟，但是我已经能够通过皮肤震动感受器来"听"声音。这时，如果妈妈轻轻触摸腹部，我就会产生轻微的蠕动反应。

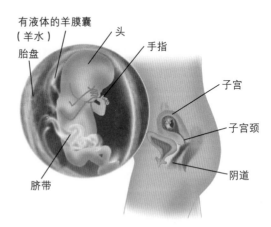

有液体的羊膜囊（羊水）
胎盘
头
手指
子宫
子宫颈
阴道
脐带

第14周 开始练习呼吸了

我现在的生长速度可谓日新月异，身体的所有基本构造——包括内部的和外部——现在都已经完成了，尽管还非常微小。

到了 14 周，我的身长大约有 8~9.3 厘米，约相当于一个柠檬的大小，体重达 42.5 克。这时，我长得很快，已经能分辨出是男孩还是女孩了。我的皮肤上长出了一层细细的绒毛，这层绒毛在我出生后会消失。我的手指、手掌、手腕、双腿、双膝和脚趾已经能弯曲和伸展了，会时不时调皮地动。

此外，因为大脑的刺激，我的面部肌肉也开始得到锻炼，能够斜眼、皱眉和扮鬼脸了。我现在能够抓握，还可能会吸吮手指。

我已经开始练习吸气和呼气了，这是在为子宫外的生活作准备呢。

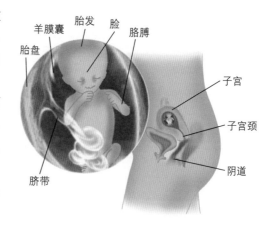

羊膜囊　胎发　脸　胳膊
胎盘
子宫
子宫颈
脐带
阴道

第15周 能听到妈妈的呼吸和心跳了

在15周，我的身上覆盖了一层细细的胎毛，看上去如同披着一层薄绒毯，这能帮助调节体温。

我开始长出眉毛，头发也在继续生长着，这些毛发的质地和颜色在出生后会有一定的改变。

我的听觉器官仍在发育中，游弋在羊水中，也能通过羊水的震动感受到声音，听到妈妈的声音和心跳。

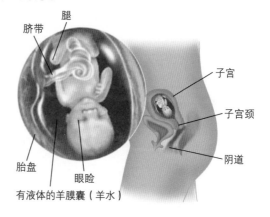

脐带　腿
子宫
子宫颈
阴道
胎盘　眼睑
有液体的羊膜囊（羊水）

第16周 我会打嗝了

本周我有一个重要的变化，居然能在妈妈的子宫中打嗝了，这是呼吸的序曲。不过遗憾的是，妈妈可能听不见我的打嗝声，主要是因为气管中充斥的不是空气，而是流动的液体。

到了这周末，宝宝的胳膊和腿发育完成，关节也开始慢慢活动。

此时，宝宝的神经系统开始工作，肌肉对于来自脑的刺激有了反应，能协调运动。宝宝在自己的小天地里表现得异常活跃，时常翻身、翻筋斗、乱踢一通，但因羊水的缓冲作用，只会有轻微的震动感觉，妈妈还不能感觉到。

胎盘　脐带　头
子宫
子宫颈
阴道
脚趾

孕1月
孕2月
孕3月
孕4月
孕5月
孕6月
孕7月
孕8月
孕9月
孕10月

孕4月的孕妈妈

孕4月孕妈妈的身体变化

 初现怀孕体态

早孕反应及易造成流产的危险期基本结束，相对来说，孕妈妈流产的风险也降低了很多，而胎宝宝也已经完成了其大部分关键性发展，所以也是比较安全的。

孕妈妈在趾骨联合上方2~3指处可以触及到增大的子宫底。

孕妈妈脸上和颈部出现了褐色的斑点，乳房开始变大并产生了刺痛的感觉。到了孕中期，乳头能挤出乳汁，如同分娩后的初乳。

 终于可以穿孕妇装了

怀孕时，孕妈妈体内的雌激素水平较高，盆腔及阴道充血。此时，孕妈妈的阴道分泌物增加，白带增多。孕妈妈不要为此感到不安，应选择纯棉内裤，并坚持每天清洗外阴，以保持外阴部清洁。

早孕的不适反应这时也烟消云散、荡然无存了，孕妈妈越来越适应怀孕的状态，心情也变得平稳，食欲也跟着好转起来。现在，孕妈妈可以尽情享受怀孕的美妙和自豪了！

本周孕妈妈身体的最大变化是子宫逐渐增大，在脐耻之间，原来的衣服开始变得不合体，现在孕妈妈终于可以把早已买好的孕妇装拿出来穿了。

第15周 能分泌初乳了

在这周，随着子宫的增大，支撑子宫的韧带会增长，孕妈妈会感觉到腹部和腹股沟疼痛。孕妈妈不要因此而抱怨宝宝哦，因为宝宝已经能听到你说话了。

孕妈妈乳晕颜色变深，乳头增大，成暗褐色，乳房中已经形成了初乳，随之乳头也能分泌出白色乳汁，那么，孕妈妈从这个时候起要多吃点营养食物，作好乳房卫生，为肚子里的宝宝作好喂乳准备。

第16周 感觉到轻微的胎动

随着宝宝一点点长大，孕妈妈体重开始增加，身体已经适应了妊娠。孕妈妈的腹部、臀部和其他部位会堆积脂肪，应注意调节体重，以免对孕妈妈和胎宝宝都产生不良影响。

大多数孕妈妈从这周开始，会兴奋地感觉到胎动，有怀孕史的妈妈会感到胎动的时间比以前提前了。对于初次怀孕的孕妈妈来说，她所感受到的胎动就是一种轻柔的敲击的感觉，又像是肚子里咕噜咕噜冒气泡。第一次胎动，往往是在不经意间悄然进行的，因为宝宝的动作是那么轻柔，又像是"肚子串气"，容易被孕妈妈忽视。不过，因为会紧跟着有第二下、第三下，所以，敏感的孕妈妈就知道是宝宝在和自己交流了。这是母子间特有的沟通方式，孕妈妈不要忘了将初感胎动的时间记录在案哦！

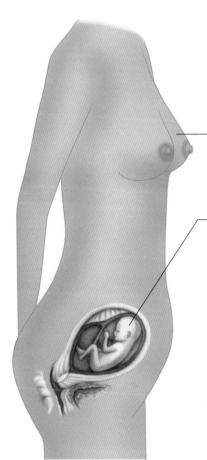

乳房胀大，乳晕颜色加深且直径有所增大。
下腹部微微隆起，腹围增加约2厘米了。
子宫壁厚厚的肌肉延伸着，开始挤占空间。
子宫如成人拳头般大小。

眼睛：眼睑长成，且覆盖在眼睛上。
毛发：脸上出现细小的毛发，身体覆盖着细小松软的胎毛。
骨骼和肌肉：慢慢发达。
四肢：胳膊和腿能做轻微活动了。
内脏：大致发育成型。
心脏：波动增强，通过多普勒可检测到胎心音了。
胎盘：已形成，羊水快速增加。

孕4月末期，胎宝宝的身长约16厘米，体重约120克，相当于2个鸡蛋的重量。

孕1月
孕2月
孕3月
孕4月
孕5月
孕6月
孕7月
孕8月
孕9月
孕10月

孕妈妈所关心的问题

预防便秘与"解秘"

到了孕中期，孕妈妈的子宫不断变大，会压迫到后方的肠道，使得排便时不易用力，排便变得困难起来。此外，怀孕时肠胃蠕动不好，食物的消化比较慢，更容易引起便秘。

"解秘"小妙招：

1. 养成每天定时排便的习惯，以逐步恢复或重新建立排便反射。排便时不可用力过猛。

2. 每天早上起床后，空腹喝一杯温开水、淡盐水或蜂蜜水，能促进排便。

3. 多食红薯、南瓜、粗粮等富含膳食纤维的食物。

4. 每天做力所能及的运动，如孕妇操、散步、自我按摩、瑜伽等。

5. 忌食辛辣、刺激的食物。

🍃 **便秘的饮食调养方**

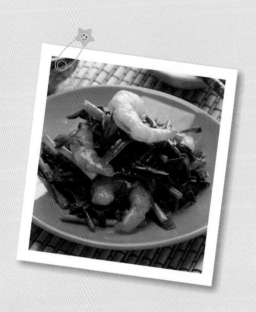

韭菜炒虾仁

材料 虾仁 300 克，韭菜 150 克。

调料 花生油、香油、葱末、姜末、酱油、盐、味精、料酒各适量。

做法

1. 虾仁洗净，挑去虾线；韭菜洗净，切成 2 厘米长的段。

2. 炒锅置火上，放花生油烧热，下葱末、姜末炝锅，炸出香味后放入虾仁煸炒 2~3 分钟，烹入料酒，加酱油、盐、高汤稍炒。

3. 将韭菜段放入炒虾仁的锅内，大火炒熟，淋入香油，加味精炒匀，盛入盘内即可。

孕期如何应对感冒

孕妈妈怀孕后身体抵抗力下降，容易诱发感冒。那么，孕期如何做才能有效地避免感冒的侵扰呢？为此，孕妈妈在日常生活中要做到下面几点：

1. 勤洗手，不用脏手摸脸、嘴巴和鼻子。

2. 保持个人卫生。单独使用毛巾和餐具；每次刷完牙需要将牙刷清洗干净，将刷毛朝上，使其加速变干。

3. 尽量少去人多的公共场所，外出乘坐公共交通工具时尽量戴上口罩。

4. 保持室内通风透气，还可放盆水或使用加湿器，提高相对湿度。

5. 注意脚部保暖。脚部受凉容易引起鼻黏膜血管收缩，容易受到感冒病毒的侵扰。

6. 多吃水果和蔬菜，少吃盐。盐对上皮细胞功能有抑制作用，能降低抗病因子的分泌。

除了上面的日常细节要注意之外，生活中往往还有一些小妙招，能够帮助孕妈妈缓解感冒。下面是缓解感冒的小妙招：

1. 刚感冒时，觉得喉咙痛痒的话，可以用浓盐水漱口和咽喉，每隔 10 分钟 1 次。

2. 鼻子不通气的话，可以在保温杯内倒入 42℃ 左右的热水，将口、鼻部贴近茶杯口内，不断吸入蒸汽，每天 3 次。

3. 若感冒并伴有咳嗽，可以用 1 个鸡蛋打匀，加入少量白糖和生姜汁，用开水冲服，2~3 次就能止咳。

🍃 **感冒的饮食调理方**

萝卜白菜汤

【材料】白菜心 250 克，白萝卜 60 克。

【调料】红糖 10~20 克。

【做法】

1. 将白菜心切小块；白萝卜洗净，切块。

2. 将白萝卜块放入锅中煮熟，加白菜心稍煮，再加红糖调味即可。

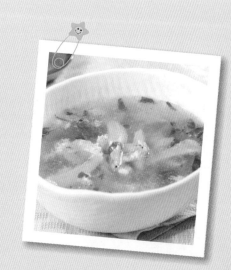

孕 1 月
孕 2 月
孕 3 月
孕 4 月
孕 5 月
孕 6 月
孕 7 月
孕 8 月
孕 9 月
孕 10 月

营造温馨舒适的居家环境

孕妈妈和胎宝宝的生活环境是非常重要的，现在，来营造一个舒适温馨的居家环境吧！

1.最适宜的室内温度是 20℃~22℃。 温度如超过 25℃会让人感到烦躁不安、精神不振、头昏脑涨；如低于 10℃会使人懒于活动，出现精神抑郁，对胎宝宝的生长发育不利。

2.最适宜的室内湿度是 50%左右。 房间太干燥，会感觉口干舌燥、喉痛、流鼻血或便秘等；湿度过高，房间内的衣被容易发潮，可能引起皮肤过敏、肢体关节酸痛、水肿等，甚至还会出现消化功能失调。

3.及时除螨灭蟑。 螨虫的分泌物容易引起过敏性哮喘、过敏性鼻炎和虫咬性皮炎等疾病，蟑螂能携带的细菌病原体有 40 多种，严重危害孕妈妈和胎宝宝的健康。螨虫在地毯、枕巾、浴室的湿毛巾和屋子角落的灰尘里等地栖息着，准爸爸要认真打扫和清洗这些地方。

4.选购高质量的木制家具。 一般来说，劣质家具中含有苯、甲醛、铅等化学物质，容易让人感觉头晕、恶心，最好购置原木家具。还可在家具外面喷一层密封胶，防止甲醛气体的散发。

5.延迟房屋装修。 装修材料中有甲醛、苯、氨等有害物质，易损害孕妈妈和胎宝宝的健康。因此，孕期最好不要装修房子。如需要装修，要选择环保、无污染的材料。装修后要闲置 3 个月再入住。入住前最好能请环保机构进行空气质量的检测，保证家人的健康。

护好宝宝的"粮仓"——孕期乳房保养

乳房的保养对于孕妈妈来说是非常重要的，因为一方面可以预防乳腺炎等疾病，另一方面可以避免分娩后乳房松弛、下垂，保持乳房美丽的外形。

★ 佩戴合适的胸罩

怀孕之后，孕妈妈的乳房会变得空前的丰满、漂亮，这就需要孕妈妈根据不同时期乳房的具体变化情况适时更换合适的胸罩，并且坚持每天穿戴，哺乳期也不例外。要注意选购的胸罩不能太紧也不能太松，因为过小、过紧的胸罩会阻碍乳房的正常发育，过大、过松的胸罩又起不到支撑的作用。

★ 坚持清洁乳房

乳房的清洁对于乳腺管保持通畅，以及增加乳头的韧性、减少哺乳期乳头皲裂等并发症的发生无疑具有很重要的作用。要注意，清洁乳房时，要使用温水擦洗，并将乳晕和乳头的皮肤褶皱处一并擦洗干净。不可用手硬抠乳头上面的结痂，可在乳头上涂抹植物油，待上面的硬痂或积垢变软溶解后再用温水冲洗干净，拿一条柔软干净的毛巾拭干，之后在乳房和乳头上涂些润肤乳，避免干燥皲裂。需注意的是，千万不要用香皂或肥皂、酒精等清洁乳房，这些清洁用品不利于乳房的保健以及随后的母乳喂养。

◢ 坚持乳房按摩

正确的乳房按摩是乳房护理的重要方法之一。从孕中期开始，乳腺组织就迅速增长，按摩乳房可以松解胸大肌筋膜和乳房基底膜的黏着状态，使乳房内部组织疏松，促进局部血液循环，有利于乳腺小叶和乳腺导管的生长发育，增加产后的泌乳功能，并可以有效防止产后排乳不畅。

乳房按摩

乳房按摩要一天做1次，1次大概2~3分钟。在身体舒服的状态，如睡觉之前或每天沐浴时或沐浴后的时间，用按摩霜或橄榄油按摩乳房和乳头，效果更好。如果出现下腹疼痛的情形，应立即停止按摩，以免乳头受到刺激，引起子宫收缩。

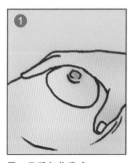

用一只手包住乳房。

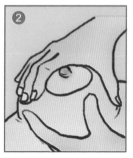

用另一只手的拇指贴在乳房的侧面，画圈，用力摩擦。

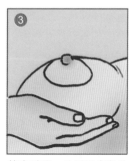

按摩时用一只手固定住乳房，从下往上推。

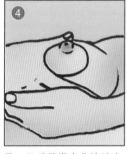

另一只手稍微弯曲地贴在支撑着乳房的手的外部，用力往上推，再放下。

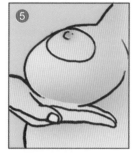

乳房放在手掌上。

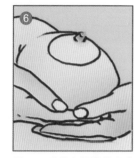

另一只手的小拇指放在乳房正下方，用力抬起。

孕1月
孕2月
孕3月
孕4月
孕5月
孕6月
孕7月
孕8月
孕9月
孕10月

职场孕妈妈
小喇叭

保持工作状态

孕妈妈在工作的时候，要像非孕期时那样，全身心地投入到工作当中去，尽量不要做与工作无关的事情，例如浏览育儿网站、看育儿心得等。要做到准时上下班，开会时尽量避免去卫生间，不要无休无止地向同事抱怨怀孕的辛苦和劳累，因为别人不会一直对怀孕的话题感兴趣的。

工作时要学会克制情绪

怀孕后孕妈妈由于生理和工作的原因，有时候情绪难免会波动，作为职场孕妈妈，一定要学会控制自己的情绪和声调，不要长时间处于偏激、焦虑和愤怒的情绪之中，否则很容易使胎宝宝感染上某种焦虑、偏执的气质；另一方面，孕妈妈即使心生不快，也不要立即拨通电话和家人倾诉，要知道自己正在上班，在工作时间谈论这些话题，无疑会影响到周围同事的正常工作，孕妈妈要尽量克制。

不可总拿怀孕说事

怀孕后要做的事情很多，但孕妈妈也不可以此为借口迟到、早退或请太多假甚至推脱自己的分内工作，要知道这样做，会给你的上司或同事留下不好的印象，因为怀孕毕竟是你的私事。

不可失态

进入孕中期之后，胎宝宝发育迅速，对营养的需求也增加很多，孕妈妈时常会觉得饥肠辘辘，不免在工作时间会吃些小零食，这时候孕妈妈千万要注意，吃零食时不可咂嘴，弄得声响很大。

另外，为了避免水肿的发生，孕妈妈可以在工作时找个小凳子把脚垫高，但要注意不可脱鞋或把脚伸得太高，影响到其他同事。

再者，爱美的孕妈妈也不可在座位上老拿镜子来照妊娠斑，觉得肚子发痒而挠不停……诸如此类不合时宜的举动，孕妈妈上班时千万要避免。

按摩腹部，让胎宝宝配合工作

这个时候的胎宝宝已经能够"聆听"妈妈的声音了，因此孕妈妈也不要永远沉浸在自己的工作中，忘记和胎宝宝的交流。孕妈妈可以每隔 30~45 分钟按摩一次腹部，让胎宝宝感觉到妈妈的存在，从而增加安全感，并告诉胎宝宝："在妈妈工作时不要乱踢乱动哦。"

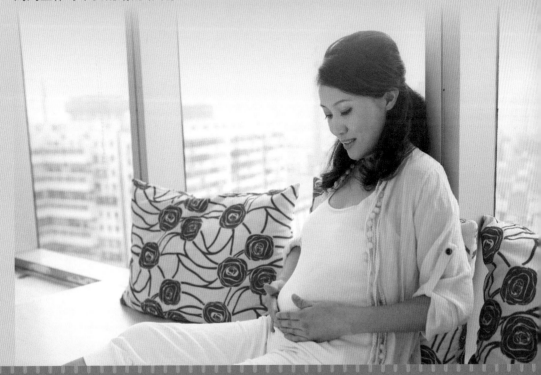

孕4月妈妈营养饮食

孕4月营养饮食方案

到了这个月，孕妈妈感觉比较舒适，早孕反应慢慢消失，食欲大增。这时，胎宝宝生长迅速，需要更多的营养。

1. 孕妈妈需增加能量和各种营养素，来满足胎宝宝身体各系统发育中进行的大量复杂的合成代谢的需要。

2. 蛋白质、钙和铁等的摄入量也要增加，这能促进胎宝宝的血、肉和骨骼的生成。

3. 孕妈妈每天饮用6~8杯水，其中果汁的量控制在2杯以内，因为果汁甜度太高，对胎宝宝的骨骼发育不利。

★ 孕4月关键营养素：锌

作用：防止胎宝宝发育不良

▶ 锌

本月开始，孕妈妈需要增加锌的摄入量。缺锌会造成孕妈妈味觉、嗅觉异常，食欲减退，消化和吸收功能不良，免疫力下降，这样势必造成胎儿宫内发育迟缓。富含锌的食物有生蚝、牡蛎、肝脏、口蘑、芝麻、赤贝等，生蚝中含量尤其丰富。不过每天的补充量不宜超过20毫克。

★ 孕4月重点营养素

孕4月的胎宝宝正在迅速生长，需要的营养物质更多，孕妈妈要摄入更丰富的营养，源源不断地供给新生命。

▶ 蛋白质

孕妈妈每天应增加15克蛋白质的摄入，达到75~95克。饮食中应增加鱼、禽、肉、蛋、豆制品等富含优质蛋白质的食物。特别是早孕反应严重、不能正常进食的孕妈妈，更应多摄入优质蛋白质。

▶ 热量

从孕4月开始，孕妈妈必须增加热量和各种营养素，来满足胎宝宝的生长发育。孕中期热量每日增加约200千卡。

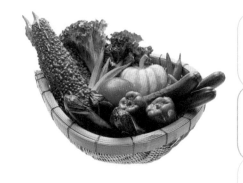

💊 维生素

孕妈妈应增加维生素 A、维生素 D、维生素 E、维生素 B_1、维生素 B_2 和维生素 C 的供给，来帮助对铁、钙、磷的吸收。维生素 D 能促进钙质的吸收，每日最好能补充 10 微克。孕妈妈应多食各种蔬菜和水果，如西红柿、茄子、白菜、葡萄、橙子等。

💊 矿物质

钙、铁等成分对生成胎宝宝的血、肉、骨骼起着重要作用，需求量比平时大得多。每天对钙的需求量为 1000 毫克，铁增加至 25 毫克，其他营养素如碘、锌、镁、铜、硒等也要适量摄取。

🌸 孕 4 月一日营养食谱举例

餐次	用餐时间	食谱参考
早餐	7:00~8:00	牛奶麦片粥（见 P142）1 碗，烧饼 1 个，煮鸡蛋 1 个
加餐	10:00	香蕉 1 根，酸奶 1 杯
午餐	12:00~12:30	米饭 150 克，番茄炒蛋 1 份，松仁玉米（见 P142）1 份，海带牡蛎汤（见 P142）适量
加餐	15:00	麦麸饼干 2 片，坚果适量
晚餐	18:00~18:30	什锦果汁饭 1 碗，虾仁炒芹菜 1 份，木耳肉丝蛋汤适量
加餐	21:00	牛奶 1 杯，坚果适量，蔬果沙拉 1 份

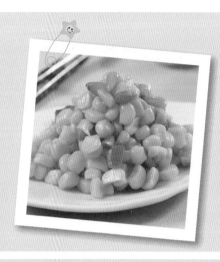

松仁玉米 防止便秘

材料 玉米粒 200 克，熟松子仁 30 克，胡萝卜 50 克。

调料 植物油、盐、白糖、水淀粉、鸡精各适量。

做法

1. 玉米粒洗净；胡萝卜洗净，切成和玉米粒相仿的丁，焯水后，捞出控水。
2. 锅内倒油烧热，放入玉米粒和胡萝卜丁翻炒，放盐、白糖、鸡精炒匀，放松子仁，炒匀后用水淀粉勾芡即可。

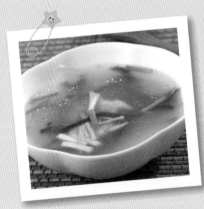

海带牡蛎汤 补充碘和锌

材料 水发海带 200 克，牡蛎 50 克。

调料 姜丝、葱段、盐、鸡精、醋、高汤各适量。

做法

1. 水发海带洗净，切成宽 1 厘米、长 2 厘米的片，牡蛎洗净泥沙。
2. 砂锅中放入海带、姜丝、葱段，加入高汤、少许醋烧沸，改小火将海带煲至熟烂，下入牡蛎煮沸，最后加盐、鸡精调味即可。

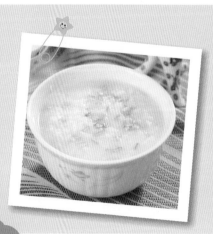

牛奶麦片粥
安神镇静

材料 麦片 80 克，牛奶 150 毫升。

调料 白糖适量。

做法

1. 将麦片加适量清水浸泡半小时。
2. 锅置火上，倒入麦片汤，用小火煮 20 分钟左右，加入牛奶，拌匀，继续煮 15 分钟，加入白糖搅拌均匀即可。

本月聚焦：孕期牙齿护理

孕1月

孕2月

孕3月

孕4月

孕5月

孕6月

孕7月

孕8月

孕9月

孕10月

⭐ 孕前口腔检查很有必要

孕妈妈在怀孕前应作一次彻底的口腔检查，将所有的口腔隐患都消除在萌芽状态，包括牙龈炎、牙周炎、龋齿，以及需要拔除的阻生齿等。

即使所有的口腔隐患都消除之后，孕妈妈怀孕后，还可能会或多或少地遭遇牙龈出血等牙齿疾患。这是因为怀孕使得孕妈妈内分泌发生改变，使得牙齿格外脆弱，这就给一些病菌和毒素提供了可乘之机。再加上孕妈妈一天进食的食物种类比较多，牙齿中的细菌在食物的糖和淀粉的发酵作用下，形成了一种酸性物质，这种物质能极大地腐蚀孕妈妈的牙齿，所以，牙齿问题就产生了。

⭐ 正视牙病，主动就医

一些孕妈妈在患了牙齿疾病后不愿意就医，认为没什么大不了的，不予以重视。其实，这种做法是极其有害的。孕妈妈应该摒弃种种顾虑，主动与牙科医生联系，获得专业的帮助。

孕期牙齿疾病治疗一览表

孕期的不同阶段	原　因	处　理
孕早期 （孕1~3月）	孕早期是胚胎器官发育与形成的关键期，如服用药物不当或X光照射剂量过高，可导致流产或胎儿畸形	如非紧急情况，医生不建议进行牙科治疗
孕中期 （孕4~6月）	若必须在孕期治疗牙齿疾病，最好选择孕中期	建议只做一些暂时性的治疗，如龋齿填补等
孕晚期 （孕7~10月）	因子宫容易受外界刺激而引发早期收缩，再加上治疗时长时间采取卧姿，胎儿会压迫下腔静脉，减少血液回流，引发仰卧位低血压，出现心慌、憋气等症状	孕妈妈不适宜进行长时间的牙科治疗

关于孕期拔牙问题

怀孕期间除非有必须拔牙的情况，一般不宜拔牙。怀孕的前 2 个月内拔牙可能引起流产；怀孕 8 个月以后拔牙可能引起早产。如必须拔牙，最好选择孕 3~7 月，并作好准备工作，才相对安全些。孕妈妈要保持足够睡眠，避免精神紧张，在拔牙前一天和当天用保胎药，拔牙麻醉剂中不可加入肾上腺素；麻醉要完全，防止因疼痛引起子宫收缩而导致流产。

孕期常见的牙周问题

1. **妊娠期牙周炎。**怀孕期间荷尔蒙改变，使牙龈充血肿胀，颜色变红，刷牙容易出血，偶有疼痛不适。

2. **妊娠牙龈瘤。**一般发生在怀孕中期，由于牙龈发炎与血管增生，形成鲜红色肉瘤（牙龈边缘长出的小结节），大小不一，生长快速，常出现在前排牙齿的牙间乳头区。不需要治疗，或只针对牙周病进行基本治疗，如洗牙、口腔卫生指导、压根整平等，这是为了减少牙菌斑的滞留与刺激。牙龈瘤会在分娩之后很快消失，不用太过担心，如出现妨碍咀嚼、易咬伤或过度出血等，可考虑切除，但孕期手术容易再发。

3. **其他。**怀孕期间也可能会有牙周囊带加深、牙齿容易松动等症状。

远离孕期牙龈炎

牙龈炎的危害

患有牙龈炎的孕妈妈，由于牙龈疼痛出血，会直接影响食欲，进而影响到胎儿正常的生长发育。此外，牙齿里面的细菌还会通过血液传染给腹中发育的胎宝宝，使其出生后发生口腔疾病的概率增加。

于生活细微之处防治牙龈炎

1. 不吃过冷、过热、过硬的食物，避免对牙龈的不良刺激。

2. 多进食维生素 C 含量高的蔬菜、水果以及含钙的食物，可降低毛细血管的通透性，防止牙龈出血。

3. 三餐后要及时刷牙、漱口，认真清理牙缝，不让食物残渣嵌留。孕妈妈可以在包里随身携带一套牙膏牙刷，以便随时都可以刷牙。

4. 选用短软毛的牙刷，顺着牙缝轻轻刷牙，以避免碰伤牙龈，引起出血。

5. 用电动牙刷。电动牙刷清洁牙齿的效果好，可按摩牙龈，增进牙龈健康。

6. 刷牙时要记得刷舌头，因为舌头上沉积着很多口腔中的细菌。

7. 尽量少吃或者不吃粘牙的甜点或糖果。

孕妈妈爱运动

可以开始做孕妇操了

经过了磨难、坎坷不安的孕早期，终于迈入最舒适惬意的孕中期，这个阶段直到分娩前，胎儿发育比较稳定，孕妈妈可以适当做做孕妇操了，一方面可以促进身体血液循环，增强腹部及骨盆、肌肉张力，缓解紧张情绪；另一方面，坚持每天做 5 分钟孕妇操，可以增强产力，为以后的自然分娩打好基础。

孕妇操主要是锻炼腿部、腹部、腰部、骨盆、会阴部等的肌肉。

锻炼腹肌

1. 仰卧在床，单腿屈起、伸展，再屈起、伸展，如此循环，左右各 10 次。

2. 双膝屈起，单腿上抬、放下，再上抬、放下，如此，左右各 10 次。

3. 仰卧在床上，屈起双膝，将手指立于与嘴 30 厘米处。把手指看作蜡烛，为吹灭烛焰而用力呼气。

锻炼骨盆

1. 仰卧在床上，单膝屈起，膝盖慢慢向外侧放下，左右各 10 次。

2. 双膝屈起，左右摇摆至床面，慢慢放松，左右各 10 次。

3. 笔直坐在床上或垫子上，双脚脚掌相对，用手将双脚拉近身体，双膝上下活动，宛如蝴蝶振翅。重复做 10 次。

4. 同一姿势，吸气伸直脊背，呼气身体稍向前倾，如此重复做 10 次。

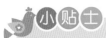

做孕妇操的注意事项

孕妇操只有每天坚持才会有效果，所以孕妈妈在日常生活中一定要勤锻炼。做孕期体操时，要注意以下几点：

1. 刚开始做操时不可勉强自己，做操次数可依个人身体状况而定，以后可逐日增加运动量。

2. 原则是：做完第一遍后如果感觉累，就应当停下来或适当减少运动量。运动适量的感觉为：身体微微发热，稍有困意。

3. 腹胀、生病等身体不舒服时，可以暂停或酌减体操的种类、次数和强度。

4. 早晨不宜做操，沐浴后可以。

5. 不做对孕妈妈自身或胎儿的健康发育不利的运动。

本月胎教

诗歌欣赏：王维诗三首

怀孕第 4 个月，胎宝宝已经能够"聆听"了，也就是说能够对大脑的刺激作出自己的反应了，所以，准爸妈一定要抓住这一良机，给胎宝宝以良性的大脑刺激，例如孕妈妈在休息或散步时，可以吟诵一些意境优美的诗句给胎宝宝听，通过那美妙的诗句所描绘的美丽画卷，孕妈妈在自我陶醉的同时，也能让腹中的胎宝宝多接触些诗歌中大自然的美丽，从而产生潜移默化的影响。

王维的诗歌造诣很高，被称为"诗中有画，画中有诗"，可以作为诗画合一的典范多多欣赏。

山居秋暝

空山新雨后，天气晚来秋。
明月松间照，清泉石上流。
竹喧归浣女，莲动下渔舟。
随意春芳歇，王孙自可留。

渭川田家

斜光照墟落，穷巷牛羊归。
野老念牧童，倚杖候荆扉。
雉雊麦苗秀，蚕眠桑叶稀。
田夫荷锄至，相见语依依。
即此羡闲逸，怅然吟《式微》。

青溪

言入黄花川，每逐青溪水。
随山将万转，趣途无百里。
声喧乱石中，色静深松里。
漾漾泛菱荇，澄澄映葭苇。
我心素已闲，清川澹如此。
请留盘石上，垂钓将已矣。

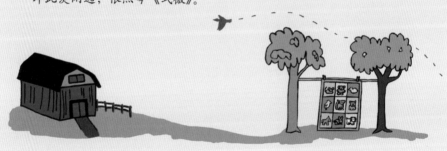

王维的诗自然清新，诗意盎然，虽不刻意写景抒情，但读来却韵味隽永、醇厚，平淡而有思致。例如，《青溪》中"我心素已闲，清川澹如此"一句，诗人有意借青溪来为自己写照，借清川的淡泊来印证自己的夙愿，心境、物境在这里已融合为一了。

在上面三首诗中，诗人描绘了新雨、空山、明月、清泉、竹喧、渔舟、溪水、斜阳等，营造了一幅幅宁静致远的山水画，读来能荡涤人的心灵，给人以精神上的慰藉。

爱的手语：早上好、晚安

这个月除了语言上的良性刺激外，一些肢体语言，胎宝宝也能够感觉得到。比如，早上起来，孕妈妈、准爸爸要记得跟胎宝宝打招呼，可以如往常一样，直接对宝宝说"早上好"，也可以用手语跟宝宝问好！这样一方面告诉胎宝宝爸爸妈妈是多么爱你；另一方面，也可以潜移默化地对胎宝宝进行礼貌教育，一举两得。

早上好

早上：一手四指与拇指相捏，手背向上横放在胸前，缓缓向上竖起，五指逐渐松开，象征天色由暗转明。

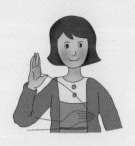

好：一手握，拇指向上。

晚安

晚（晚上）：四指并拢与拇指成90度直角，放在眼前。再慢慢做弧形下移，同时五指捏合，象征天色由明转暗。

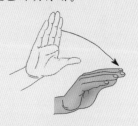

安：一手横伸，掌心向下，自胸前向下一按。

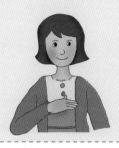

怀孕日记：第 4 个月

生理和心理上的变化	我身体上的改变		第 4 个月孕妈妈的开心照片
	我情绪上的感觉		
	我对宝宝的感觉		
	关于宝宝的梦		
	我想象中宝宝的模样		
	我最钟爱的运动		
	我最想做的事		
产前检查	检查结果		
	我的反应		
	丈夫的反应		
	我咨询的问题和得到的解答		
服用药物情况			
我在吃的食物			
我最爱吃的食物			
周围人看出我怀孕了，我的感觉			
我遇到的困惑和得到的解答			
我最关心的事情			
我应该关心的事			
让我感到最快乐的事			
第一次感觉胎动，我的感觉			
和孕妈妈交流经验			
宝宝，妈妈想对你说			
本月感想			

孕5月
（17～20周）
在跳动中感受宝宝成长

第6章

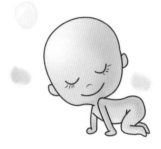

这个月，我开始进入精雕细琢期，自然又新增了不少本领。最明显的本领是我的运动能力有了很大的长进，不信吗？我一伸胳膊一伸腿，妈妈就会有"震感"，如果我在"小房子"里翻筋斗，妈妈一定会辗转反侧，睡不好觉的。而且我"震动"的频率也会增加，妈妈会更真切地感受到我的存在，我和妈妈的交流将更加亲密、和谐。

——胎宝宝寄语

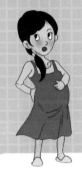

孕 5 月
胎儿的发育、妈妈的变化
和饮食指导及产检知识

孕周	第 17 周	第 18 周
胎儿的发育	出现了褐色的皮下脂肪，脊柱里的神经纤维开始被白色脂肪所包裹 听觉器官开始发育了	胎儿的心脏开始收缩活动，循环系统也进入了发育的状态 借助听诊器，有可能听到宝宝的心音了
孕妈妈的变化和反应	小腹隆起，子宫底在脐下 3~4 指，尚未显怀 怀孕后，脸上会出现色斑，但这种色素沉着大部分都会在宝宝出生后自动消失	有的孕妈妈皮肤和发质会得到明显改善 腰部出现痛感，激素的变化还可能导致肩部发生疼痛 可以开始感到胎动了
本周注意事项	在保证营养的基础上控制体重的增长 若感到疲劳需要进行充分休息	子宫变大，这时候容易引发膀胱炎，从而导致早产或出生低体重儿，要特别注意
饮食注意事项	摄取足够的纤维质，能有效防止便秘	
适宜做的运动	这个月能感受到胎动了。由于进入了安全时期，所以可以在一定限度内做运动	
产检项目	进行孕期检查，是羊水穿刺进行胎儿染色体检查的好时机	

孕周	第 19 周	第 20 周
胎儿的发育	会作出蹬、踢的动作了，手指和脚趾也在生长着 脑部与脊髓继续生长，比起身体的其他部位，腿部的生长幅度最为明显	手心和脚底长出了纹路，还长出了细细的睫毛 能保护胎宝宝皮肤的胎脂开始形成
孕妈妈的变化和反应	臀部和肋部会变得较为丰满 乳房的重量可能达到 180 克以上，最好每隔一个月检查一下乳房是否存在异常情况	子宫在继续增大着，几乎达到了肚脐的位置 这时候，乳房开始分泌出少量淡色液体，即初乳
本周注意事项	会出现过敏现象，要注意摄取充足的水分 随时注意是否会出现水肿，阴道出血、头痛、高烧、胃寒等症状	需要注意的是，如胎盘或孕妈妈的身体出现异常情况，仍可能发生流产 孕妈妈如果感觉到胎动了，一定要记录下来，这是了解胎宝宝发育状况的最佳方法
饮食注意事项	多食富含钙质的、能帮助胎宝宝骨骼发育的食物 多食能促进胎宝宝生长的食物	
适宜做的运动	避免平躺着进行运动，因为妈妈的血液是流经腰部大血管输送到子宫胎盘再进入胎儿体内的，平躺会影响这一过程的进行	
产检项目	医生要检查胎儿的发育情况，还要检查胎儿的心脏、骨骼各系统有无先天异常	

5月胎儿生长发育逐周看

5月胎儿自述

放慢速度，开始精雕细琢

从这个月开始，我的成长速度有所减慢，但我始终没有停止过成长，我开始进入精雕细琢期。我的声带开始发育，肺内充满了液体，我就像一只在水（羊水）中自由游弋的小鱼儿，隔着水面能够听到妈妈的心跳声，以及血液在血管中的流淌声。不仅如此，我还能听到外界的声音，尤其是妈妈的歌声最能打动我。我在这个月的运动能力长进不少，但还很不规律，妈妈很难准确记录我的胎动次数，况且妈妈的感觉也还不准确，所以即便某一天，妈妈感觉我不爱动了，请不要过于担心。

第17周 外界的声音令我很兴奋

现在我大约有142克重，12.7厘米长，大小像一只香瓜。我像橡胶一样的软骨开始硬化为骨骼，连接胎盘的生命纽带——脐带——我拥有的第一件玩具，长得更粗壮了。我开始能够活动关节以及骨架了。

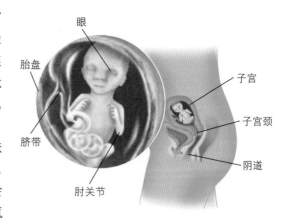

现在的我如婴儿般可爱，皮肤变得红扑扑的。我表现得非常顽皮，特别喜欢用手抓住脐带玩，有时会抓得特别紧，以至于只有少量氧气输送。

这时候我的听觉器官发育得很好，耳朵里面的小骨架更结实，开始能听见妈妈的心跳声。此外，我对妈妈肚子外面的声音也有一定的感知，有些声音令我异常兴奋甚至会使我跳跃。

我会练习呼吸了，通过胎盘吸收必需的氧气，所以胸部会一起一伏，肺部开始呼出羊水了。

第18周 我更热爱运动了

这周开始我进入了最活跃的阶段，一刻不停地翻转着、扭动着以及拳打脚踢着，这充分表明我的健康状况良好。

我的心脏运动也变得活跃起来，借助听诊器，妈妈就能清楚地听到我的胎心音了。如果我是女孩，我的阴道、子宫、输卵管都已经长成，各就各位了；如果我是男孩，已经能够看清楚我的生殖器官了。

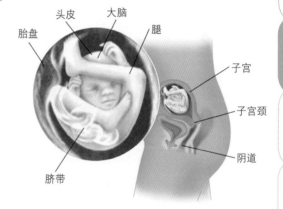

脐带　肘关节

胎盘

子宫

子宫颈

阴道

第19周 我的感官迅速发育

19周的我，身长大约有15厘米，大概重240克，约相当于一个小番瓜大小。我的胳膊和腿现在已经与身体的其他部分成比例了。我的肾脏已经能够制造尿液，头皮上的头发也在迅速生长。

本周是我感官发育的关键时期：我的大脑开始划分出嗅觉、味觉、听觉、视觉和触觉的专门区域，并开始在这些区域里迅速发育。此时是爸爸妈妈对我进行感官胎教的最佳时期，千万不要错过哟！

头皮　大脑
胎盘　　　　　腿
子宫
子宫颈
阴道
脐带

第20周 我的骨骼发育开始加快

这周我消化道中的腺体开始发挥作用，胃内制造黏膜的细胞开始出现，肠道内的胎便也开始积聚。我的骨骼发育在这个时期开始加快；

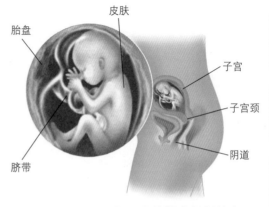

皮肤
胎盘
子宫
子宫颈
阴道
脐带

肺泡上皮开始分化；我的四肢和脊柱也已开始进入骨化阶段。这就要求妈妈补充足够的钙，以保证我骨骼的正常生长。此外，本周我纤细的眉毛正在形成。

孕1月
孕2月
孕3月
孕4月
孕5月
孕6月
孕7月
孕8月
孕9月
孕10月

孕5月的孕妈妈

孕5月孕妈妈的身体变化

 韧带疼痛

现在孕妈妈的体重大约增加了2~5千克。子宫开始变得更大更重，子宫周围组织的负荷也更重，当孕妈妈正常运动时，子宫两侧的韧带会随之抻拉，从而使孕妈妈产生疼痛感觉，迫使停止动作。当突然改变姿势时，经常会有这种痛楚感，比如早晨起床甚至走路时。这种韧带痛是妊娠期的一种表现，孕妈妈不要误认为是伤风。孕妈妈应试着以平和的心态，用学习新东西来转移注意力。

 鼻塞、鼻黏膜充血和出血

在本周，有的孕妈妈会有鼻塞、鼻黏膜充血和出血，这与孕期内分泌变化有关，孕妈妈不要滥用滴鼻液和抗过敏药物，可以适量吃些冷血凉血的食物来予以缓解。即使不治疗，这种症状也会逐渐减轻。如果情况越来越糟，就要请教医生了。孕妈妈不要为此过于担心，权当是对自己的一次小小考验。

第 19 周 疲倦来袭

怀孕使得孕妈妈的身体承担着额外的负担，所以孕妈妈特别容易疲倦乏力，甚至连白天都会觉得很困乏，这无形中就拉长了夜晚的睡眠时间，即使这样，孕妈妈还不时会感到头晕乏力。在这种情况下，孕妈妈不要做太多事，尽可能想睡就睡，保持高质量的睡眠。此外，孕妈妈也可以通过聊天、按摩、听胎教音乐、散步等方法来减轻疲倦，恢复精力。

孕妈妈在这周的新陈代谢会加快，血流量明显增多。大量的雌激素会使少数孕妈妈的脸上出现妊娠斑和黑斑，孕妈妈不要为此而焦虑，因为分娩后这种状况会随之好转。孕妈妈要注重内在调养，避免外界的干扰，以保证自己和胎宝宝的健康。

第20周 腰痛、失眠来叨扰

这一周，孕妈妈的子宫约在肚脐的位置，日渐增大的子宫将腹部外挤，致使腹部向外膨胀，腰部曲线完全消失，已接近典型孕妇的体型。

膨大的腹部破坏了整体的平衡，使人很容易感觉疲劳。此外，还伴有腰痛、失眠、小腿抽筋等不适。这就要求孕妈妈在日常生活中，要注意休息，多出去呼吸些新鲜空气，活动一下筋骨。

到了这周，孕妈妈已能明显地感觉到胎动，可以让准爸爸帮忙数数胎动，感受宝宝的生命力。

胎宝宝一天天在长大，孕妈妈要将更多的注意力放到加强营养上，保证营养均衡，但切忌饮食过量。

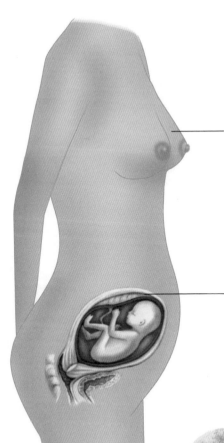

乳房不断增大，乳晕颜色继续加深。
乳房分泌浅黄色初乳，为哺乳作准备。
臀部更加丰满，外阴颜色加深。
子宫如成人头部大小，下腹部明显隆起。
子宫底的高度约与肚脐平。

大脑：仍在发育着。
头发：长了层细细的异于胎毛的头发了。
眉毛：开始形成。
胎盘：直径有所增加。
四肢：骨骼和肌肉发达，胳膊和腿不停活动着。

孕5月末期，胎宝宝的身长约25厘米，体重约250克，约为1个大鸭梨的重量。

孕1月
孕2月
孕3月
孕4月
孕5月
孕6月
孕7月
孕8月
孕9月
孕10月

孕妈妈所关心的问题

预防妊娠贫血

⭐ 贫血的判断标准

准确判断贫血的方法就是血常规检查，未怀孕时血红蛋白最低值为每升 120 克，而怀孕的孕妇为每升 110 克。若怀孕时血红蛋白为每升 90~110 克则归为轻度贫血，低于每升 70 克即为严重贫血。

⭐ 贫血的症状

大部分女性怀孕后，都会或多或少有点贫血，这是被胎宝宝优先吸收走了一部分铁的缘故。一般来说，轻微贫血的孕妈妈大多没有症状，除非病情进展明显。所以，孕妈妈每次去产检，都必须要做血常规检查，以便能够及早发现贫血，采取相应措施予以补救。

不同时期的贫血症状一览表

贫血早期症状	贫血进展期症状
容易疲劳，时常无端感觉浑身乏力	呼吸困难
容易出现眩晕	心悸
面色苍白	胸口疼痛
指甲薄脆	食欲差

⭐ 孕妈妈贫血 10 大危害

1. 妊娠高血压的发生率明显高于正常孕妈妈。

2. 影响胎宝宝生长发育，如宫内发育迟缓等，生出低体重儿，造成先天不足，后天体弱多病，容易发生呼吸道和消化道感染，并成为成年后代谢性疾病的高危人群。

3. 分娩时，常常使胎宝宝不能耐受子宫阵阵收缩造成的缺氧状态，容易发生宫内窒息。

4. 生产时孕妈妈容易宫缩乏力，导致产程延长、产后出血多等状况。

5. 在产褥期抵抗力比正常产妇低，容易并发会阴、腹部刀口感染或不愈合。

6. 产后子宫复旧慢，恶露常常持续不净，子宫容易滋生细菌感染，引起子宫内膜炎。

7. 容易发生产后感冒及泌尿系统感染等常见病。

8. 严重贫血的孕妈妈，未成熟儿及早产儿的发生率明显高于正常孕妇。

9. 经过分娩劳累及产后各种并发症，奶水分泌大多比正常产妇少，致使哺喂困难大。

10. 孕晚期贫血，产后纯母乳喂养 4 个月，宝宝将出现贫血，免疫力低下。

如何应对贫血

1. 多吃含铁丰富的食物

孕妈妈在怀孕前以及刚开始怀孕时，就应注意多吃瘦肉及猪血、鸭血、蛋黄、豆制品、菠菜、苋菜、番茄、红枣等含铁量较高的食物。鸡肝、猪肝等动物肝脏富含矿物质，一周可吃两次。另外，主食上要多吃面食，因面食容易消化吸收，且含铁量比大米要高。

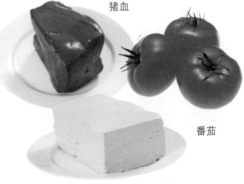

猪血

番茄

豆腐

2. 食物种类多样化

经常进食牛奶、胡萝卜、蛋黄，多吃含维生素 C 丰富的果蔬，这些食物可以补充维生素 A，有助于铁的吸收。还可于三餐间补充些牛肉干、鸡蛋、葡萄干、牛奶、水果等零食，这也是纠正贫血的好方法。

3. 烹制食物时多用铁质炊具

孕期烹制佳肴时，尽量使用铁质炊具，如铁锅、铁铲等，这样就会产生一些铁离子，溶解于食物中，形成可溶性铁盐，有利于肠道对铁的吸收。

4. 妊娠中后期多吃高蛋白食物

妊娠中后期胎儿发育增快，只要孕妈妈每周体重增加不超过 0.5 千克，就要多吃高蛋白食物，比如牛奶、鱼类、蛋类、瘦肉、豆类等，这些食物对贫血的治疗有良好效果，但要注意荤素结合，以免过食油腻东西伤及脾胃。

5. 在医生指导下服用铁剂

对某些孕妈妈来说，孕期单单从饮食中摄取铁质，有时还不能满足身体的需要，出现明显缺铁性贫血的孕妇，可在医生的指导下选择摄入胃肠容易接受和吸收的铁剂。

巧妙消除妊娠斑

孕妈妈怀孕后，体内内分泌异常，再加上其他如使用化妆品、过多照射紫外线等因素的影响，往昔白皙的脸庞容易出现妊娠斑。下面介绍一些生活小细节，能够帮助爱美的孕妈妈重获靓丽。

1. 孕期即使睡眠不好，也不要用安眠药来助眠，否则容易导致脸部出现黄褐斑。可以通过喝杯牛奶、喝碗小米粥或进行微微出汗的运动等方法来缓解失眠。

2. 在洗脸时，可以用冷水和热水交替使用，能促进面部血液循环，让妊娠斑出现的概率降低。

3. 可以通过饮食，如多食西红柿、猕猴桃等富含维生素 C 的蔬菜和水果，来防止色素沉淀，让皮肤变得白皙。

4. 注意防晒。在夏季外出时，最好戴上遮阳帽或涂抹相对安全的物理防晒霜，以避免阳光直射面部而导致妊娠斑加重。

5. 自制纯天然的祛斑面膜。取适量冬瓜，去皮捣烂，加入一个蛋黄、半匙蜂蜜，搅匀后，敷面 20 分钟；或将黄瓜磨成泥，加入 1 匙牛奶和面粉，调匀敷面 20 分钟后洗净脸部即可。

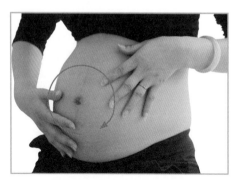

把乳霜涂在手上，以顺时针方向画圆地边抹乳霜边按摩腹部。

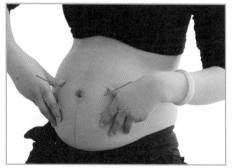

用指尖掐住肚子，再放开，这样反复 3 次。

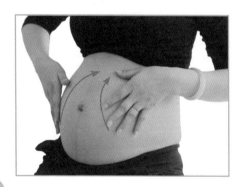

两手自然地放在肚子上，从外部往上抚摸。

消斑食物 TOP7

排行	食物名称	抗斑功效	抗斑指数
TOP1	猕猴桃	富含维生素C，能有效抑制皮肤内多巴醌的氧化作用，干扰黑色素的形成，预防色素沉淀	★★★★
TOP2	西红柿	所含谷胱肽是维持细胞代谢不可缺少的物质，能抑制谷氨酶的活性，使沉着于皮肤和内脏的色素减退或消失，起到预防妊娠斑的作用	★★★★
TOP3	柠檬	柠檬中所含的枸橼酸能有效防止皮肤色素沉着	★★★★
TOP4	各类新鲜蔬菜	含有丰富的维生素C，具有消褪色素的作用，如：西蓝花、土豆、圆白菜、花菜、冬瓜、丝瓜等	★★★☆
TOP5	黄豆	富含的维生素E能抑制皮肤衰老，更能防止皮肤色素沉着	★★★☆
TOP6	牛奶	可改善皮肤细胞活性，延缓皮肤衰老，增强皮肤张力，刺激皮肤新陈代谢，保持皮肤润泽细嫩的作用，故有"绿色护肤品"之美誉	★★★☆
TOP7	谷皮类食物	其中的维生素E，能有效抑制过氧化脂质产生，从而起到干扰黑色素沉淀的作用	★★★☆

小贴士

西红柿美容功效的使用方法

✿ 方法一：将西红柿捣烂取汁液，加少量蜂蜜和新鲜黄豆粉调匀，涂于面部和手臂，15分钟后洗净，经常使用能淡化色斑。

✿ 方法二：长喝西红柿汁，或者用西红柿汁洗脸，可使面容光泽红润。

孕1月
孕2月
孕3月
孕4月
孕5月
孕6月
孕7月
孕8月
孕9月
孕10月

缓解腰酸背痛小妙招

这个月月末，孕妈妈日益膨大的腹部，往往会导致腰酸背痛。下面介绍一些缓解的小妙招，孕妈妈不妨借鉴一下。

1. 避免长时间保持同一站姿或坐姿。如果必须一直坐着，也不要一直坐着不动，可以上下摆动脚，或做一些简单的腿部运动。必要时，每1~2小时起来活动一下。

2. 做一些孕妇适宜做的运动，如孕妇操、散步等，来适度地锻炼腰、腹以及背部等处肌肉。但是要切忌，孕晚期之后的任何运动，都不要长时间采取卧姿，以避免压迫腹部，造成血液循环受阻。

3. 尽量坐有靠背的椅子，坐时后腰要舒服地靠在椅背上，上半身挺直，可以在椅背上放一个柔软舒适的靠垫。

4. 走路时不要再穿高跟鞋了，尽量穿透气性强的棉布平跟鞋，要全身放松。

5. 睡觉时，采取蜷曲侧卧式睡姿，仰卧时拿一个枕头垫在膝关节下面。

6. 避免久站，如必须久站工作时，可使用脚凳，让脚休息，相对腰部也减轻了负担。

7. 站立时抬起上半身，尽量使骨盆稍微向后倾，肩膀向后落下。对于

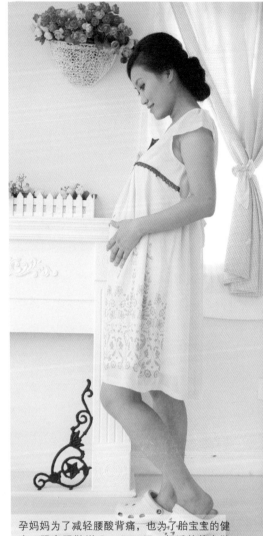

孕妈妈为了减轻腰酸背痛，也为了胎宝宝的健康，跟高跟鞋说 Goodbye 吧，舒适的棉布鞋或平底拖鞋都是不错的选择！

每天须站着超过4小时的职场孕妈妈来说，最好使用托腹带。

8. 多出去走走晒晒太阳，以保证钙的摄入，如有必要，可以在医生的指导下服用一些钙剂。

9. 睡觉前洗澡时，可以用稍热一点的水冲洗腰背部，以减缓腰部不适。

10. 由站立改为行走时，应先迈脚，然后才移动身体。

为小宝宝起名字

此时孕妈妈可以考虑为腹中的小宝宝起名字了，不要觉得时间还早，因为取名字是个麻烦事儿，要考虑到方方面面，可能还会经历诸多"迂回"，必要时可以发动双方父母以及亲戚朋友集思广益，以免等到办理出生证时还举棋不定，那可就来不及了。

起名的时候要有一个大致的取向：

● **你和丈夫都喜欢。** 包括叫起来顺不顺耳、看起来奇不奇怪，或者会不会引发什么联想。

● **要有意义。** 孩子是父母爱情的结晶，可以为宝宝起一个能够见证和丈夫之间爱情的名字，如从自己和丈夫的籍贯、姓氏或名字里各取一个字，或选取和丈夫之间最具有纪念意义的某件大事或某个重要人物的名字命名，用宝宝的名字见证爱情的甜蜜，同时也让宝宝长大后有一种归属感。

● **适合宝宝。** 取个对你或丈夫来说有精神寄托或象征意义的名字，或能够延续家谱的名字，因为家谱是我国特有的文化遗产，许多人都比较看重这一点。

● **避免另类。** 想想看，别人听到这个名字会第一时间想起什么？也许它的谐音在将来会使孩子成为笑柄。是不是很容易被人起绰号？会引起争执吗？如果名字太另类，就不是很适合。

● **好念好写。** 有些孩子的名字生僻到连老师都会念错写错，这恐怕不适合你的孩子。给孩子起名字时，一定要考虑简单易记，语音流畅，笔画匀称，独具韵味，这才是衡量好名字的标准。

● **不赶时髦，避免雷同。** 有些父母会为孩子取个和当今某位红得发紫的名人相同的名字，或取今年流行的名字，以引起别人注意。要知道，这也许会困扰你的孩子。

● **考虑家人的感受。** 如果你不喜欢家族的辈分排名，但你的丈夫或孩子的爷爷奶奶又比较传统守旧，可以找个可替换的字，或意义相同的名字。你可以通过翻阅一些不错的命名书来查找，相信最终一定有适合你的孩子的。

小贴士

胎梦

所谓"胎梦"，是指孕妈妈或准爸爸在孕期做与怀孕和宝宝出生相关的梦。这是一种极其正常的现象。据说胎梦能够预知与怀孕和生产有关的内容，但是目前还没有任何理论依据支持这种解析，孕妈妈千万不可过于迷信。

但有时候胎梦的确能够反映一些内心所担心或希望的问题，正所谓"日有所思，夜有所梦"。梦境里的一些情景通常都可以在现实生活中找到影子，孕妈妈或准爸爸不妨把胎梦当作解读自己内心的一个机会，坦然地面对。

孕1月
孕2月
孕3月
孕4月
孕5月
孕6月
孕7月
孕8月
孕9月
孕10月

职场孕妈妈
小喇叭

了解自己的"特权"

现在绝大多数的孕妈妈都是职场女性，所以，怀孕生产常是就业或复职时面临的难题之一。为了避免孕妈妈遭遇不公平的对待，就需要准妈妈们提前了解一下自己在怀孕期间应享有的权利，以便更好地保护自己。例如，孕妇享有不被辞退的权利；享有不被降低工资的权利；享有休产假的权利；在劳动时间内进行产前检查，应当算作劳动时间；享受医疗报销的权利等。

调适新的生活

职场孕妈妈需要学会慢慢调适新的孕期生活，因为怀孕没有回头路，只能一步步地往前走，孕妈妈不要因为这种一时的不便而心存不快，要学会爱惜自己和腹中的胎宝宝，享受这种即为人母的快乐。

及时缓解抑郁情绪

职场孕妈妈在繁忙的工作之余，要学会适时自我放松，尽量多休息，以免精神过度紧张，对自身和胎宝宝都不利。比如可以尝试变换一下发型或衣服等，让自己的心情好起来；在着急、生气时，要自我告诫，胎宝宝在注视着自己呢；向亲朋适当表达自己的情绪和感受，宣泄不良的情绪；适当上上网，浏览一下育儿、早教的频道，逛逛论坛，和其他的孕妈妈交流交流心得；甚至向有过孕育经验的同事或朋友请教，以便让自己在角色转换时不那么焦虑。

谨慎使用化妆品

要知道，怀孕中的妈妈最美丽。所以，不管怀孕前是出于工作需要还是个人喜好，现在既然怀孕了，孕妈妈就要多考虑一下腹中小宝宝的安危，若没有特别需要就尽量不化妆，因为很多化妆品中的化学成分会影响到孕妈妈自身健康和胎宝宝的生长发育，如染发剂、冷烫精、口红以及一些美白祛斑化妆品等。

 小贴士

职场孕妈妈要知道这三点

调岗。如有需要，孕妈妈要尽早通知单位领导或自己的上司，商量一下怀孕后的调岗事宜，尽量使自己远离对自身或胎宝宝不利的工作环境。

不要加班。新时代孕妈妈，在享受上班时光的同时，要注意量力而行，不可与其他同事攀比加班，要尽量避免挑灯夜战。要知道，你这是在孕期，要照顾到肚子里小宝宝的安危，尽量在上班时间完成工作，不要将工作带回家中。

自带午餐。如果条件允许，职场孕妈妈可以自带健康且有营养的午餐和点心，以保证营养和热量的摄入。尽量避免吃快餐，因为快餐只有热量而没有什么营养，孕妈妈最好不要吃。

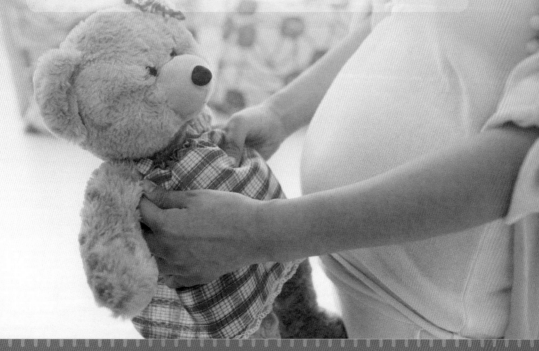

孕5月妈妈营养饮食

孕5月营养饮食方案

这个月，胎宝宝生长发育非常迅速，需要更多的营养供给，孕妈妈在保证膳食均衡的基础上，需要较高的能量和蛋白质，增加脂肪和碳水化合物的摄入，增加肉类、鱼虾类、蛋类和豆制品的供给，保证蔬果的食用。

1. 孕妈妈可以通过吃主食来获取较多热量，在孕中后期，应每天摄取250~350克主食。可以通过多吃肉类来增加脂肪的摄取。

2. 孕妈妈可通过适量增加优质蛋白质，如豆制品、瘦肉、鱼、禽、蛋、虾、动物内脏等，来满足自身和胎儿对蛋白质的需要。

3. 孕妈妈要多食新鲜的蔬果，能补充维生素、纤维素、无机盐及矿物质，其中的纤维素还能有效防止便秘。

★ 孕5月关键营养素：钙、维生素D

作用：促进胎宝宝骨骼和牙齿的发育

✦ 钙

对于孕妈妈而言，钙不仅可以促进腹中胎宝宝骨骼和牙齿的发育，也可以防止自己出现肌肉痉挛、腰腿疼痛或者骨质软化等病症。在孕5月，胎宝宝的骨骼和牙齿生长得特别快，是迅速钙化时期，对钙质的需求剧增。因此从这时候起，孕妈妈要注意补钙。可以多吃一些钙含量较高的食物，如牛奶、奶酪、黄豆、鲫鱼、虾、羊肉、牛肉、芹菜、蘑菇、苹果等。

✦ 维生素D

怀孕期间，维生素D有助于钙的吸收和钙在骨骼中的沉积，从而促进胎宝宝骨骼和牙齿的发育。此

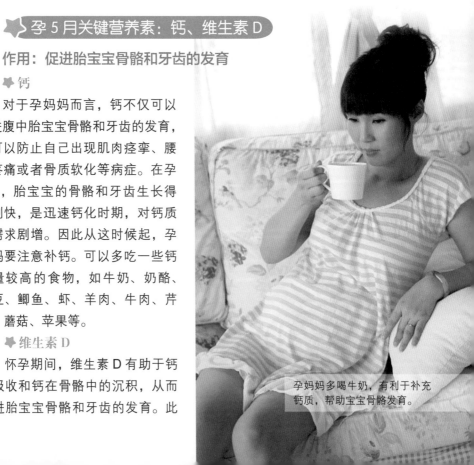

孕妈妈多喝牛奶，有利于补充钙质，帮助宝宝骨骼发育。

外，维生素 D 还有抗佝偻病的功效，也可以调节磷的正常代谢，因此孕妈妈须适当补充维生素 D。维生素 D 主要存在于海鱼、动物肝脏、蛋黄、瘦肉、脱脂牛奶、鱼肝油、乳酪、坚果中，孕妈妈可以适量食用这些食物来补充维生素 D。

孕 5 月重点营养素

孕 5 月，为了适应孕育胎宝宝的需要，孕妈妈体内的基础代谢增加，子宫、乳房、胎盘迅速发育，需要适量的蛋白质和能量。胎宝宝开始形成骨骼、牙齿、五官和四肢，大脑也开始形成和发育。

蛋白质

孕妈妈这个月每天应摄入 80~90 克蛋白质，才能充分维持胎宝宝大脑及自身子宫、乳房的发育。

热量

需要的热量比孕前多 10% 左右，即每天需要增加 200 千卡热量。为了满足热能需要，并防止孕妈妈感到厌烦，应注意调节主食的品种，如将大米、高粱米、小米、红薯等变着花样做着吃，粗细粮搭配食用。

碳水化合物和脂肪

孕妈妈需要较高的热量，可以通过吃主食和增加脂肪的摄入来满足。每天主食可以吃大米、小米、面食等 250~400 克。脂肪不仅能够提供热量，还有助于胎宝宝大脑的发育，孕妈妈可以吃些脂肪含量高的食物，如肉类、鱼虾、核桃、芝麻等，但不宜过多。

铁

孕妈妈应注意补充铁质，以预防缺铁性贫血。这个月每天应摄入 25 毫克铁，可以通过多吃芝麻、黑木耳、动物肝脏等来获得。

维生素 A

孕妈妈每天应摄入 800~1200 微克维生素 A，为胎宝宝视网膜的快速发育作好准备。孕妈妈可食用胡萝卜、菠菜、南瓜等富含维生素 A 的食物。

孕 5 月一日营养食谱举例

餐次	用餐时间	食谱参考
早餐	7:00~8:00	牛奶 1 杯，煮鸡蛋 1 个，香菇肉包 1 个
加餐	10:00	香蕉 1 根，坚果适量，红豆大米粥 1 碗
午餐	12:00~12:30	米饭 150 克，苦瓜炒鸡蛋 1 份，蔬菜沙拉 1 份，莲子猪肚汤（见 P166）适量
加餐	15:00	豆浆 1 杯，钙强化饼干 4 片，酸奶布丁 1 杯
晚餐	18:00~18:30	茄丁肉丝面 1 碗，虾仁烩冬瓜（见 P166）150 克，猴头菇炖豆腐（见 P166）100 克
加餐	21:00	鲜果汁 1 杯，全麦面包 1 个，猕猴桃 1 个

孕 1 月
孕 2 月
孕 3 月
孕 4 月
孕 5 月
孕 6 月
孕 7 月
孕 8 月
孕 9 月
孕 10 月

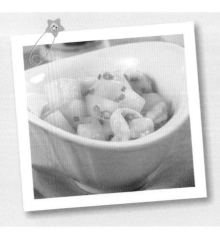

虾仁烩冬瓜　滋阴

材料 干虾仁 10 克，冬瓜 250 克。

调料 葱花、花椒粉、盐、水淀粉各适量，植物油各适量。

做法

1. 干虾仁洗净浸泡；冬瓜去皮、瓤，洗净，切块。
2. 炒锅倒入植物油烧至七成热，下葱花、花椒粉炒出香味，放入冬瓜块、干虾仁和适量水烩熟，用盐调味，水淀粉勾芡即可。

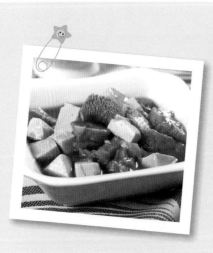

猴头菇炖豆腐　补脾益血

材料 猴头菇 100 克，豆腐 200 克，笋片、油菜心各 50 克。

调料 盐、鸡精、料酒、植物油各适量。

做法

1. 猴头菇洗净，撕块；豆腐洗净，切块，在盐水中焯烫，捞出待用。
2. 炒锅置火上，倒油烧热，放入猴头菇、豆腐煎炒片刻，加入适量清水，调入盐、鸡精、料酒烧煮，待入味后，放入笋片、油菜心，炒匀至笋片、油菜心熟即可。

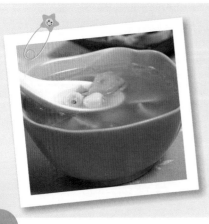

莲子猪肚汤　益气补血

材料 猪肚 150 克，去心莲子 5 克。

调料 植物油、葱段、姜片、盐、料酒、鸡精、白糖各适量。

做法

1. 猪肚洗净，切片；去心莲子洗净泡软。
2. 锅内倒植物油烧热，下葱段、姜片炒香，加入适量热水，下莲子煮半小时，下猪肚，加盐、鸡精、白糖、料酒调味，煮至再次开锅即可。

本月聚焦：了解胎动

　　胎动是胎儿宫内情况的晴雨表。胎动的次数、快慢、强弱等可以提示胎儿的安危。胎动正常表示胎盘功能良好，输送给胎宝宝的氧气充足，胎宝宝发育健全，小生命在子宫内愉快健康地生长着。胎动异常，则表明胎盘功能减弱或胎儿宫内缺氧，孕妈妈不可掉以轻心。

★ 胎动是有规律可循的

　　正常妊娠 18~20 周可以感到胎动，28~32 周后胎动达到高峰，38 周后胎动逐渐减少。妊娠过期胎动次数会明显减少。胎动一般每小时 3~5 次，12 小时内胎动为 30~40 次以上。正常情况下，一昼夜胎动强弱和次数有一定的变化。一天之中，早晨的胎动次数较少，上午 8~12 点均匀，下午 2~3 点最少，6 点以后增多，晚上 8~11 点又增至最高。这说明胎宝宝有自己的睡眠规律，称为胎儿生物钟。

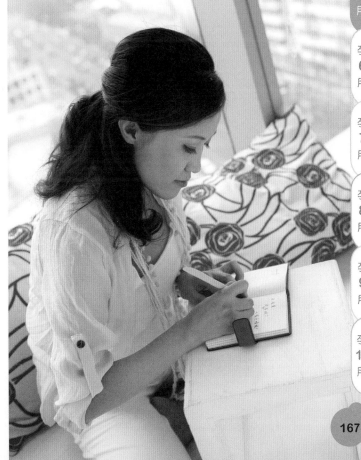

孕妈妈感受到胎动后，可将自己的心情记录下来，在 28 周后，每天规律地数胎动，作记录，由此也能了解宝宝的活动规律和身体状况。

胎动监测的方法

从怀孕 7 个月开始至临产前，孕妈妈每天相对固定在一段时间，如 8~9 点、13~14 点、20~21 点，各观察 1 小时，将 3 个小时的胎动总数乘以 4，即是 12 小时的胎动数。如果每日计数 3 次有困难，可以每天临睡前 1 小时计数 1 次。将每日的数字记录下来，画成曲线。在记录胎动时，孕妈妈宜在安静的环境中采用左侧卧位，集中注意力地进行。

测定结果判断

正常胎动数 12 小时内为 30 次以上，若低于 20 次，或 1 小时内胎动小于 3 次，往往就表示胎儿宫内缺氧；如果在一段时间内感觉胎动超过正常次数，动得特别频繁，也是胎儿宫内缺氧的表现，应立即去医院检查。

胎动的四种运动形式

运动种类	运动特点	孕妈妈的反应
单纯运动	纯粹是某一肢体的运动	大多数孕妈妈能够感觉到
翻滚运动	胎宝宝的全身性运动	孕妈妈可明显感觉到
高频运动	胎儿胸部或腹部的突然运动，类似于新生儿打嗝	孕妈妈可以感觉到类似宝宝在有规律的跳动，多在孕晚期
呼吸样运动	胎儿胸壁、膈肌类似呼吸的运动	孕妈妈察觉不到此类胎动

怀孕周数	28 周							29 周						
天数	Mon	Tue	Wed	Thu	Fri	Sat	Sun	Mon	Tue	Wed	Thu	Fri	Sat	Sun
早														
中														
晚														
12 小时胎动次数														
怀孕周数	30 周							31 周						
天数	Mon	Tue	Wed	Thu	Fri	Sat	Sun	Mon	Tue	Wed	Thu	Fri	Sat	Sun
早														
中														
晚														
12 小时胎动次数														

注：28 周前感到胎动，28 周后开始数胎动。

孕妈妈爱运动

带着胎宝宝做运动

在这个月，孕妈妈的负担不重，相对来说感觉比较舒适、惬意。孕妈妈不妨适度活动一下，以吸入新鲜的氧气，排出体内的废物，增强机体的抵抗力。

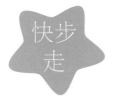

快步走

快步走时，手臂摆的幅度稍大些，步伐也更快点，心率尽量控制在每分钟120～140次（见图1）。

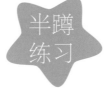

半蹲练习

两脚自然分开，膝盖对准脚尖方向，手臂自然下垂放在身体的两侧，目视前方。吸气时，屈膝半蹲，手臂向前平举（见图2），呼气时还原，反复练习10次。

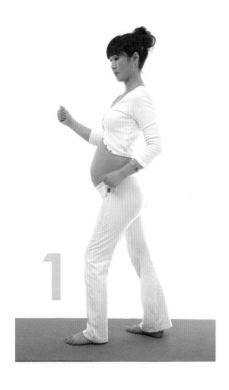

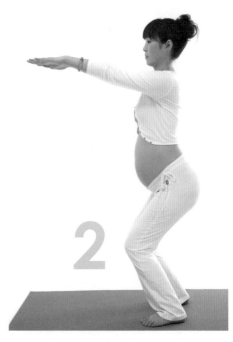

孕1月
孕2月
孕3月
孕4月
孕5月
孕6月
孕7月
孕8月
孕9月
孕10月

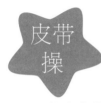

皮带操

1. 将橡皮带放在瑜伽垫子或毯子上，盘腿坐在皮带上面，双手握住皮带的两端，自然放在身体两侧（见图1）。

2. 呼气时，手臂向身体两侧平举（见图2），吸气时还原，反复练习10次。

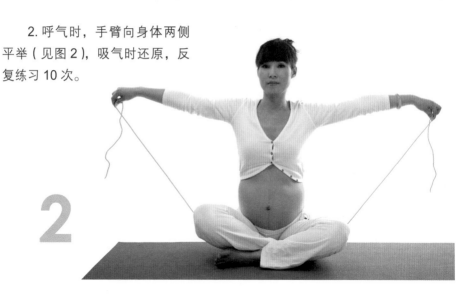

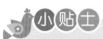 小贴士

怀孕4个半月后，在得到医生允许的情况下才可以游泳。且应该在生产前1个月，即怀孕9个月时停止游泳，因为孕妈妈无法掌握阵痛发生的时间。

最好选择水温、室温适宜及有人指导的游泳馆。

孕妈妈不宜长时间游泳，以1小时为限。

游泳的最佳时段是上午10点到下午2点。这段时间子宫偶尔才会收缩1次。孕妈妈最好每周游泳2~3次。孕妈妈在水中如有腹部紧绷或身体疲惫的感觉，要立刻进行充分的休息。

本月胎教

★ 最适宜的抚摸胎教

一般来说，过了孕早期，就可以实施抚摸胎教。这里要提醒的是，实施抚摸胎教一定要采取正确的方式，不可频繁摸肚皮，以免引起子宫收缩，导致胎儿早产。不当手法还可造成脐带绕颈、胎位不正。

如果感觉到胎儿用力挣扎或蹬腿，说明宝宝不喜欢，应立即停止。

1. 来回抚摸法

实施月份：怀孕3个月以后

具体做法：孕妈妈全身放松，用手轻轻捧着腹部，从上而下、从左到右反复轻轻抚摸，让宝宝感受到喜悦和幸福，深情地默想或轻声说"宝宝好舒服，好幸福"之类的话。当然，也可以请准爸爸代劳，让小宝宝也感受到爸爸的关爱。抚摸的时机在感觉胎宝宝躁动或轻轻蠕动时为好，若胎宝宝在睡觉，就不要打扰他了。每天1~2次，每次大约5分钟即可。

注意事项：抚摸时动作要轻柔，时间不可太长，每次2~5分钟为宜。

2. 触压拍打法

实施月份：怀孕4个月以后

具体做法：孕妈妈平卧在床上，腹部放松，先用手在腹部自上而下、从左至右来回抚摸，并用手指轻轻按下再抬起，然后轻柔地做一些按压和拍打动作，给胎儿以良性的触觉刺激。一般坚持几周后胎宝宝会有所反应，如身体轻轻蠕动、手脚转动等。

注意事项：刚开始时每次5分钟，待胎儿有所反应每次可延长至10分钟。

★ 闪光卡片胎教

孕5月是对胎宝宝进行感官胎教的最佳时期，孕妈妈和准爸爸不可错过这一良机。今天我们就和孕妈妈一道来教胎宝宝认汉字吧！

孕妈妈分别在五张卡片上写上"山""水"两个字，然后再取五张卡片，分别画出山、水的形状，放在字的旁边。

孕妈妈一遍遍在脑海中再现有"山""水"的景象，再出声朗读，还可以看着画有山川、河流的卡片，让宝宝感受到你脑海中思维的波动，这很容易引起宝宝的反应哦！

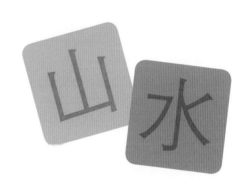

怀孕日记：第 5 个月

生理和心理上的变化	我身体上的改变		第 5 个月孕妈妈的 开心照片
	我情绪上的改变		
	我对宝宝的感觉		
	关于宝宝的梦		
	我想象中宝宝的样子		
	我最快乐的事		
产前检查	检查结果		
	我的反应		
	丈夫的反应		
	我咨询的问题和得到的解答		

我最严重的问题	
我在吃的食物	
我最爱吃的食物	
让胃感到舒服的食物	
我遇到的困惑和得到的解答	
我最关心的事情	
我应该关心的事	
让我感到最快乐的事	
我最严重的问题	
和孕妈妈交流经验	
宝宝，妈妈想对你说	
本月感想	

孕6月
（21～24周）
在妈妈的肚子里游来游去

第7章

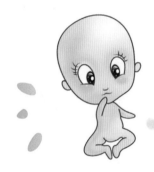

现在的我已经骨骼分明，人模人样了。令人欣喜的是，我的听力发育起来了，我甚至能够听到妈妈那甜美的声音了，我的肌肉和神经也已经充分发育起来了，我能够在妈妈日渐增多的羊水中自由自在地穿梭。

——胎宝宝寄语

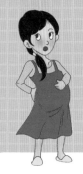

孕 6 月
胎儿的发育、妈妈的变化
孕妈妈饮食指导及产检知识

孕周	第 21 周	第 22 周
胎儿的发育	消化系统开始发挥作用了，小肠进入到放松和收缩的反复运动中 胎宝宝开始做吞咽羊水的举动	眼皮和眼睫毛在不断发育着，长出了手指甲 恒牙的牙胚在不断发育着 宝宝有一定的听力，能听到外面的声音了
孕妈妈的变化和反应	油性肤质的孕妈妈头发出油变得更加严重，干性肤质的孕妈妈头发变得更加干燥	孕吐症状完全消失，孕妈妈的胃口开始好转起来 身体可能突然会长出痣来，乳房变大，开始出现妊娠纹
本周注意事项	高龄孕妈妈和需要站立工作的孕妈妈小心静脉曲张 最好穿低跟或平底的鞋子，多做抬腿动作和按摩腿部，能有效减轻腿部的疲劳感	补充足够的铁元素，能预防贫血 每天保持喝 6~8 杯水 养成按摩乳房的习惯
饮食注意事项	选择能强化肠胃功能的饮食 多食能促进骨骼发育的食物，如排骨、牛奶、虾皮等 多食海藻类食物，能解除便秘，促进胎宝宝的成长 降低盐分的摄入，多食用高蛋白食物	
适宜做的运动	体重增加的同时骨盆负担加重，姿势不正确容易引起腰部疼痛。适宜多做强化背部肌肉的运动	
产检项目	妊娠糖尿病筛检，约百分之一至百分之三的孕妇有妊娠糖尿病，体重超过标准体重 20%，或有糖尿病家族史，年龄超过 35 岁，胎儿过大，有多食、多饮、多尿现象的孕妇更要及时检查。	

孕周	第 23 周	第 24 周
胎儿的发育	会做一些小动作了，如抓抓鼻子、揉揉小脸，还会撅嘴了 胎宝宝有着皱巴巴的皮肤和覆盖全身的汗毛，汗毛的颜色开始加深	肺部及其组织器官正在发育中，为呼吸作好准备 胎宝宝仍有可能吞咽羊水，头部显得偏大
孕妈妈的变化和反应	腹部明显增大，臀部、面部和手臂变得丰满起来 胸部有胀满感	脸部看起来有点肿，激素的变化还容易导致出现鼻塞 乳晕的颜色进一步加深
本周注意事项	控制盐分的摄入。摄入过多盐分容易导致水肿，因此每天摄入的盐分应控制在 6 克以下	进行规律的运动，锻炼自己，以应对整个分娩过程和在这个过程中出现的阵痛 充分摄取叶酸，预防贫血
饮食注意事项	选择能强化肠胃功能的饮食 多食能促进骨骼发育的食物，如排骨、牛奶、虾皮等 多食海藻类食物，能解除便秘，促进胎宝宝的成长 降低盐分的摄入，多食用高蛋白食物	
适宜做的运动	采取少量运动来保证肠道活动顺畅	
产检项目	第一次超声系统排畸检查	

6月胎儿生长发育逐周看

6月胎儿自述

造好的器官开始产生功能

到现在为止，我的身高是 25~30cm，体重约 625 克，离妈妈子宫底的高度是 19~21cm，所以，妈妈刚刚显怀，关节韧带松弛，妈妈会时常觉得腰背痛，比较辛苦。不过，妈妈，你是不是觉得很自豪呢？不过我尚无脂肪积聚，还是很瘦小，头大身子小，头发又长多了，也比上个月长高了。睫毛也清晰可见。骨骼开始变得强壮起来，关节开始了全面发育。我的肢体动作增多，能和爸爸做踢肚游戏了，我的手指清晰可见，长出了关节，偶尔我的手指碰到嘴唇，能轻轻吸吮。我踢腿的幅度增加了，妈妈可以明显地感觉到，而且我踢腿的次数、力量都有不同程度的增加。

 第21周 我能够听到妈妈的声音了

到目前为止，胎宝宝已经在妈妈温暖的子宫中走完一半的孕程了！这周胎宝宝大约重 298 克，从头到臀部的长度约为 16.5 厘米，从头到脚的长度约为 25.4 厘米。现在，胎宝宝几乎所有的器官系统都完成了构造，只须作一些细微的调整就行了。胎宝宝在妈妈日渐增多的羊水中自由自在地穿梭着，不停地吞咽羊水以练习呼吸。放心，胎宝宝是个爱干净的主儿，尽管不断吞咽羊水，但通常不会排出大便的，那得等到胎宝宝出生以后了。胎宝宝会通过自己的运动告诉妈妈在子宫内生活得很好，如果感觉不对劲，胎宝宝会第一时间向妈妈发出信号——通过剧烈的胎动、少动或者不动。胎宝宝的听觉功能已经相当完善了，胎宝宝能听到妈妈的说话声，还能够听到爸爸朗读诗歌的声音，甚至能听到妈妈肠胃的咕噜

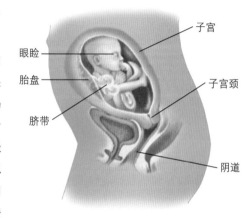

子宫
眼睑
胎盘
子宫颈
脐带
阴道

声。当然，一些大的噪声也能听到，如准爸爸开很大声音听音乐、汽车的喇叭声等。此外，胎宝宝还可以感受外面的光线。愉快的声音会使我情绪愉快。因此，从这时候开始，爸爸妈妈就特别注意对胎宝宝进行听力方面的训练，如给我讲故事、朗诵诗歌，还经常给胎宝宝听胎教音乐等。

第22周 代表高等智慧生物智商的大脑快速成长

从这个月开始，我的大脑向更高级的层次发展，大脑皮质负责思维和智慧的部分已经发育起来，大脑面积增大，脑的沟回明显增多，我明显表现出高等智慧生物的智商。对于来自外界的不良刺激，我已经能够快速作出反应，来保护自己不受伤害。

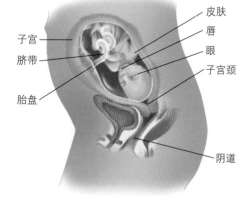

第23周 我能模糊地看东西了

这周胎宝宝内耳的骨头已经完全硬化，所以胎宝宝的听觉非常敏锐。此时胎宝宝能听到妈妈体内的声音，像胃里汨汨的流水声、怦怦的心跳声、全身血液的急流声。不仅如此，胎宝宝还能分辨出妈妈体外和体内的声音。

这周胎宝宝的反应比较灵敏，在妈妈或爸爸轻轻拍着肚子说话时，也不肯闲着，常常会以踢踹作为回应。

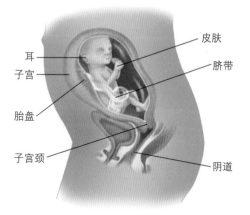

注：在前20周，习惯上我们提到的胎儿身长是指"头臀长"，即胎儿从头到臀部的长度。从本周开始，我们就要从头到脚趾测量了。这是因为在孕期的前一半，胎儿的腿蜷曲在躯干前面很难测量。

孕1月
孕2月
孕3月
孕4月
孕5月
孕6月
孕7月
孕8月
孕9月
孕10月

第24周 代表味觉的味蕾开始发挥作用了

我的感觉器官天天在发育，堪称日新月异，舌头上的味蕾已经形成了，脑部和神经终端发育良好，我能感受到触觉了。此外，我在这时候除了能够吮吸自己的手指外，还会用小手抚摸自己的脸蛋。我的皮肤呈红色并起皱，胎毛变成了浓密的毛发，我的脑细胞也形成了，这意味着我越来越聪明了，我的消化系统也更为完善，肾脏系统也开始发挥作用了。

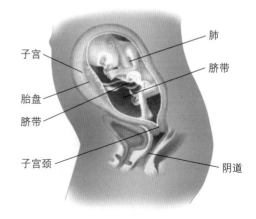

子宫
胎盘
脐带
子宫颈
肺
脐带
阴道

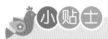

和胎宝宝做踢肚游戏

"踢肚游戏"是美国的育儿专家提出的一种胎教法，专家说做这种游戏可以增进母子感情，锻炼小家伙的胆量，也可以促进他的发育。这是一个非常经典又简单易行的胎教方法，准爸妈都可以做哦。方法是：当胎宝宝踢孕妈妈的肚子时，妈妈轻轻拍打被踢的部位，然后等待第二次踢肚。通常，胎宝宝会在一两分钟后再踢孕妈妈的肚子，这时候轻拍几下，胎宝宝就会停止。如此循环。如果你改变了拍的位置，胎宝宝会向你改变的地方再踢，此时要注意改拍的位置离原胎动的位置不要太远。这种游戏可每天进行两次，每次5分钟左右即可，不要一次持续时间过长。

孕6月的孕妈妈

孕6月孕妈妈的身体变化

第21周 运动后呼吸会变得急促

随着胎宝宝的生长，孕妈妈日益增大的子宫会压迫到肺部，所以孕妈妈时常会觉得呼吸急促，尤其是在运动后，哪怕是轻微的运动，比如爬楼梯时，走不了几级台阶就会气喘吁吁的。此时有的孕妈妈可能已经觉得自己的行动有些迟缓和笨重了，不要紧，这很正常。

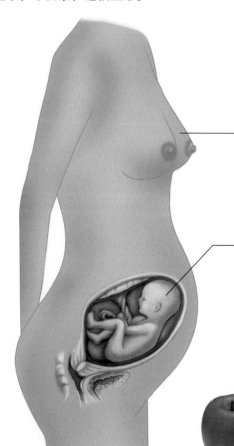

乳房饱满，挤压时会流出稀薄的汁液。
子宫底的高度约在耻骨联合上方18~20厘米处，小腹比较明显隆起，一看就是孕妇模样了。
孕妈妈偶尔会感觉疼痛，是子宫韧带被拉长的缘故。

大脑：快速发育，皮层褶皱并出现沟回，以给神经细胞留出生长空间。
脐带：胎宝宝好动，有时会缠绕在身体周围，但并不影响胎宝宝活动。
皮肤：有褶皱出现。
手脚：在神经控制下，能把手臂和手同时举起来。能将脚蜷曲起来以节省空间。

孕6月末期，胎宝宝的身长约30厘米，体重600~750克，约为4个苹果的重量。

孕1月
孕2月
孕3月
孕4月
孕5月
孕6月
孕7月
孕8月
孕9月
孕10月

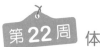 **体重增长加速**

第22周的孕妈妈身体越来越重，并且在迅速增长，孕妈妈在做稍微重点儿的劳动时，就会感到呼吸困难。孕妈妈不要焦急，最好减少或避免过重劳动，做些力所能及的事情，保持愉快的心情。

由于孕激素的作用，孕妈妈的手指、脚趾和全身关节韧带会变得松弛，因而会觉得不舒服。此时的孕妈妈应该多活动活动关节，缓解不适感。

 便秘又来了

到了这一周，随着孕妈妈子宫的不断增大，"小房子"里的房客也在全力成长，他长啊长，一直把孕妈妈的肠子往两边挤，导致孕妈妈肠蠕动减慢，直肠周围血管受到压迫，从而引发便秘。

同时，由于孕妈妈身体的其他部分需要更多的水分，所以会从肠道吸取一些水分，这无疑使便秘"雪上加霜"。所以，孕妈妈一定要记得每天至少喝2000毫升水，此外，还要在饮食及生活细节方面多注意调节。

 乳房分泌液体

整个孕期乳房会发生一系列变化，妊娠头几周会感觉乳房发胀，有触痛感，妊娠2个月后乳房会明显增大。到了孕6月，乳房越发变大，乳腺功能发达，挤压乳房时会流出一些黏性很强的黄色稀薄液体，内衣因此容易被污染，孕妈妈要注意勤换内衣，保持清洁，并要每天对乳房做好护理。

 专家问答

Q 我已经怀孕六个多月了，但肚子却很小，这是为什么？

A 这种情况因人而异，有些孕妈妈肚子大可能是羊水多导致。此外，孕妈妈肚子的大小还与体形有关系。身材娇小的孕妈妈，肚子要比身材高大的孕妈妈大一些，因为身材高大的孕妈妈有更多的横向空间，使她们不特别"显怀"。肚子大小还与腹中脂肪多少有关。若担心胎宝宝发育不良，通过测量宫底高度，即可得知胎宝宝的发育情况。宫底高度应该是相应孕周数减5的数值，不小于这个数值就属于正常，即使肚子小也不用担心。

孕妈妈所关心的问题

孕妈妈要着重补充铁和钙

孕6月，胎儿成长发育明显加快，骨骼开始骨化，脑细胞增加到约160亿个就不再增加，而大脑的重量仍在增加。孕妈妈应开始进行蛋白质、脂肪，尤其是钙、铁等营养素的储备，做好充分的营养储备。只有这样，才能保证胎宝宝的正常发育，提高孕妈妈抵御疾病的能力。

★ 铁的补充尤为重要

铁是生产血红蛋白的必备元素，而血红蛋白的功能是负责把氧气运送给全身各细胞。同时，这个时期胎宝宝需要靠吸收铁质来制造血液中的红细胞，如果铁摄入量不足，孕妈妈就会出现贫血现象。所以，从这个意义上来说，补铁就是给胎宝宝补血补氧。

有助于缓解孕期贫血的食物

食物类别	食物名称
动物肝脏	猪肝、牛肝、羊肝、鸡肝等
动物血液	猪血、鸭血、鸡血等
蔬菜	胡萝卜、菠菜、萝卜干
水果	柠檬、橘子、樱桃、荔枝、红枣、草莓、龙眼肉等
其他	木耳、黑豆、肉类、鱼类、禽蛋

★ 钙的补充也不容忽视

钙是人体中丰富的矿物质，是骨骼和牙齿的主要组成物质。胎宝宝骨组织的成长和发育及母体的生理代谢，均需要大量的钙。即使母体缺钙时，胎宝宝仍然要从母体吸收定量的钙，这时候孕妈妈会出现小腿抽筋、下肢麻木、牙齿松动、腰酸背痛等症状。母体缺钙严重时，会影响胎宝宝的正常出牙和成长。所以，从现在起，孕妈妈就要把补钙提上日程了。

孕1月
孕2月
孕3月
孕4月
孕5月
孕6月
孕7月
孕8月
孕9月
孕10月

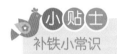

小贴士

补铁小常识

❀ 吃含铁食物的同时不要喝浓茶或咖啡。因茶、咖啡中含有大量鞣酸，能与铁生成不溶性的铁质沉淀，从而会妨碍铁的吸收。

❀ 吃含铁食物的同时不要喝牛奶。因为牛奶中的钙质会使铁质凝固，影响铁的吸收。乳类（尤其是牛奶）中含铁最少，不能大量饮用，否则会降低胃肠道内已有铁的含量。

❀ 多吃樱桃、猕猴桃、柠檬等维生素 C 含量高的食物，或多饮果汁，因酸性环境有利于铁的吸收。

❀ 加强饮食护理，改正偏食、挑食和厌食的坏习惯。食谱要广，适当多吃含铁较多、营养丰富的食品，如：肉类、蛋类、鱼类、多种海产品（如海带、紫菜），动物肝脏、荞麦、红薯等粗粮，豆制品、蘑菇和黑木耳及多种新鲜果蔬。

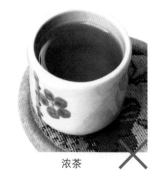

浓茶

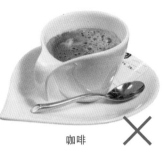

咖啡

需要指出的是，孕期补钙要合理，而且孕妈妈在补钙的同时不要忘记补充维生素 D，这是因为维生素 D 能促进钙的吸收利用。维生素 D 主要存在于海底鱼类、动物肝脏、蛋黄等中。另外，多晒太阳也有助于人体自身合成维生素 D。

10 种含钙量较高的食物一览表
（数值为每 100 克食物中含钙的毫克数）

食物	钙含量	食物	钙含量
芝麻酱	1170	淡水虾	325
芝麻	946	黄花菜	301
蕨菜	851	黑木耳	295
奶酪	799	南瓜子	235
虾皮	2000	海蟹	208
海带	455	黄豆	169
紫菜	422	鹌鹑蛋	140

第一篇 孕前·怀孕篇

高危孕妇要做好家庭胎心监护

所谓胎心监护，就是通过多普勒胎心监护仪监测胎动和胎心率，来反映胎儿在母体子宫中发育状况的一种手段。一般来说，正常孕妇通过到医院进行定期产检，医生就能够准确监测胎儿的心跳，包括胎儿休息和活动时的胎心率分别是多少。但是对于高危孕妇来说，除了进行定期产检外，家庭的自我监护也很有必要，能够做到早发现早纠正。

什么是家庭自我监护

家庭自我监护是指在妊娠晚期，由孕妈妈及家属在家中对胎儿宫内情况进行监护，协助判断胎儿宫内的安危。孕妈妈是胎宝宝最直接、最方便的监护人之一，家庭的自我监护是预防母婴并发症，提高围生期质量的重要措施，同时能提供胎儿宫内缺氧的信息，有效降低围生儿死亡率。

家庭胎心监护的方法

1. 多普勒胎心监护仪：一般使用家用小型多普勒胎心监护仪进行监护。将超声多普勒探头置于胎心音最清楚的孕妈妈腹壁上，胎心在靠近胎背上方的位置上听得最清楚。孕妈妈可以留心产检时医生听胎心的位置，在家中照做便是。

2. 家用胎心听诊器：胎心听诊是最传统，也是最简单、实用的胎心监护方法，从孕 21 周开始，孕妈妈本人以及家属都可以借助听诊器听到胎心。一般在脐下正中或稍偏左偏右。准爸爸可每天帮妻子听胎心一次，听到的正常胎心音，就像钟表的"滴答"声，速度比较快，每分钟可达 120~160 次，大多数情况下维持在 140 次 / 分左右，准爸爸可将结果记录在母子健康手册上。若胎心率低于 120 次 / 分或高于 160 次 / 分，要密切关注胎心的变化，必要时应就医。

小贴士

居家做胎心监护的一些注意事项

❀ 不要空腹做胎心监护，最好在做监护前 0.5~1 小时前进食一些小零食，比如巧克力、坚果等。

❀ 最好挑选一天之中胎动最频繁的时间段进行胎心监护，才有意义。

❀ 做胎心监护时，孕妈妈要避免平卧位，可选取最舒适的姿势进行。

孕 1 月
孕 2 月
孕 3 月
孕 4 月
孕 5 月
孕 6 月
孕 7 月
孕 8 月
孕 9 月
孕 10 月

预防妊娠水肿

在整个怀孕过程中，体液会增加 6~8 升，其中 4~6 升为细胞外液，它们贮留在组织中造成水肿。据调查，大约有 75% 的孕妈妈在怀孕期间曾经发生过水肿。

脚掌、脚踝、小腿是最常出现水肿的部位，有时候甚至脸部也会出现轻微的肿胀。这种水肿一般在经过一段时间休息后能够消，早晨轻，晚间重。怀孕七八个月后，症状会进一步加重。如果又碰上天热，肿胀就会更加明显。

对孕妈妈和胎宝宝的影响

轻微的水肿是正常现象，但如果下肢水肿，休息 6 个小时以上仍不能消退，而且逐渐向上发展，就不正常了。如果伴随高血压及蛋白尿，那孕妈妈就有罹患"子痫前期"的危险，必须做好产检并与医生充分配合进行治疗。

调节饮食，减轻症状

1. 进食足量的蛋白质。 水肿的孕妈妈，尤其是因营养不良引起水肿的孕妈妈，每天要保证进食一定量的禽、肉、鱼、虾、蛋、奶等动物性食物和豆类食物。

2. 吃足量的蔬菜水果。 蔬菜和水果中含有人体必需的多种维生素和微量元素，能提高人体的抵抗力，加速新陈代谢，具有解毒利尿等作用。

3. 不吃过咸的食物。 水肿的孕妈妈宜吃清淡的食物，要尽量控制盐分的摄入，每天摄取量在 6 克以下，以防止水肿加重。

4. 不吃烟熏或难消化、易胀气的食物。 如牛肉干、猪肉脯、鱿鱼丝、油炸的糯米糕、红薯、洋葱、土豆等，以免引起腹胀，加重水肿。

有助于缓解孕期贫血的食物

食物类别	食物名称
富含蛋白质的食物	畜、禽、肉、鱼、虾、蛋、奶、豆类食物等
富含钾的食物	香蕉、梨等新鲜水果
富含维生素 C 的食物	柠檬、蔬菜、草莓等水果和各种黄绿叶蔬菜
富含维生素 B_1 的食物	猪肉、花生等
利尿消肿的食物	红豆、冬瓜等

预防头痛、眩晕

孕1月
孕2月
孕3月
孕4月
孕5月
孕6月
孕7月
孕8月
孕9月
孕10月

症状解析

到了孕中期，胎宝宝生长得比较迅速，使得子宫的循环血量增加，会使一部分母体血液分流到子宫。这样的话，原来血压就偏低的孕妈妈会因为流至大脑的血流量减少而造成脑血供应不足，使大脑缺血、缺氧，从而引起头晕目眩及眼前发黑等大脑供血不足的不适现象。这只是一时性的脑供血不足，一般到孕7月时可逐渐恢复正常。当然，不排除孕妈妈休息不好，天气炎热，或者是孕妈妈一些其他身体疾患等原因所致，孕妈妈最好先多休息，观察一下，若担心，可及时就医。

对孕妈妈和胎宝宝的影响

孕早期孕妈妈头痛、眩晕多半是早孕反应严重而导致进食过少而引起的，可通过饮食来加以调节。而孕中、晚期，如果孕妈妈头痛、眩晕严重，会造成孕妈妈休克，同时还导致子宫缺氧，出现胎心率增快、减慢或不规律，甚至造成胎儿死亡。

调节行为方式，减缓不适

1. 不要长时间走路，尤其是和别人一起逛街，你经常会在不经意间走很长时间的路。

2. 不要长时间站立。

3. 当你躺着时，如果你想起身，最好不要突然站起来，可以膝盖和前臂支撑身体，然后再慢慢起来。

4. 当坐着时，如果有人喊你，你要慢慢地站起来，不可突然起身，要慢慢地站起，最好扶着什么东西。

5. 天气炎热时，因为气压低会使你感觉眩晕。

6. 如果你因为血糖过低而感觉头晕的话，不妨试着吃点小点心，可缓解这种不适。

7. 当你感觉头晕时，躺下来休息一会儿，如果还不能缓解，要及时咨询医生。

有助于缓解孕期贫血的食物

食物类别	食物名称
含铁丰富的食物	动物血、猪肝、瘦肉等
蛋白质类食物	鱼、肉、蛋、奶、豆类等
叶酸含量高的食物	肝、肾、豆制品、甜菜、蛋类、鱼、绿叶蔬菜等

你的血糖稳定吗

孕6月，孕妈妈应密切关注体内的血糖浓度变化，避免出现头晕眼花、出汗、面色苍白等血糖浓度降低的不良信号。为此，孕妈妈应该注意以下几点：

1. 均衡饮食

在饮食方面，应均衡摄取各种营养，尤其是铁、钙、蛋白质、脂肪等营养素的储备量应增加，要纠正挑食或偏食的不良习惯。

2. 劳动或运动强度要适度

孕妈妈在孕期适度地运动或做一些家务活对身体有益而无害，但是要把握住度，若为了居室的清洁而伤害了胎宝宝，是得不偿失的，要分担一些家务活给准爸爸来做。

3. 避免腹泻

孕期避免吃生冷、不干净或变质的食物，以免造成消化不良、腹泻等突发状况。

4. 预防早产

如果出现阴道分泌物改变、小腹阵痛、总有便意、腰骶部痛等现象，要考虑晚期流产的可能，及时去医院就诊。

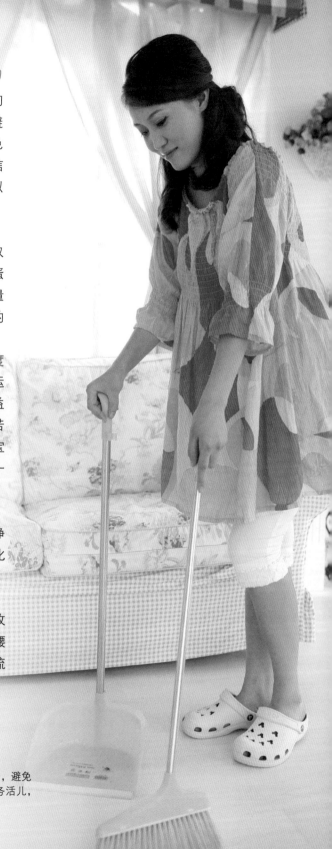

孕妈妈扫地时，扫把最好选择长点的，避免弯腰太厉害。在孕期可适度做些家务活儿，但要注意避免劳累，多休息。

职场孕妈妈
小喇叭

职场孕妈，请放慢脚步

这个月是孕中期的最后一个月，职场孕妈妈一定要注意劳逸结合，不可使自己过于疲劳。在忙碌了一天后的傍晚，你需要更多的休息，身体的筋疲力尽会提醒你：请放慢脚步吧！假如怀孕期你需要一直保持忙碌，不妨试着用休息来平衡身体的劳累，以平心静气地休养来平复心灵上的刺激。

选择舒适得体的孕妇职业装

进入孕中期以后，职业孕妈妈由于工作需要，有时要去拜见客户或其他的合作伙伴，但又不想让别人看到自己大腹便便的模样，怎么办呢？可以穿一些品牌的孕妇职业装，既符合职业身份，又不妨碍工作，还很方便舒适，也不会显得身材臃肿。比如，天气不太冷的话，一套能够隐匿身材而又合体舒服的连身裙，就是一个很不错的选择。孕妈妈千万不能穿一些压迫腹部的紧身衣服，这样容易让身体感觉疲劳，还会影响胎宝宝的发育。

职场孕妈出差应选在孕中期

职场孕妈妈如果因为工作需要外出旅行，可以选择在孕中期，即孕 4~6 月，自然本月也包括在内了，但必须事先作好准备工作。因为孕中期是较安全且理想的旅行时机，怀孕前 3 个月，孕妈妈由于早孕反应以及出于对胎儿安危的考虑，不宜外出旅行；而在怀孕后 3 个月又可能会因为身体不舒服或接近临产期，也不宜旅行（我国航空公司规定孕妇怀孕 35 周后不得搭乘飞机，怀孕 32 周以上搭乘飞机须有医疗证明）。

孕6月妈妈营养饮食

孕6月营养饮食方案

孕妈妈在怀孕第6个月的时候循环血量增加，容易出现生理性贫血、疲劳。

1. 在这个月，孕妈妈身体所需的热量也有所增加，应多吃一些红薯、南瓜、芋头等食物。维生素可以从绿叶蔬菜中摄入。

2. 除了必要营养物质的摄入，孕妈妈还要多喝开水，以保证尿路畅通、预防尿路感染。要白天多喝水，晚上尽量少喝。

3. 盐分应有所节制。

4. 这段时期，孕妈妈容易便秘，应多食富含纤维素的蔬菜、水果。牛奶也有利排便的作用，孕妈妈应多饮用。

孕6月关键营养素：铁

作用：防止缺铁性贫血

❧ 铁

铁是维持生命的主要物质，也是血液中红细胞的重要组成元素之一，所以，对于这个月贫血的孕妈妈来说，尤其要注意铁元素的摄入。孕妈妈可以有意识地吃一些含铁丰富的蔬菜、动物肝脏、瘦肉、鸡蛋等，还可以从本月开始每天口服0.3~0.6克硫酸亚铁。

孕6月重点营养素

一般来说，到了孕6月，胎宝宝生长发育明显加快，骨骼开始骨化，大脑继续发育，孕妈妈应特别注意蛋白质、脂肪、钙、铁等营养素的储备。

❧ 蛋白质

孕妈妈每日应该增加优质蛋白质9克，相当于鸡蛋2个或牛奶300毫升或瘦肉50克。在安排孕妈妈的膳食时，动物性蛋白质和植物性蛋白质应各占一半。

❧ 热量

孕妈妈热量的需求量比孕早期增加200千卡，但活动量不同，对热量的需求也不同，因此孕妈妈要根据自己的体重增长情况来调整摄入量。孕妈妈的体重增加一般应该控制在每周0.3~0.5千克。建议孕妈妈吃红薯、南瓜、芋头等来代替部分米、面，这样可在提供能量的同时供给更多的微量元素和维生素，南瓜还可预防妊娠糖尿病。

➡ 脂肪

孕妈妈每日摄取的食用油以 25 克左右为宜，总脂肪量为 50~60 克。

➡ 维生素 C

由于本月的营养重点是补铁，而补铁的同时服用维生素 C 可促进铁的吸收，此外，维生素 C 可促进营养代谢，提高胎儿的智商和记忆力，因此，维生素 C 的补充也是很有必要的。孕妈妈可多吃富含维生素 C 的食物，如猕猴桃、菠萝、草莓、柑橘、樱桃、番茄、红枣等。

➡ 钙

这一时期胎宝宝的骨骼和牙齿长得特别快，是迅速钙化时期，对钙质的需求剧增。因此，本月的孕妈妈应补钙。牛奶、孕妇奶粉、酸奶、豆类、鱼、虾、西兰花等含钙丰富，孕妈妈可选择食用。

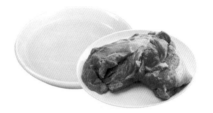
富含脂肪的食物：植物油、猪肉

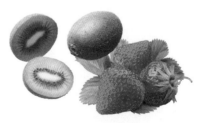
富含维生素 C 的食物：猕猴桃、草莓

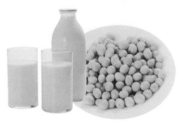
富含钙的食物：牛奶、黄豆

✦ 孕 6 月一日营养食谱举例

餐次	用餐时间	食谱参考
早餐	7:00~8:00	瘦肉粥（见 P191）
加餐	10:00	核桃 3~5 个，酸奶 150 毫升
午餐	12:00~12:30	黄豆芽猪血汤适量，菠菜炒猪肝（见 P190）150 克，红白豆腐（见 P191）100 克，米饭 1 碗
加餐	15:00	酸奶 150 毫升，橘子 1 个
晚餐	18:00~18:30	酸辣黄瓜（黄瓜 100 克），奶油菠菜浓汤适量，面条 1 碗
加餐	21:00	牛奶 200 毫升，核桃仁 2 个

孕 1 月
孕 2 月
孕 3 月
孕 4 月
孕 5 月
孕 6 月
孕 7 月
孕 8 月
孕 9 月
孕 10 月

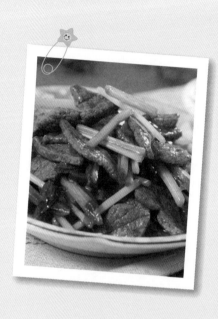

菠菜炒猪肝
防治缺铁性贫血

材料 鲜猪肝 250 克，菠菜 150 克。

调料 葱末、姜末、酱油、鸡精、料酒、白糖、淀粉、植物油各适量。

做法

1. 将猪肝洗净，放醋水里，浸泡 2 小时，捞起沥干水分，用刀切片，加入淀粉拌匀；菠菜洗净，切段，焯水，沥干。

2. 锅内倒油烧热，下入猪肝，用炒勺推散，滑透油，到猪肝变色时捞出，放在漏网上沥干油。

3. 锅里留少许的油，炒香葱末、姜末，放入猪肝片，加入酱油、鸡精、料酒、白糖、菠菜，翻炒均匀后，用水淀粉勾芡，翻炒 1 分钟。

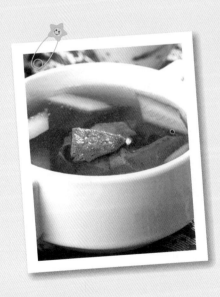

猪肝黄瓜汤
预防贫血

材料 猪肝 100 克，黄瓜 30 克。

调料 料酒、香油、高汤、盐、酱油、鸡精、植物油各适量。

做法

1. 猪肝洗净，切成长 3 厘米、宽 1 厘米、厚 0.2 厘米的小柳叶片；黄瓜切成薄片，备用。

2. 猪肝先用沸水焯至刚泛白时，捞出，控干水分，放入油锅，用大火稍炸一下，捞出。

3. 锅置大火上，加高汤、酱油、盐、鸡精、料酒煮沸，加入猪肝，再沸后，撇去浮沫，撒上黄瓜片，淋上香油即可。

香菇瘦肉粥　益气、养血

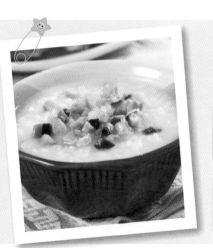

材料 大米 100 克、猪瘦肉 30 克、鲜香菇适量。

调料 葱花、盐各适量。

做法

1. 香菇洗净，去柄，切丁；猪瘦肉洗净，切丁，用盐腌渍 10 分钟；大米淘洗干净，待用。

2. 锅内倒清水、大米用大火煮沸，转小火煮 20 分钟；加入猪肉丁、香菇丁煮沸，转小火煮 20 分钟，加盐、葱花调味即可。

奶油蘑菇汤　提高免疫力

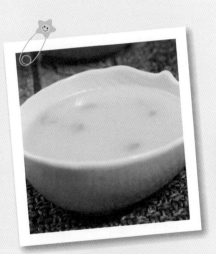

材料 鲜口蘑片 150 克、面包粒 20 克、洋葱碎 30 克、鸡蛋 1 个、面粉 30 克。

调料 黄油 10 克、鲜奶油 50 克、盐 3 克、黑胡椒粉 1 克。

做法

1. 取汤锅，磕入鸡蛋，加鲜奶油搅拌均匀。

2. 锅内放黄油烧至熔化，加洋葱碎和口蘑片翻炒，筛入面粉翻匀，倒清水中火煮开，转小火煮 15 分钟，倒入料理机中搅打成蓉，倒入汤锅中，搅匀后把汤锅置火上，待汤烧至温热，加盐和黑胡椒粉调味即可。

红白豆腐　益于胎宝宝大脑发育

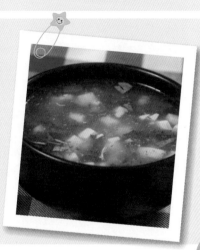

材料 豆腐 150 克，猪血 150 克，红椒 1 个。

调料 葱段、姜片、植物油、盐、鸡精各适量。

做法

1. 豆腐、猪血洗净，切小块，放入沸水中焯烫；辣椒洗净，切片。

2. 净锅置火上，倒油烧热，爆香葱段、姜片，再倒入猪血、豆腐稍焯，加入适量清水焖熟后，加盐、鸡精调味即可。

本月聚焦：
了解不同月份的胎动

了解不同月份的胎动变化

妊娠 5 个月开始能够明显感觉到胎动

胎宝宝在妊娠 8 周左右开始换位置或稍微移动身体，但实际上孕妈妈能感觉到胎动的时间是在妊娠 16~18 周，初产妇腹壁厚，感觉晚些，经产妇腹壁薄，感觉早些。

胎动的指示

正常胎动是胎宝宝给孕妈妈报平安的一种方式，一般不少于每小时 3~5 次；12 小时明显胎动次数约 30~40 次以上。但由于胎儿个体差异不同，有的胎儿在 12 小时内胎动次数可达 100 次以上。但只要胎动有规律，有节奏，变化不大，都说明胎儿发育是正常的。妊娠中期胎动相对多些，胎儿活动度大，此期不易数胎动的次数，只要感觉有胎动即可。但是，28~30 周以后要注意胎动的次数，如果每天少于 30 次或每小时 3 次以内的胎动持续 2 天以上，就可能不正常了。要是感觉不对劲，就把手贴在肚子上确认 1 小时内的胎动次数。胎儿一般在晚上比

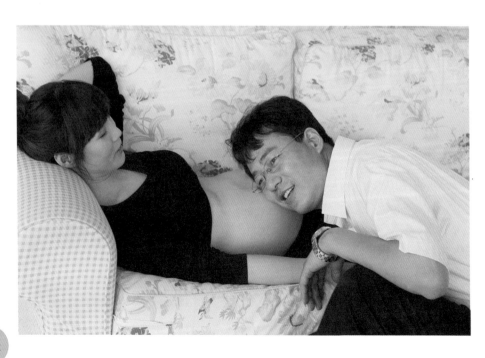

较活跃，要在活动最多的时间段观察胎动，若还是感觉不到，就不要犹豫了，立即去医院进行检查。

孕 5~10 月的不同胎动变化

❀ **怀孕第 5 月**

胎动运动量：小，动作不激烈

妈妈的感觉：细微动作，能感觉到，但不很明显

位置：肚脐下方

这一时期孕妈妈已能明显地感受胎动，但胎宝宝的运动量还不是很大，动作也不十分激烈，故而有时也感受不到，尤其是当孕妈妈忙于事务时。胎动多随着胎儿睡眠周期发生相应的改变，一般是醒着时，胎动多而有力；睡着时，胎动则少而弱。孕妈妈可以让准爸爸帮忙数数胎动，以感受宝宝的生命力。

❀ **怀孕第 6 月**

运动量：大，动作激烈

妈妈的感觉：非常明显

位置：靠近脐部，向两侧扩大

这个时候的宝宝正处于活泼的时期，而且因为长得还不是很大，胎宝宝可以在羊水中上下左右地移动，做多种动作，因此胎动更加明显。孕妈妈可以感觉到宝宝拳打脚踢、翻滚等各种大动作。丈夫或其他家人把手贴在孕妈妈肚子上也能感觉到胎动。

❀ **怀孕第 7 月**

运动量：大，动作激烈

妈妈的感觉：很明显，还可以看出胎动

位置：靠近胃部，向两侧扩大

此时是羊水量最多的时期，但还有足够的空间使胎宝宝在羊水里自由移动，他会做踢腿等动作。要是孕妈妈的皮肤薄，就可以看出胎动。

❀ **怀孕第 8 月**

运动量：大，动作激烈

妈妈的感觉：疼痛

位置：靠近胸部

这是最容易感觉到胎动的时期，胎动强到会让孕妈妈感觉到疼痛。胎宝宝开始头朝下固定住位置，脚往上偶尔会踢到孕妈妈的胸部下方，让孕妈妈感觉到胸痛。

❀ **怀孕第 9 月**

运动量：大，动作激烈

妈妈的感觉：明显

位置：遍布整个腹部

手脚的活动增多，也变强，能区分活动的是手还是脚。有时手或脚突然凸出或活动激烈到让孕妈妈醒过来。孕妈妈会感觉到好像有个锐利的东西从里头刺似的疼痛。

❀ **怀孕第 10 月**

运动量：小，动作不太激烈

妈妈的感觉：明显

位置：遍布整个腹部

因为临近分娩，胎宝宝慢慢长大，几乎撑满整个子宫，所以宫内可供活动的空间越来越小，施展不开，而且胎头下降，胎动就会减少一些，没有以前那么频繁。胎动的位置也会随着胎儿的升降而改变。

孕 1 月
孕 2 月
孕 3 月
孕 4 月
孕 5 月
孕 6 月
孕 7 月
孕 8 月
孕 9 月
孕 10 月

孕妈妈爱运动

腿部肌肉运动

两腿分开半蹲

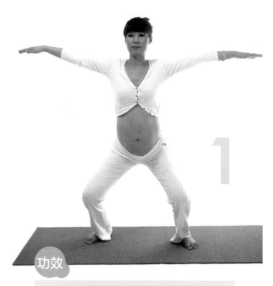

1

第一步：将两腿向左右方向大幅度分开，在这样的站立姿势下平伸双臂至肩部的高度。

第二步：保持双臂平举，让双腿的夹角接近90°，然后下坐2次，将力量集中到臀部再向上提升2次（见图1）。

功效

锻炼大腿内侧和臀部肌肉。

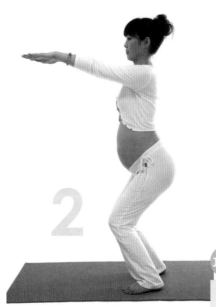

2

半坐式

第一步：两腿分立，与肩同宽，双臂向前平伸，与肩同高。

第二步：慢慢将双腿分开，先下坐再站起（见图2），尽可能不让臀部往后陷，让双腿集中力量坐下再站起。如果觉得保持平衡较为困难，可以扶着椅子或书桌的边缘来完成这个动作。

功效

强化大腿内侧肌肉。

转动手腕脚腕

　　许多孕妈妈会出现手腕和脚腕肿胀的现象，尤其是职业女性，由于久坐或久站，而导致血液循环不畅，引起这种不适现象。因此，孕妈妈可以利用周末或节假日在家休息的时间随时给手腕、脚腕做按摩或常常转动手腕、脚腕，对缓解这种不适是很有好处的。

转动手腕、脚腕

　　第一步：捏紧拳头，手腕先向上弯曲（见图 1）再向下弯曲（见图 2），接着进行从里向外或从外向里的转动。

　　第二步：将双腿向前平伸，背部挺直，双手撑住地面。脚尖尽量向后够（见图 3），再改向前伸出（见图 4），双脚从里向外再从外向里地转动。

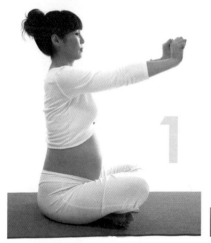

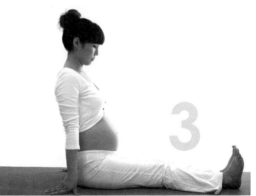

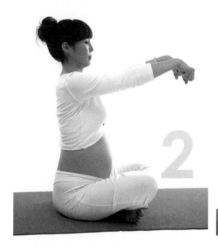

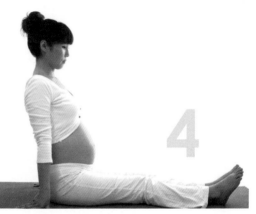

孕1月
孕2月
孕3月
孕4月
孕5月
孕6月
孕7月
孕8月
孕9月
孕10月

本月胎教

讲故事《孔融让梨》

《孔融让梨》的故事人人皆知，小时候就听妈妈讲过，现在孕妈妈可以再讲给腹中的宝宝听了。

孔融是孔子第20代孙子。4岁的时候，邻居送来一筐梨，孩子们都去抢，孔融却站在一旁不动，等别人都拿完了，他才从容地去拿了最小的一个梨。大家奇怪地问他："为什么不拿大梨呢？"他说："哥哥比我年纪大，应该吃大的，而我是弟弟，当然应该吃小的。"大家听了很感动，没想到他这么小就懂得谦让。这件事情一时被传为佳话。

其实孔融敬兄并非这一件事情。他16岁那年，哥哥孔褒的一个朋友叫张俭，因为得罪了宦官侯览，跑到孔融家避难，当时哥哥不在家，孔融就把他藏了起来，后来被发现，官兵按照窝藏罪把孔褒抓起来。孔融得知便到衙门说："张俭是我藏起来的，应该由我承担责任，与哥哥无关。"孔褒说："张俭是我的朋友，找我避难，与你无干。"兄弟争着要负责任。

孔融大了以后做了北海太守，他性格宽厚，广交朋友，善待有学问的人。

兄弟应该互相谦让，互相爱护，千万不能因小事而使自己陷入不义的境地，更不能因为争强好胜而伤了和气。

小贴士

关于胎教

在这个月，胎宝宝已经具有了相当发达的听觉能力，除了对声音有记忆力之外，胎宝宝还可以分辨出妈妈的声音来。在听见外部声音的时候，他的心脏跳动会出现变快或变慢的反应，这就是胎宝宝学习的一种表现。孕妈妈可以抓住这一契机，为胎宝宝读一读优美的诗歌或讲讲有趣的小故事，这样，不仅孕妈妈的生活态度会更积极、乐观、健康，还可以让腹中的胎宝宝和自己一起领略诗中那优美的意境，体味中华传统文化的博大精深。

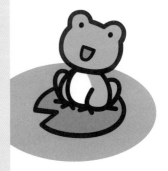

朗诵诗歌《致橡树》

舒婷的代表作《致橡树》是一首脍炙人口的爱情诗歌，备受当代女性所钟爱，现在，我们就把这首抒写了真爱的美妙诗歌分享给腹中的胎宝宝。爱，无论在任何时候、任何地方，对任何人而言，都是最美妙、最珍贵的。相信你的胎宝宝会感受到你这种浓浓的爱意的。

致橡树

舒婷

我如果爱你——

绝不像攀援的凌霄花，

借你的高枝炫耀自己；

我如果爱你——

绝不学痴情的鸟儿，

为绿荫重复单调的歌曲；

也不止像泉源，

常年送来清凉的慰藉；

也不止像险峰，增加你的高度，

衬托你的威仪。

甚至日光。

甚至春雨。

不，这些都还不够！

我必须是你近旁的一株木棉，

作为树的形象和你站在一起。

根，紧握在地下，

叶，相触在云里。

每一阵风过，

我们都互相致意，

但没有人

听懂我们的言语。

你有你的铜枝铁干，

像刀，像剑，

也像戟，

我有我的红硕的花朵，

像沉重的叹息，

又像英勇的火炬，

我们分担寒潮、风雷、霹雳；

我们共享雾霭、流岚、虹霓，

仿佛永远分离，

却又终身相依，

这才是伟大的爱情，

坚贞就在这里：

爱——

不仅爱你伟岸的身躯，

也爱你坚持的位置，

脚下的土地。

小贴士

为胎宝宝诵读这首《致橡树》时，一定要声情并茂，感情充沛，语音清晰，请百分之百相信，腹中的胎宝宝在和你一起欣赏和体会。

孕1月
孕2月
孕3月
孕4月
孕5月
孕6月
孕7月
孕8月
孕9月
孕10月

怀孕日记：第 6 个月

生理和心理上的变化	我身体上的改变		
	我情绪上的改变		第 6 个月孕妈妈的开心照片
	我对宝宝的感觉		
	关于宝宝的梦		
	我想象中宝宝的样子		
产前检查	检查结果		
	我的反应		
	丈夫的反应		
	我咨询的问题和得到的解答		
我最严重的问题			
我对胎动的感觉			
我在吃的食物			
我最爱吃的食物			
我遇到的困惑和得到的解答			
我最关心的事情			
我最快乐的事			
我应该关心的事			
让我感到最快乐的事			
上分娩课程，我学到了			
和孕妈妈交流经验			
宝宝，妈妈想对你说			
本月感想			

孕7月
（25～28周）
在"小房子"里感受外面的世界

第8章

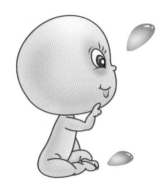

从这个月开始，我会在妈妈的关爱下全力地生长，我开始有表情了，会时不时地皱眉头、眨眼睛、噘嘴唇、打哈欠、吸吮，还会扮"怪相"。我的作息很有规律，妈妈要是细心的话，就能够感觉到我是醒着还是睡着。我的运动能力更强了，踢腿、翻筋斗、游泳、挥胳膊、伸懒腰样样在行。

——胎宝宝寄语

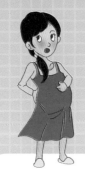

孕 7 月
胎儿的发育、妈妈的变化
孕妈妈饮食指导及产检知识

孕周	第 25 周	第 26 周
胎儿的发育	身体比例开始变得匀称，皮肤薄且有许多小细纹，几乎没有皮下脂肪，全身覆盖着一层细细的绒毛。开始进行各种与呼吸有关的练习。味蕾生成完毕，已经能品尝到食物的味道了	胎儿的体重快速增加，并能对外界的触摸作出反应了。开始作出呼吸的动作，脸部和身体逐渐向新生儿的模样靠近
孕妈妈的变化和反应	子宫平脐了，腰腿痛会因此而更加明显，可能会感到疲惫。腹部长出更多的皮肤和肌肉，还可能出现瘙痒症状	常常会有腰部疼痛、腿部痉挛和头痛等症状。可能出现暂时性的思考能力降低或健忘等症状
本周注意事项	如脉搏突然发生变化或手掌出现红晕，需要注意是不是与甲状腺异常有关。在准备服用营养品时一定要遵照医生的指示和建议。孕妈妈的子宫已经占据了大半个腹部，胃部被挤压，饭量受限，常有吃一点就饱的感觉。但孕妈妈不应因此而减少营养，应一日多餐，摄取均衡的营养，保证宝宝的发育需要	胸部不适和消化不良可能会给进食造成一定的困难
饮食注意事项	保持低盐分的饮食能缓解水肿的问题	
适宜做的运动	多到风景秀丽的公园或优美的环境中散步，保证充足的氧气供给，为胎宝宝的大脑发育提供帮助	
产检项目	脚部水肿是常见症状，但若有膝盖以上水肿、脸肿的现象就要特别注意，如果血压过高，就要怀疑可能是妊娠高血压疾病的可能	

孕周	第 27 周	第 28 周
胎儿的发育	视网膜继续发育，内耳的神经联结已经完成。胎宝宝还会作出眨眼的动作	大脑组织的数量有所增加，眉毛和睫毛生长得更加完整。头发变长，体重在不断增加着
孕妈妈的变化和反应	胳膊、腿部和脚部有时会出现水肿。子宫变大，胸部会有疼痛的感觉。出现有规律的胎动了	子宫范围已经扩大到肚脐上方三指。腹部的妊娠纹十分明显，乳房上的血管相当突出了
本周注意事项	及时补充维生素 A、B 族维生素和维生素 E。 维生素 A 能促进宝宝的成长；B 族维生素对神经发育和血液细胞的形成有积极作用；维生素 E 能参与胎宝宝机体和某些细胞代谢，促进胎宝宝生长发育	手部、腿部、面部和脚腕都可能出现水肿。肋骨位置会感到疼痛，还会出现心口难受和消化不良等不适
饮食注意事项	多食用能增强肺功能并能帮助大脑发育的饮食	
适宜做的运动	多到风景秀丽的公园或优美的环境中散步，保证充足的氧气供给，为胎宝宝的大脑发育提供帮助	
产检项目	妊娠糖尿病的筛查	

7月胎儿生长发育逐周看

7月胎儿自述

我深深地扎根于妈妈的内心深处

从这个月起，我会在妈妈的关爱下快速地成长，我将把主要的精力放在增长体力上，如加速肌肉、脂肪、骨骼的成长，为出生打好基础。我的大脑结构已经接近成人脑，眼睛、耳朵等感觉系统也显著发达。我已经能够呼吸了，尽管还需多加练习，但这对我来说非常重要，因为唯有这样，我才能在出生之前成功建立自己的呼吸系统。我可能真的长大了，因为我现在看起来更饱满了，皱皱的皮肤也开始舒展开来，已经接近刚刚出生的新生儿。我在妈妈的内心已经占据了很重要的位置，无论做什么事，妈妈首先都会想到我。真是荣幸之至呀！感谢妈妈！

第25周 我是小小"窃听者"

现在我从头到脚大约长34厘米，重约680克，看起来更饱满了。随着体重的不断增加，我皱巴巴的皮肤也开始变得舒展开来，越来越接近新生儿，我头发的颜色和质地也能够看得见了，尽管它们可能会在我出生后发生变化。

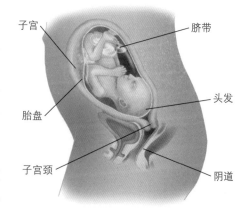

子宫 | 脐带 | 胎盘 | 头发 | 子宫颈 | 阴道

我的胎动情况来判断我的安危。我在妈妈那还算很大的子宫中翻来滚去的，还时不时地转转身体，而且眼球也开始转动，并且有了味觉。到本周末，我的传音系统发育完成，神经系统发育良好，对声音、光线和爸爸妈妈对我的轻拍和抚摸都能作出不同的反应。我已经有了疼痛感、刺痒感，还能准确"认出"妈妈和其他熟人的声音。

第26周 我可以睁开双眼了

现在我的体重不足 900 克，从头到脚长约 35.6 厘米。从现在到出生，我会迅速积聚脂肪，体重会因此增长 3 倍以上，这是为了帮助我适应离开子宫后外界的低温，并提供我出生后头几天的能量和热量。这周我耳中的神经传导组织正在发育，这意味着我对声音的反应将会更加一致。

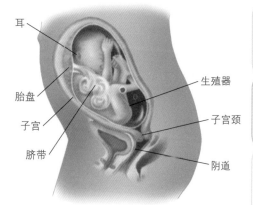

耳　生殖器　胎盘　子宫颈　子宫　脐带　阴道

 第27周 呼吸，呼吸，再呼吸

这周我的体重大约为 900 克，腿伸直时大约长 36.6 厘米，差不多可以填满妈妈的子宫了。除了略显消瘦之外，从外观上看，我与足月儿已经没有太大的区别了。我的皮肤红红的，皮下脂肪仍很薄，皮肤还是有些皱褶，随着大脑组织的发育，我现在的大脑已经变得非常活跃了，已经具有和成人一样的脑沟和脑回，但神经系统的发育还远远不够。

我已经正式开始练习呼吸动作，我继续在羊水中小口地呼吸着，这是在为出生后第一次呼吸空气做练习呢！

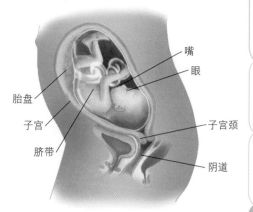

嘴　眼　胎盘　子宫颈　子宫　脐带　阴道

 第28周 吸吮大拇指，做着香甜的美梦

到这一周，我的体重已经达 1000 克了，从头到脚约长 37.6 厘米。我的脂肪层在继续积累，为出生后的生活作准备。现在我可以自由睁眼、闭眼，并且形成了有规律的睡眠周期，我开始会做梦了。我醒着的时候，会踢踢腿、伸伸腰，还会吸吮自己的大拇指。有时我会做一些有节奏的运动。大多数情况是我在打嗝。从现在开始，我会经常打嗝。但每次通常只持续几分钟，我没有觉得不舒服。有趣吧！

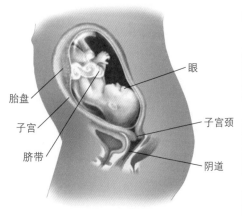

眼　胎盘　子宫颈　子宫　脐带　阴道

孕1月　孕2月　孕3月　孕4月　孕5月　孕6月　孕7月　孕8月　孕9月　孕10月

203

孕7月的孕妈妈

孕7月孕妈妈的身体变化

第25周 可能遭遇静脉曲张

这周，孕妈妈腹部变得更大，子宫也增大了许多，如足球般大小，宫顶高度恰好在脐上1~2指，可能会压迫到下腔静脉的回流，所以，孕妈妈容易出现静脉曲张，从而引发下肢水肿，预防的最好办法是避免长时间站立或行走，休息时要把脚垫高，以利于下肢静脉血回流。此外，有的孕妈妈还会有便秘和痔疮、腰酸、背痛等症状。孕妈妈可以从现在开始，着手规划小宝宝出生后的生活，这会让孕妈妈陶醉其中，忘却身体上的不适。

这时孕妈妈可在腹部和乳房上发现更为明显的妊娠纹，暗红的颜色也逐渐加重，好像皮肤要被撑裂了似的，脸上的妊娠斑也明显起来。孕妈妈不要为此而担心，宝宝出生后就会有所好转。

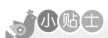

有水肿现象的孕妈妈补水小窍门

❀ 每天须饮水6～8杯（至少1200毫升），有水肿症状的孕妈妈晚上临睡前要少喝一些水。

❀ 建议每天进食足量的蔬菜、水果，因为它们具有解毒利尿之功效。

❀ 少吃或不吃油炸的糯米糕、白薯、洋葱、土豆等难消化和易胀气的食物，以免引起腹胀，使血液回流不畅，加重水肿。

第26周 坏情绪来捣乱

胎宝宝在一天天长大，孕妈妈的子宫也在不断扩张，腹部时常会感到如针一般的疼痛。

这周，孕妈妈会心绪不宁、睡眠质量不高，还会做些醒后记忆清晰的奇奇怪怪的梦，这是孕妈妈对即将承担为人母亲之重任感到忧虑不安的反应。孕妈妈此时要从胎宝宝健康发育的大局出发，保持良好的心境，可以适当地学习一些分娩课程，和其他孕妈妈交流交流心得。当然也可以向丈夫或闺中密友倾诉自己真实的内心感受，从而得到好的建议，放飞心情。

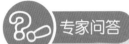专家问答

Q 在怀孕后，明显感觉睡眠质量不如以前了，还会做噩梦，梦见自己从高处掉下去或发生梦魇，这使我感到不安，为什么？

A 怀孕期间，许多孕妈妈都会被睡不好觉所困扰，这主要是潜意识中对怀孕、分娩和即将为人母的事实感觉困惑或紧张所致。所以，不少孕妈妈会梦到到处跑或突然从悬崖等高处坠落。孕妈妈不要过分担心，只须放松心情，白天可适当进行如散步、做孕妇操等适度活动，定能减轻紧张情绪，提高睡眠质量。

Q 我怀孕7个多月了，现在每天都会感到腰酸背痛，怎么办？

A 孕妈妈从现在开始就一定要注意充分休息，不要过于劳累，避免久站久坐，也不要经常弯腰或伸手向高处够物，晚上睡觉时可以将枕头或坐垫垫在膝窝下面，白天最好穿轻便低跟或平跟的鞋子。

在饮食方面，可以多摄取钙含量高的食物，以减轻腰背不适。此外，在腰痛厉害时，可以用热水袋进行热敷，也可减轻疼痛。

孕1月
孕2月
孕3月
孕4月
孕5月
孕6月
孕7月
孕8月
孕9月
孕10月

这时候的孕妈妈容易感到疲惫，要找机会静静地坐下来休息休息。

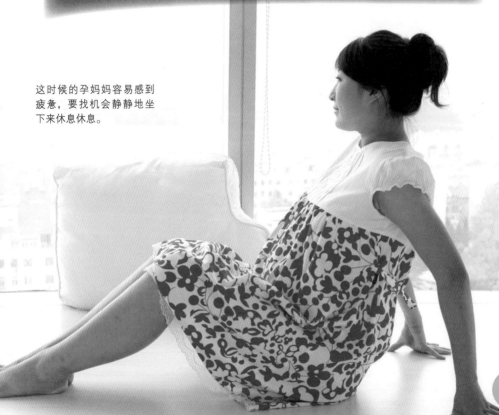

205

第 27 周 便秘又来了

到了这一周，随着孕妈妈子宫的不断增大，"小房子"里的房客也在全力成长，他长啊长，一直把孕妈妈的肠子往两边挤，导致孕妈妈肠蠕动减慢，直肠周围血管受到压迫，从而引发便秘。

同时，由于孕妈妈身体的其他部分需要更多的水分，所以会从肠道吸取一些水分，这无疑使便秘"雪上加霜"。所以，孕妈妈一定要记得每天至少喝 2000 毫升水，此外，还要在饮食及生活细节方面多注意调节。

蜂蜜治疗便秘食疗方

疗方：蜂蜜 2~3 羹匙，芝麻（黑芝麻最佳）焙熟研细末 2~3 羹匙，兑开水（温凉均可）200~300 毫升调成糊状口服，早、晚各 1 次。

有助于缓解便秘的食物

食物类别	食物名称
蔬菜类	萝卜、莴笋、南瓜、菜花、西兰花、芹菜、魔芋、大蒜等
水果类	苹果、香蕉、梨、柚、菠萝、木瓜、柿子、桃、杨梅、枣、西瓜、杏、草莓
奶　类	全脂或脱脂酸奶
谷　类	小豆、豆腐、纳豆等
薯　类	山药、土豆、红薯、芋头等
菌　类	蘑菇、木耳、银耳、香菇、金针菇等
藻　类	海带、紫菜、裙带菜等

第 28 周 各种不适齐上阵，更加难受了

在本周，孕妈妈的体重会增加约 5 千克。孕妈妈的腹部迅速增大，很容易感觉疲劳。一些孕妈妈在胳膊、腿，还可能会引发痔疮、静脉曲张等各种不适，这使得孕妈妈感觉更加难受，不过孕妈妈也不要过于担心，这些症状在产后会很快消失。

腹部的红色妊娠纹变得十分鲜明，臀部和大腿更加丰满，乳房上的血管也显得突出了。

现在孕妈妈已经能很明显地感觉到胎动了。每次胎动，孕妈妈都会觉得肚子里翻天覆地，有时候胎宝宝还会来一个"鲤鱼打挺"。因此，孕妈妈会越来越感到活动不便，身体不适。但是想一想这个即将见面的小家伙这么活泼、可爱，孕妈妈是不是就会觉得好受了点？

孕1月
孕2月
孕3月
孕4月
孕5月
孕6月
孕7月
孕8月
孕9月
孕10月

小贴士

这个月胎宝宝的大脑活动非常活跃，脑组织快速增值，活动也比较明显，孕妈妈应每天做胎动记录，监测胎儿情况。同时可以坚持和胎宝宝"做游戏"，如果胎宝宝已经习惯于这种游戏的话，在你抚摸或回应他（她）的动作时，他（她）都会有明显反应。

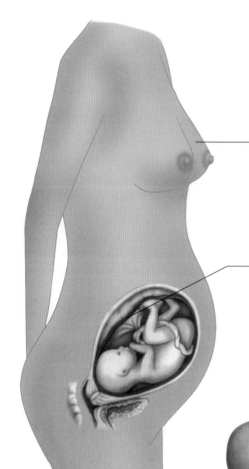

腹部会有紧绷感，用手触摸腹部会感觉发硬，这种现象几秒钟会消失。
子宫底的高度为21~24厘米，在脐部以上。
子宫肌肉对外界的刺激比较敏感，如用手刺激下，会出现薄弱的宫缩。

大脑：功能日趋完善，有记忆能力和思考能力了。
头发：约有0.5厘米长了。
眼睑：形成了上下眼睑。
胎毛：全身被细细的胎毛覆盖着。
指甲：出现了手指甲和脚趾甲。

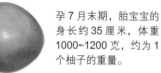

孕7月末期，胎宝宝的身长约35厘米，体重1000~1200克，约为1个柚子的重量。

孕妈妈所关心的问题

采购宝宝物品的十大要点

相信这一天孕妈妈已经等了好久了。此刻，趁着自己行动还算方便，你不需要再按捺这股冲动了，你真的可以着手为宝宝准备必需品了。

但是，在上街之前，你要先做一些准备工作。首先要弄明白什么是最需要的，最好列出一份购物清单，并且从思想上武装好自己，以应对售货员的三寸不烂之舌，按捺住自己被成功游说而想把每样东西都买下来的冲动。

不必买整套婴儿衣物

因为每个宝宝的需求不同，而且宝宝长得快，整套婴儿衣物很快就不适合宝宝穿了，如果备多了，用不上反而会造成浪费。一般来说，所选购衣物的尺码，至少要大一号的，有些衣服（尤其是外贸服装）都与一般尺寸大或小，如果拿捏不准，干脆就买大的，因为宝宝会长大。

宝宝装没必要件件都买新的

在刚开始的几个月，宝宝可能一天得换好几身衣服，这么多衣服不但占空间，也是一笔不小的开销。所以，若同事或朋友、家人能给你旧的宝宝装，只要质量好，就高高兴兴地收下吧。记住，要将借到的，或亲友给的（二手货也好）衣物从购物清单上划掉，这能够为你节省一大笔钱。

直接向亲朋说出自己的需求

如果亲朋好友问你需要什么，不要觉得不好意思，你可以直接告诉他们你的需求。当然，你也可以给他们几样价格不同的东西任其选送，但是不要告诉所有人你需要某件物品，以避免礼物雷同。

暂缓购买非迫切必需品

宝宝出生后，你也许会收到很多礼物，如成套的婴儿服、婴儿车、较大一点才能玩的玩具等。

选购时考虑气候因素

若宝宝出生在一个季节刚开始时，先买几件当季能穿的衣服，再买几件大一点且能应付即将到来的天气的衣服，必须要考虑到宝宝长大点后还能穿。

以方便舒适为原则

买宝宝衣物时，方便舒适为第一要则，款式时髦与否次之。最好选择质地柔软、容易清理且带按扣的外套，领口要宽松，裤子要能开裆的，方便换尿布。要选择肩扣式

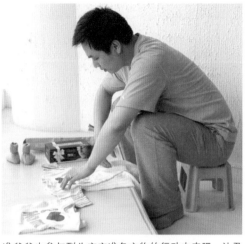

准爸爸也参与到为宝宝准备衣物的行动中来吧，让孕妈妈抽空多休息，为分娩作好准备。

内衣，方便调整；选择有弹性的料子；不要有腰线，或腰部可伸缩；睡衣最好有两排按扣；裤脚可以卷起来；连体裤长度要适中，或在脚踝处可伸缩。

考虑性别因素

若事先不知道宝宝的性别，可尽量买些中性颜色衣物，如红色、蓝色、海军蓝、白色、奶油色等都可以。等宝宝出生后再买适合的颜色。

选择寝具时重实用和安全

在为宝宝购买寝具时，实用性和安全性远远胜于外观。如一个古董风格的婴儿床固然能使房间生色不少，但有可能它的某部分已逐渐松脱，随时会让宝宝摔下来。另外，它所使用的可能是含铅量过高的旧漆，那对宝宝的潜在危险更大。

购买清洁用品时注意查看标签

只买需要的清洁用品，如婴儿沐浴精或婴儿肥皂、婴儿油、爽身粉、湿纸巾（婴儿专用、不过敏）、消毒棉球、婴儿专用指甲剪等。另外，购买这些东西时还应注意看标签或说明书：不含酒精（酒精会使宝宝皮肤干燥），尽量不添加人工色素、防腐剂或其他化学添加剂。

家里备好医药箱

医药箱里要放一些婴儿常备药，尽可能把需要的药品全都备齐，以免哪天深更半夜宝宝突然发高烧，而你却没有任何退烧药可用；或急性腹泻哭闹不止时，你找不到止泻药。

孕1月
孕2月
孕3月
孕4月
孕5月
孕6月
孕7月
孕8月
孕9月
孕10月

孕妈妈，来上分娩课吧

有条件的孕妈妈，可以选择上关于分娩的课程，因为它会教给你很多你从未听说过的知识，你了解得越多，就会更自信。此外，上分娩课程，你还可以与其他孕妈妈们交流经验，互谈感受，你会发现很多自己担心的问题其实也是她们所担心的，从而消除焦虑。

分娩课程的设置

一般社区的医院或妇幼保健院都会开设这种课程，当然，不放心的话，你可以让医生或其他生育过宝宝的妈妈为你推荐几家距家近且质量较好的机构，还可以上网搜索一下本地区有哪些母婴中心开设这种课程。

一般分娩课会历时 6~12 周，每周安排 1~2 节课，一直上到分娩前一周左右学完。

上分娩课的最佳时机和课程安排

一般来说，怀孕早期就可以上分娩课程，也有一些准备怀孕的女性在怀孕前就开始上，但大部分都是在怀孕中后期才开始上，这应视孕妈妈的个人情况而定，不拘一格。

正规的分娩课程都有固定的课程安排，一般会在不同的时间段重复安排，孕妈妈可以根据自己的时间来自由选择，还有的可以看课表自己随时来上课，这为职场孕妈妈们打开了方便之门，若时间不凑巧错过了，还可以补回来。

孕产课	育儿课
• 孕期孕妈妈的身体变化及胎儿的变化 • 孕期的营养指导 • 孕妈妈的安全问题 • 孕期不同阶段孕妈妈的不适与应对策略 • 产检项目与检查内容、孕期并发症与预期会出现的分娩问题指导 • 微量元素的检查 • 各时期适宜的胎教 • 产前征兆及分娩常识 • 产褥期坐月子指导及产后恢复	• 新生儿日常护理，包括给宝宝洗澡、换尿布等的正确方法 • 新生儿常见疾病的预防及护理 • 新生儿突发情况的应对与处理 • 新生儿用品的选购 • 关于新生儿抚触 • 母乳喂养知识性技能

胎动异常的几种情况

胎动突然减少

原因：孕妈妈发烧

一般来说，孕妈妈轻微发烧，胎儿会因羊水的缓冲作用，并不会受到太大的影响。若孕妈妈的体温持续过高，超过38℃的话，就会使胎盘、子宫的血流量减少，胎宝宝就会变得少动。这种情况下，孕妈妈需要尽快去医院看医生。

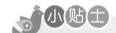
小贴士

如果孕妈妈只是一般性感冒而引起发烧，对胎儿不会有太大的影响。但若是感染性的疾病或是流感，尤其对于接近预产期的孕妈妈来说，对胎宝宝的影响就较大。

胎动突然加快

原因：孕妈妈不慎受到剧烈的外伤

一般来说，轻微的撞击不会对胎宝宝造成什么伤害，因为有孕妈妈羊水的保护，可减轻外力的撞击。但一旦受到严重的外力撞击时，就会引起胎儿剧烈的胎动，甚至造成流产、早产等情况。此外，如果孕妈妈有头部外伤、骨折、大量出血等状况出现，也会造成胎动异常。所以，孕妈妈应尽量少去人多的场合，避免被碰撞，并且要减少大运动量的活动。

胎动突然加剧，随即快速停止

原因：胎盘早期剥离

这种情况多发生在孕中期以后，有高血压、严重外伤或短时间子宫内压力减少的孕妇多容易出现此状况。症状有：阴道出血、腹痛、子宫收缩、严重的休克。孕妈妈一旦出现这样的问题，胎儿也会随之作出反应：他们会因为突然缺氧，出现短暂的剧烈运动，随后又很快停止。

这就要求有高血压的孕妈妈，要定时去医院做检查，并依据医生的建议安排日常的生活起居；避免不必要的外力冲撞和刺激；保持良好的心态，放松心情。

急促的胎动后突然停止

原因：脐带绕颈或打结

这个时期好动的小家伙已经可以在羊水中自由地活动，如翻身打滚是常有的事情，所以很容易发生脐带绕颈或打结的情况，这种情况一旦出现，就会使血液无法流通，导致胎宝宝因缺氧而窒息。

孕1月
孕2月
孕3月
孕4月
孕5月
孕6月
孕7月
孕8月
孕9月
孕10月

患上妊娠糖尿病怎么办

所谓妊娠糖尿病，是指在怀孕期间，由于雌激素的作用，孕妈妈体内不能够产生足够水平的胰岛素，从而使血糖升高的现象。这一症状多发生在孕期第24~28周后。

妊娠糖尿病的表现

妊娠期糖尿病主要症状为"三多一少"，即多食、多饮、多尿，体重不增，或与孕期应该增加的体重严重不符。还表现为特别容易疲乏，总是感觉到劳累。也有的以真菌性阴道炎为先期症状。

病因

1. 激素

怀孕后，为了保证胎宝宝的生长发育，胎盘会产生大量对胎宝宝健康成长非常重要的激素，但这些激素却有抵抗胰岛素的作用，这样一来孕妈妈身体所需的胰岛素就不够用了，血液中的葡萄糖就会增高，形成妊娠糖尿病。

2. 肥胖

孕期体重严重超重者，有 35%~50% 可能发生糖尿病。

3. 遗传因素

家族中如有患糖尿病的，孕妈妈患糖尿病的概率要比普通孕妈妈高很多。

造成的不良后果

对孕妈妈	对胎宝宝
导致羊水过多，容易出现胎膜早破、早产，且同时合并妊娠高血压的概率是普通孕妈妈的 4~8 倍	容易出现发育异常、宫内发育迟缓，出现先天性畸形的概率比一般的胎宝宝高 2~3 倍，多为神经系统、心血管系统和消化系统的畸形
孕育出巨大儿，导致难产的风险增大	有 40% 的胎宝宝体重过大，导致自然分娩无法正常进行，只能采取剖宫产
若控制不及时，会导致产后子宫收缩不良，造成产后大出血，且妊娠结束后发生糖尿病的风险增加	肺部发育受到影响，胎儿肺泡表面活性物质不足，容易发生新生儿呼吸窘迫综合征，低钙抽搐、高胆红素血症和出生后的低血糖

患妊娠糖尿病的孕妈妈，在配合医生治疗的前提下，应按照下面的建议积极进行生活调理，绝大多数孕妈妈都能给自己和宝宝一个健康、安全的未来。

1. 饮食均衡，营养全面，控制热量和糖分摄入。少食多餐，建议将每天应摄取的食物分成 5~6 餐；增加膳食纤维的摄入量，应尽量选择膳食纤维含量较高的未精制主食。

2. 适当做户外运动。

3. 全力配合医生，按照要求进行必要的药物控制，做好血糖的自我检测。

4. 保持心情舒畅，认真对待病情，避免不必要的担忧。

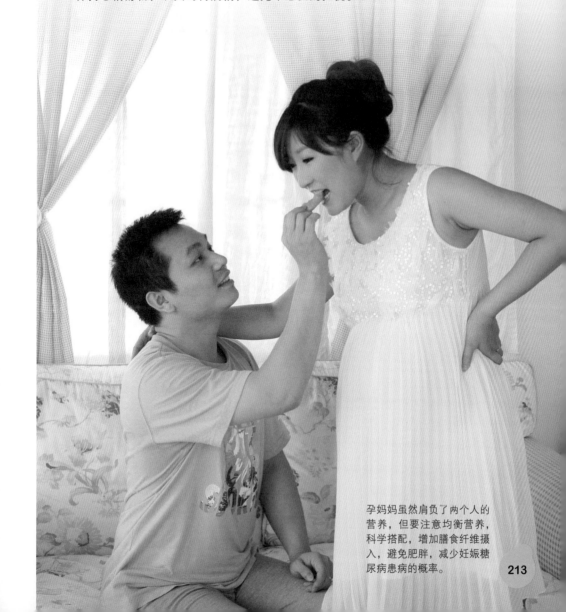

孕妈妈虽然肩负了两个人的营养，但要注意均衡营养，科学搭配，增加膳食纤维摄入，避免肥胖，减少妊娠糖尿病患病的概率。

213

如何预防妊娠高血压疾病

妊娠高血压疾病是一种妊娠期特有的疾病，发病时间一般是在妊娠 20 周以后，尤其在妊娠 32 周以后最为多见。发病时血压过高，伴有水肿，验尿时会发现尿中蛋白质含量过高。严重时可导致孕妈妈抽搐、昏迷、心肾衰竭，甚至给母婴造成更为严重的后果。所以，孕妈妈要做好日常保健，防止妊高病的发生，并按时做孕期检查。

病因

1. 年轻初产妇及高龄产妇。

2. 体型矮胖。

3. 营养不良，特别是伴有严重贫血。

4. 患有原发性高血压、慢性肾炎、糖尿病合并妊娠者，其发病率较高，病情也比较复杂。

5. 双胎、羊水过多及葡萄胎的孕妈妈发病率较高。

6. 冬季与初春寒冷季节和气压低的条件下，易于发病。

7. 有家族史，如孕妈妈的妈妈有妊高病史者，孕妈妈发病的可能性较高。

妊娠高血压疾病的预防

1. 产前检查，做好孕期保健工作

妊娠早期应测量 1 次血压，作为孕期的基础血压，以后定期检查，每次检查都要观察血压及体重的变化、有无蛋白尿及头晕等自觉症状。

2. 加强孕期营养及休息

加强妊娠中、晚期营养，尤其是蛋白质、多种维生素、叶酸、铁剂的补充，保证每天摄入蔬菜 500 克以上，水果 200~400 克，多种蔬菜和水果搭配食用，增加纤维素的摄入，降低血脂。还可补充多种维生素和矿物质，这对预防妊娠高血压疾病有一定作用。酱油也不能摄入过多，6 毫升酱油中所含的盐分与 1 克盐相当。

3. 少摄入动物性脂肪

孕妈妈宜用植物油，每天烹饪用油大约 20 克。

4. 尽量少吃或不吃热量高的食物

孕妈妈宜少吃如糖果、点心、甜饮料、油炸食品及高脂食品。

5. 限制食盐的量

建议孕妈妈每天食盐的摄入量不超过 5 克，有助于预防妊娠高血压疾病。

小方法，大功效：缓解静脉曲张

孕妈妈怀孕后，很容易出现下肢和外阴部静脉曲张。静脉曲张往往会随着妊娠月份的增加而逐渐加重，越是到了怀孕晚期，静脉曲张会越厉害。而且经产妇会比初产妇更加严重。这主要是因为怀孕后，盆腔血液回流到下腔静脉的血容量增加，增大的子宫压迫下腔静脉而阻碍血液回流所致。轻度静脉曲张不会引起任何症状，若加重，孕妈妈会出现沉重感和疲劳感。

静脉曲张的减轻和预防措施

1. 充分休息，适度温和地运动

孕妈妈每天可在居家附近或公园散步，有利于促进血液循环。

2. 控制体重

如果体重超标，会增加身体的负担，使静脉曲张更加严重。孕妈妈应将体重控制在正常范围之内，必要时可咨询医生。

3. 采用左侧卧位

休息或者睡觉时，孕妈妈采用左侧卧位更有利于下肢静脉的血液循环。另外，睡觉时可用毛巾、枕头或被子垫在脚下面，这样可以方便血液回流，减少腿部压力。

4. 不要长时间站或坐

当然也不能总是躺着。在孕中、晚期，要减轻工作量并且避免长期一个姿势站立或仰卧。坐时两腿避免交叠，以免阻碍血液的回流。

5. 不穿紧身的衣服

腰带和鞋子也不能过紧，而且最好穿低帮鞋。

6. 不要提重物

重物会加重身体对下肢的压力，不利于症状的缓解。

7. 穿医用弹性袜

这种弹性长筒袜以适当压力让静脉失去异常扩张的空间。

在长期穿着后，所有因静脉曲张引起的不适症状，包括疼痛、抽筋、水肿及郁血性皮肤炎等，都将伴随着静脉逆流的消除与静脉回流的改善而逐渐消除。这种弹性袜可在医疗器材行买到，孕妈妈可于每天早上下床前穿上，以避免过多的血液积聚在双腿，从而起到很好的保护作用。

小贴士

静脉曲张严重的话可以用弹力绷带缠缚下肢。有的孕妈妈已经出现下肢或外阴部静脉曲张，如果觉得下肢酸痛或肿胀、容易疲倦、小腿隐痛、踝部和足背有水肿、行动不便时，孕妈妈更应注意休息，严重的需要卧床休息。用弹力绷带缠缚下肢，以防曲张的静脉结节破裂出血。一般在分娩后静脉曲张就会自行消退。

孕1月
孕2月
孕3月
孕4月
孕5月
孕6月
孕7月
孕8月
孕9月
孕10月

职场孕妈妈
小喇叭

在办公室里也可以这样防水肿

1 把脚垫高

每天上班时，将双脚放在事先准备好的小凳子或小木箱上面垫高，能帮助腿部血液回流，以降低小腿水肿发生的概率。

2 抖抖腿

工作时，可以将双脚脚尖踮起来，然后上下或左右抖动双腿，这样能加速体液循环。

3 站起来多走动

孕妈妈可以利用工作的间隙站起来活动一下，不仅放松了腿部，也能让僵直的背部得到伸展。可以多去几趟卫生间或多打几次水，趁这个机会活动一下双脚。如果环境限制的话，可以在座位旁边做一会儿原地踏步的动作，也是不错的放松机会。

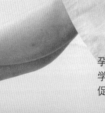

孕妈妈容易出现水肿，工作的间隙要学会适当放松自己，脚稍微抬高点，促进腿部血液循环。

4 按摩双腿

有小腿水肿现象的职场孕妈妈，可在工作 1 小时之后，停下来休息一下，按摩一下双腿。

按摩手法：

第一步：按捏小腿肚。用两只手捏住小腿肚上的肌肉，一边捏一边从中间向上下按摩，不断改变按捏的位置，重复做 5 次。

第二步：拧小腿肚。两手一上一下握住小腿，像拧抹布一样左右拧小腿肚上的肌肉，从脚踝开始往膝盖处拧，重复做 5 次。

第三步：按摩小腿。两手握住小腿，大拇指按住小腿前面的腿骨，从上往下按摩，重复 3 次。

第四步：按压大腿。两手捂住大腿，拇指放在膝盖上面，边按压边按摩，重复 5 次。

5 利用身边的道具捶捶腿

可以用卷起来的杂志、手纸卷或拳头来捶双腿。让腿部血液随着肌肉的颤动流动起来，加快循环，减少体液淤积，这样也能有效减轻水肿。

在办公室里吹空调

1 避免直吹冷风

在炎热的夏季里伏案工作，免不了要开空调，孕妈妈一定要注意不可贪图凉快，而让冷风直吹自己。空调的温度也不宜开得过低，保持在 26℃为好，否则室温过低，孕妈妈容易受风感冒，孕妈妈可以拿一条毯子或毛巾被盖好腹部，以防止胎宝宝受凉。

2 不要在空调环境里待太久

在写字楼里坚持上班的孕妈妈，一定要注意不可在空调环境里待太久，因为写字楼里大多安装的是中央空调，使用时间一长，会导致空气质量下降，容易滋生细菌、病毒，孕妈妈在这样的环境中，更容易会感到头昏脑涨、疲倦、心烦气躁等，所以，孕妈妈还是应避免长时间待在这样的环境中。可以经常开窗通风换气，确保室内外空气的对流交换。

孕7月妈妈营养饮食

孕7月营养饮食方案

在这个月，胎宝宝仍以较快的速度生长着，孕妈妈要多为腹中的胎宝宝补充营养。在保证营养供应的大前提下，坚持低盐、低糖、低脂饮食，以免出现妊娠糖尿病、妊娠高血压、便秘及下肢水肿等不适症状。

1. 增加维生素、钙、铁、钠、镁、铜、锌等营养素的摄入，多摄取膳食纤维含量高的食物。

2. 进食足量蔬菜水果，少吃或不吃难消化、易胀气的食物，如油炸的糯米糕、白薯、洋葱等，以免引起腹胀，使血液回流不畅，加重水肿。

3. 如孕妈妈水肿较为严重，最好能吃点消肿食物，如冬瓜、胡萝卜等。

⭐ 孕7月关键营养素："脑黄金"

作用：保证胎宝宝大脑和视网膜的正常发育

🍀 "脑黄金"

DHA俗称"脑黄金"，是一种对人体非常重要的多不饱和脂肪酸。对于孕妈妈来说，DHA具有双重的重要意义。首先，DHA能优化胎宝宝大脑锥体细胞的磷脂的构成成分，从而保证胎宝宝大脑的正常发育。其次，DHA对胎宝宝视网膜光感细胞的成熟有重要作用，即有助于胎宝宝视网膜的正常发育。

在孕7月，胎宝宝的大脑和视网膜发育迅速，因此，孕妈妈应注意补充DHA。富含DHA的食物有核桃、松子、葵花籽、杏仁、榛子、花生等坚果类食品。此外，海鱼、鱼油等也含大量DHA。孕妈妈可以根据自己的喜好选择食用。

⭐ 孕7月重点营养素

孕7月，胎宝宝生长速度较快，脑组织快速增值，皮肤与生殖器的发育处在重要阶段，需要丰富的营养。孕妈妈应全面补充营养，特别是富含钙质、铁质和维生素E的食物更应多食。

碳水化合物

这个月胎宝宝处于迅速发育的阶段，需要大量的热量，因此需要摄入充足的碳水化合物。富含碳水化合物的食物有很多，如大米、小米、玉米、小麦、燕麦、土豆、山药、薯类、豆类、水果、蔬菜等，孕妈妈可选择食用。

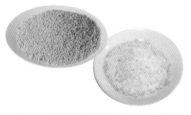

富含碳水化合物的食物：小米、燕麦

蛋白质

蛋白质有助于胎宝宝大脑的发育，使胎宝宝在出生以后更加聪明，而且，蛋白质可促进胎宝宝的生长发育。因此，孕妈妈应注意补充蛋白质。蛋白质含量较多的食物有牛奶、豆类及豆制品、禽（畜）肉、鱼虾、鸡蛋、花生、蘑菇等，孕妈妈宜多吃这些食物。

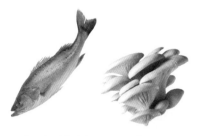

富含蛋白质的食物：鱼、蘑菇

维生素 A

维生素 A 能促进机体生长、骨骼发育和维持上皮组织正常功能，故本月孕妈妈应多摄入维生素 A。我国营养学会推荐孕妈妈每日维生素 A 的供给量为 1000 微克，孕妈妈可按照这一标准进行补充。富含维生素 A 的食物有动物肝脏、鱼肝油、鱼卵、牛奶、禽蛋及核桃仁等。

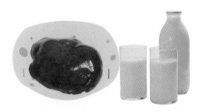

富含维生素 A 的食物：猪肝、牛奶

维生素 B_1

维生素 B_1 能促进糖质代谢，增进食欲，可帮助消化吸收，对孕妈妈的代谢活动和胎宝宝的生长发育都有重要意义。富含维生素 B_1 的食物有谷类的胚芽、荞麦面、花生等。

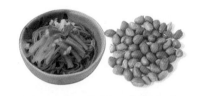

富含维生素 B_1 的食物：荞麦面、花生

维生素 B_2

维生素 B_2 能够支持身体的成长、组织的修复和细胞的再生。对食物的顺利消化、神经系统的健康、铁的吸收有重要的作用，还能够与维生素 A 共同作用，维持正常视觉机能。富含维生素 B_2 的食物有牛奶、奶酪、豆豉、蛋类、青菜等。

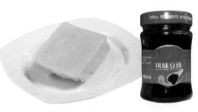

富含维生素 B_2 的食物：奶酪、豆豉

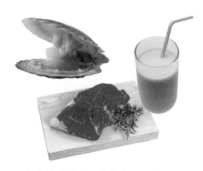

富含维生素 B$_{12}$ 的食物：贝类、牛肉、豆浆

🐦 维生素 B$_{12}$

维生素 B$_{12}$ 具有促进红细胞形成、预防贫血、维护神经系统健康、消除疲劳、缓解烦躁不安、消除不良情绪、增进食欲等作用。一般只有动物类食物中含有维生素 B$_{12}$，如畜肉类、动物内脏、鱼、禽、蛋类、贝壳类等，乳制品中也含有少量。我国传统的发酵豆制品如豆腐乳、豆豉、黄酱、酱油等，由于微生物的生长，也含有少量维生素 B$_{12}$。

🌸 维生素 C

维生素 C 能抗氧化，增强身体抵抗力，可防治普通感冒；还能促进伤口愈合，加速产后恢复；降低血液中的胆固醇，减少脑血栓的发生概率；有助于铁的吸收，对孕妈妈预防缺铁性贫血有益。维生素 C 的主要来源是新鲜蔬菜和水果。水果中，酸枣、柑橘、草莓、猕猴桃等中的维生素 C 含量最高；蔬菜中以西红柿、菠菜、韭菜、豆芽及红、黄色辣椒的含量最多。孕妈妈除了要多吃富含维生素的新鲜果蔬外，还要注意合理烹调，快炒并少加水，以减少维生素 C 的流失。只要正常进食这些食物，一般不会缺乏维生素 C。

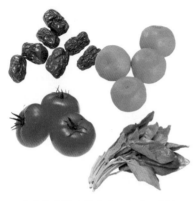

富含维生素 C 的食物：红枣、柑橘、西红柿、菠菜

🐦 小贴士

锌和铜的摄取不可或缺

锌参与生理代谢活动，是人体不可缺少的营养素之一。怀孕后的孕妇对锌的需求量增加，一方面是满足胎儿的生长发育需要，另一方面也有助于孕妈妈顺利分娩。因此，多摄入一些富含锌的食物，如牛肉、芝麻、豆类等应贯穿整个孕期。

与锌一样，铜也是人体不可缺少的一种微量元素。据医学研究发现，胎膜早破产妇的血清铜值均低于正常破膜的产妇，这说明胎膜早破可能与血清铜缺乏有关。因此孕妈妈要补充足量的铜，避免发生胎膜早破，减少新生儿感染的概率。孕妈妈可以适量吃一些含铜丰富的食物，如豆类、海产品和动物内脏等。

➥ 维生素 D

具有抗佝偻病的功效，能与钙和磷共同作用，健全全身的骨骼和牙齿，有效预防骨质疏松的发生；还能帮助人体吸收维生素 A，维持血液中柠檬酸盐的正常水平，防止氨基酸的损失。富含维生素 D 的食物主要有蘑菇、白萝卜干、干鱼、胡萝卜、芒果、菠菜、西红柿、坚果、鱼肝油、乳酪等。

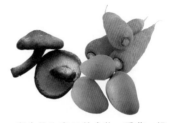

富含维生素 D 的食物：香菇、胡萝卜、芒果

➥ 维生素 E

能维持生殖器官的正常机能，促进卵泡的成熟，增加黄体酮的作用，对于治疗不孕症及先兆流产都有很大的功效。富含维生素 E 的食物主要有莴笋、油菜、菜花、玉米等。

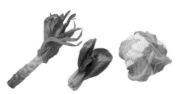

富含维生素 E 的食物：莴笋、油菜、菜花

➥ 维生素 K

人体对维生素 K 的需要量非常少，但它却是维护血液正常凝固功能的重要物质。富含维生素 K 的食物主要是绿叶蔬菜，其次是奶及肉类。

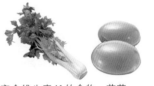

富含维生素 K 的食物：芹菜、蛋黄

⭐ 孕 7 月一日营养食谱举例

餐次	用餐时间	食谱参考
早餐	7:00~8:00	花生米粥 1 碗，肉包子 1 个，煮鸡蛋 1 个，凉拌菠菜 100 克
加餐	10:00	牛奶 1 杯，腰果 8 粒
午餐	12:00~12:30	米饭 100 克，香菇油菜（见 P223）100 克，木耳炒黄花菜（见 P223）100 克，熘肝尖 150 克，冬瓜海带汤（见 P223）适量
加餐	15:00	苹果 1 个，酸奶 1 杯
晚餐	18:00~18:30	西湖银鱼羹（见 P222）1 碗，馒头 1 个，糖醋藕片（见 P222）150 克，海米炝芹菜 100 克，蒜蓉西兰花 100 克
加餐	21:00	鲜榨柠檬汁 1 杯，蛋糕 1 块，苹果 1 个

孕 1 月
孕 2 月
孕 3 月
孕 4 月
孕 5 月
孕 6 月
孕 7 月
孕 8 月
孕 9 月
孕 10 月

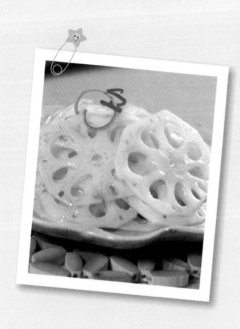

糖醋藕片
富含多种营养素

材料 莲藕 200 克。

调料 料酒、盐、白糖、醋、植物油、香油、葱花各适量。

做法

1. 莲藕去皮去节，再剖成两半，切成薄片，放在清水洗净捞出。

2. 在锅中倒入适量油，烧热后放入葱花略煸，然后倒入藕片翻炒，加入料酒、食盐、白糖、醋，继续翻炒；至藕片熟后，淋入香油即可。

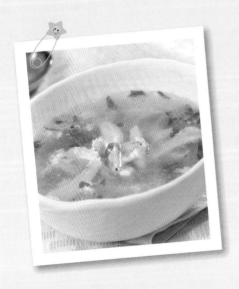

西湖银鱼羹
预防妊娠高血压疾病

材料 银鱼 70 克，鸡胸脯肉 300 克。

调料 盐、料酒、胡椒粉、高汤、淀粉、香油、香菜末、鸡蛋清各适量。

做法

1. 将银鱼洗净；鸡胸脯肉洗净，切成 5 厘米长的细丝，加入鸡蛋清、淀粉、盐调匀，上浆，用开水汆烫一下捞出备用。

2. 锅置火上，加高汤大火煮沸，将银鱼沥干水分后放入锅内，加入料酒、盐、鸡肉丝，大火煮沸后，用水淀粉勾芡，撒上香菜末、胡椒粉，淋上香油即可。

冬瓜海带汤
利水消肿

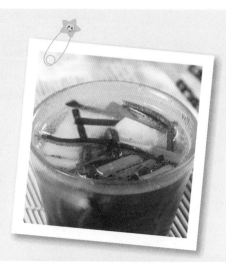

材料 冬瓜 100 克，海带 20 克。

调料 鸡精、盐、醋、香油各适量。

做法

1. 冬瓜去皮及籽，切片，洗净；海带用温水浸发，冲洗干净，切菱形片。

2. 锅中加水，放入海带和冬瓜煮沸，再继续煮 10 分钟，加鸡精、盐、醋调味，淋入香油即可。

香菇油菜
提高免疫力

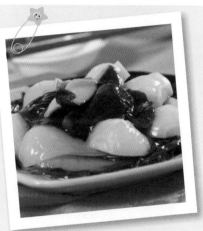

材料 油菜 100 克，干香菇 3 朵。

调料 蒜末、盐、米酒、植物油、芝麻油各适量。

做法

1. 油菜洗净，切段；干香菇洗净，泡软去柄，切块备用。

2. 锅内倒油烧热，爆香蒜末，放入香菇块、油菜及盐、米酒、芝麻油炒熟即可。

木耳炒黄花菜
富含维生素和矿物质

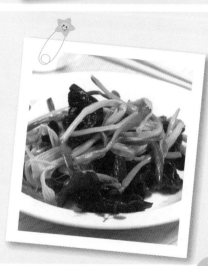

材料 木耳 20 克，黄花菜 80 克。

调料 盐、水淀粉、葱花、植物油各适量。

做法

1. 木耳用温水泡发，洗净，撕成片；黄花菜用冷水泡发，洗净，挤干水分。

2. 锅置火上，倒入适量植物油，待油热后煸香葱花，放木耳、黄花菜煸炒，加入适量清水、盐煸炒至熟入味，用水淀粉勾芡，起锅即可。

孕 1 月
孕 2 月
孕 3 月
孕 4 月
孕 5 月
孕 6 月
孕 7 月
孕 8 月
孕 9 月
孕 10 月

本月聚焦：防治妊娠纹有方法

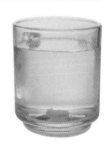

到了妊娠的 25~28 周，因孕妈妈体重的增加，在腹部、大腿、臀部容易出现妊娠纹。妊娠纹不易治疗，产后也不会消失。它的出现和多少是因人而异的，有些人天生皮肤质地佳，有可能妊娠纹不怎么出现。孕妈妈不妨尝试下面的方法来防治。

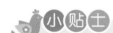 **防治妊娠纹的原则**

1. 最好多喝水，保证皮肤不干燥。

2. 白天晚上都抹防止妊娠纹的乳霜或美容油，晚上抹的要比早上的油分多才有效。

3. 避免摄取甜食和油炸食品，均衡摄取营养，可改善肤质，增加皮肤弹性。

4. 怀孕时，每月体重增加不宜超过两千克。整个孕期过程中体重增加应控制在 12 千克左右。

小贴士

在涂抹妊娠膏时，注意按摩的力度，不要太用力，宜轻轻顺着一个方向按摩，如果太用力地按摩，有可能会导致早产。

5. 慎用保健品。已经形成的伸展纹是没有可以痊愈的方法的，所以建议孕妈妈不要轻易相信目前市面上的一些保健品。可以请医生帮忙，否则如果误用激素类药物，还会造成类似的萎缩纹。

6. 最好从孕中期开始坚持按摩，缓解妊娠纹。

♥ **妊娠纹调养方**

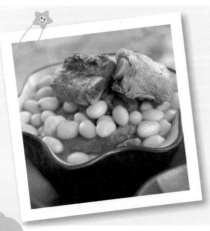

黄豆排骨汤

材料 黄豆 100 克，猪排骨 250 克。

调料 盐适量。

做法

1. 将黄豆拣去杂质，用温水泡软；猪排骨洗净，切成小块。

2. 锅置火上，加入适量清水，大火煮沸，加入黄豆、猪排骨块，用小火煲 3 小时，最后加盐调味即可。

孕7月妈妈爱运动

呼吸练习

抬头呼吸

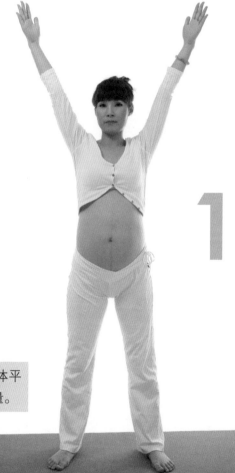

1

两脚分开，与肩同宽，放平双臂（见图1），将双臂缓缓地举向上方并用鼻子吸气，同时抬起脚后跟。

功效

此动作旨在提高孕妈妈的身体平衡能力，并增加氧气的供应量。

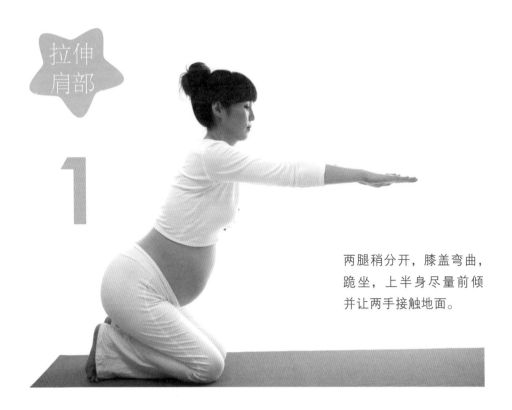

1

两腿稍分开，膝盖弯曲，
跪坐，上半身尽量前倾
并让两手接触地面。

2

尽可能向前伸出双手，
以彻底舒展肩部。

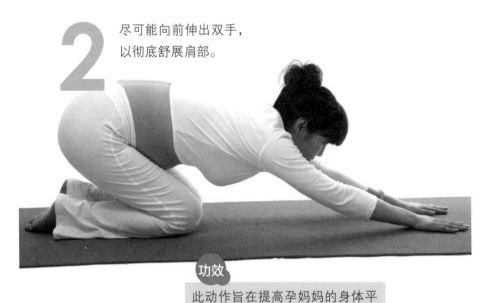

功效

此动作旨在提高孕妈妈的身体平
衡能力，并增加氧气的供应量。

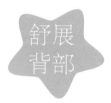

舒展
背部

双臂上举，吸入空气，再从口里慢慢吐出，同时上半身向前弯曲。

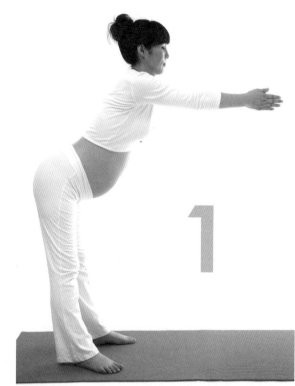

1

2

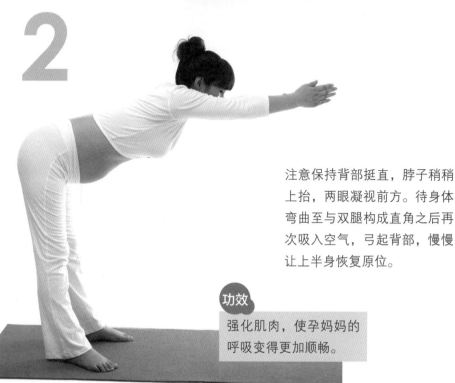

注意保持背部挺直，脖子稍稍上抬，两眼凝视前方。待身体弯曲至与双腿构成直角之后再次吸入空气，弓起背部，慢慢让上半身恢复原位。

功效
强化肌肉，使孕妈妈的呼吸变得更加顺畅。

孕1月
孕2月
孕3月
孕4月
孕5月
孕6月
孕7月
孕8月
孕9月
孕10月

分娩减痛：拉梅兹分娩呼吸法

拉梅兹分娩呼吸法，也被称为心理预防式的分娩准备法。这种分娩呼吸方法，从怀孕早期开始一直到分娩，通过对神经肌肉控制、产前体操及呼吸技巧训练的学习过程，有效地让产妇在分娩时将注意力集中在对自己的呼吸控制上，从而转移疼痛，适度放松肌肉，能够充满信心地在分娩过程发生产痛时保持镇定，以达到加快产程并让胎宝宝顺利出生的目的。

通常，孕妈妈可从怀孕 7 个月开始进行训练，如有丈夫陪伴，效果会更好。

拉梅兹分娩呼吸法 5 步骤

练习前的准备工作：室内可以播放一首旋律优美的胎教音乐。孕妈妈在客厅地毯上或在床上盘腿而坐，在舒缓优美的音乐声中在，孕妈妈首先身体完全放松，目视前方。可以邀请准爸爸陪伴，帮助你进行计时，还能给你带来鼓励。

产程阶段	名称	应用时机	练习方法
第 1 阶段分娩开始，子宫每 5~20 分钟收缩 1 次，每次收缩 30~60 秒	胸部呼吸法	此方法应用在分娩刚开始宫颈开约 3 厘米	孕妈妈在感觉到子宫收缩时，用鼻子深深吸一口气，用嘴吐气，反复进行，直到阵痛停止再恢复正常呼吸
第 2 阶段子宫收缩 2~4 分钟 1 次，每次持续 45~60 秒	嘻嘻轻浅呼吸法	应用在胎宝宝一面转动，一面慢慢由产道下来时。这时宫颈开至 3~7 厘米，子宫的收缩变得更加频繁	用嘴吸入一小口空气，保持轻浅呼吸，让吸入和吐出的气量相等。注意要完全用嘴呼吸，保持呼吸高位在喉咙，就像发出"嘻嘻"的声音。练习时由连续 20 秒慢慢加长，直至一次呼吸练习能达到 60 秒

产程阶段	名称	应用时机	练习方法
第3阶段子宫收缩每60~90秒1次	喘息呼吸法	这时候子宫开至7~10厘米，是产程最激烈、最难控制的阶段。胎宝宝马上就要临盆，子宫每收缩一次维持30~90秒	先将空气排出后，深吸一口气，接着快速做4~6次的短呼气，感觉就像在吹气球。练习时由一次呼吸练习持续45秒慢慢加长至一次呼吸练习能达90秒
第4阶段阵痛开始	哈气运动	进入第二产程的最后阶段，孕妈妈想用力将婴儿从产道送出，但是此时医师要求不要用力，以免发生阴道撕裂，等待宝宝自己挤出来，孕妈妈此时就可以用哈气法呼吸	先深吸一口气，接着短而有力地呼气，如浅吐1、2、3、4，接着大大地吐出所有的"气"，就像在吹一样很费劲的东西。练习时每次需达90秒，直到不想用力为止
第5阶段子宫颈全开	用力推	此时宫颈全开了，助产师也要求产妇在即将看到婴儿头部时，用力将婴儿娩出。孕妈妈此时要长长吸一口气，然后憋气，马上用力	下巴前缩，略抬头，用力使肺部的空气压向下腹部，完全放松骨盆肌肉。换气时，保持原有姿势，马上把气呼出，同时马上吸满一口气，继续憋气和用力，直到宝宝娩出。每次练习时，至少要持续60秒用力

小贴士

　　拉梅兹分娩呼吸法强调分娩是一种正常、自然、健康的过程。通过一系列的学习与持续练习，使每位孕妈妈在情绪、理智、心理及生理上都作好准备。

　　采用拉梅兹呼吸法时，最重要的是需要孕妈妈充分了解分娩过程中自身的身体变化，及胎儿的状态，这样才能发挥最大效用。练习诀窍有：

✿ 子宫收缩初期：先规律地用4个"嘻"、1个"呼"的呼吸方式。

✿ 子宫收缩渐渐达到高峰时：以大约1秒1个"呼"的呼吸方式。

✿ 子宫收缩逐渐减弱时：恢复使用4个"嘻"、1个"呼"的呼吸方式。

✿ 子宫收缩结束时：做一次胸部呼吸，由鼻子吸气，再由嘴巴吐气。

本月胎教

⭐ 光照胎教：和胎宝宝一起做光敏感游戏

国外的科学家通过实验得出结论，当光照射孕妈妈腹部时，胎宝宝会作出蠕动反应。大部分胎宝宝在 6~7 个月的时候都会有这种反应，这说明胎宝宝可以感觉到母体外的光线这一事实。所以，本月开始，可以对胎宝宝施行光照胎教，但是要避免强光对胎宝宝产生刺激。光照胎教可以训练胎宝宝的视觉功能，还能帮助他形成昼夜周期规律。

➤ 游戏方法

在胎宝宝醒着的时候用手电筒作为光源，照射孕妇腹部胎头方向，每次 3~5 分钟左右，结束前可以连续关闭、开启手电筒数次，以利胎宝宝的视觉健康发育。需要注意的是要避免强光照射，同时照射时间也不能过长。

➤ 注意事项

光照胎教最适宜的时间是晚上 8~9 点或 9~10 点，这是胎宝宝胎动活跃的时期。一定不要在胎宝宝睡觉时进行，否则会打扰到胎宝宝的正常生理周期。

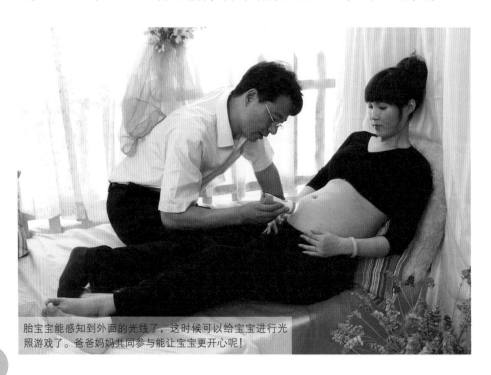

胎宝宝能感知到外面的光线了，这时候可以给宝宝进行光照游戏了。爸爸妈妈共同参与能让宝宝更开心呢！

⭐ 情绪胎教：准爸爸讲笑话

准爸爸要开始讲笑话了，胎宝宝已经非常熟悉准爸爸的声音了，一听到爸爸那浑厚深沉的嗓音就会显得非常开心。

🍂 雨天求伞

一个下雨天，一位夫人走进一家咖啡馆询问侍者道："我昨天在这里喝完咖啡后，有没有留下了一把雨伞？""是什么样子的伞呢，太太？""随便什么样子都行，只要是伞就行！"

🍂 千万别喝水

宝宝不小心吞下一粒橘子核。邻居小弟弟对他说："你千万别喝水，我哥哥说'种子得了水分和养料，就会发芽、生长'。你要喝了水，头上就会长出橘子树来！"

🍂 修雨靴

一场大雨过后，小灵穿着爸爸的一双大雨靴玩水。雨靴破了个洞，进水了。小灵想：这好办，只要再开个洞，让水流出去就行了。于是，他用剪刀在靴底又开了一个洞。可是雨靴里的水越积越多。小灵叹气了："到底要开几个洞，水才能出去呢？"

🍂 伞状蘑菇

儿子："爸爸，蘑菇是长在潮湿的地方吗？"爸爸："是啊，长在爱下雨的地方。"儿子："噢，怪不得蘑菇要长成伞的形状！"

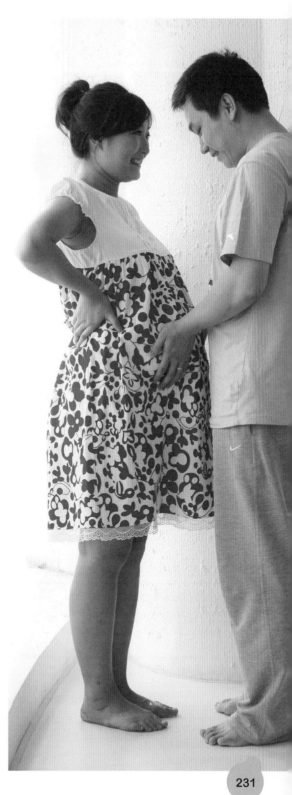

准爸爸在孕期要做孕妈妈的开心果，负责逗笑，让妈妈和宝宝都快乐起来！

怀孕日记：第 7 个月

生理和心理上的变化	我身体上的改变		第7个月孕妈妈的开心照片
	我情绪上的改变		
	我对宝宝的感觉		
	关于宝宝的梦		
	我想象中宝宝的样子		
产前检查	检查结果		
	我的反应		
	丈夫的反应		
	我咨询的问题和得到的解答		
我最严重的问题			
我对胎动的感觉			
我在吃的食物			
我最爱吃的食物			
我遇到的困惑和得到的解答			
我最关心的事情			
我最快乐的事			
我应该关心的事			
让我感到最快乐的事			
上分娩课程，我学到了			
和孕妈妈交流经验			
宝宝，妈妈想对你说			
本月感想			

孕8月
（29～32周）
能清晰地看到肚皮上的胎动了

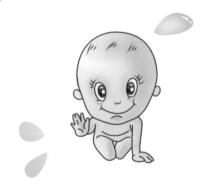

从 这个月开始我进入了孕晚期，我的主要任务是运动和增加体重，我会忙于扮怪相、做体操、看东西、听声音、用腿踢、用胳膊推、吸吮手指等，我做这些锻炼都是为出生作准备。我在这个月的生长速度会达到最高峰，因此妈妈的基础代谢率也会增至最高峰，妈妈为了我可要适度补足营养哦。

——胎宝宝寄语

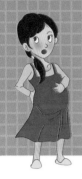

孕 8 月

胎儿的发育、妈妈的变化
孕妈妈饮食指导及产检知识

孕周	第 29 周	第 30 周
胎儿的发育	不断累积皮下脂肪 视觉发育很好了，用光线对其照射时，胎宝宝的脖子会随着光线的方向转动	已经能清楚地分辨胎儿的性别，女宝宝的阴蒂开始变大，并长出了阴唇模样的组织
孕妈妈的变化和反应	身上容易长出黑痣或雀斑，还会由于油脂和水分的不均衡导致皮肤上出现角质 保证充足睡眠，缓解压力，能预防黑痣和雀斑等皮肤问题的出现	变大的子宫达脐上三指多，可能会造成餐后的不适感 容易发生便秘、消化不良和小腿痉挛
本周注意事项	即使只感觉到轻微的阵痛，也要立刻采取侧卧姿势并保持镇定，如出现多次阵痛，要去医院接受检查 用光源照射胎宝宝头部时，胎头会转向有光的方向，并出现胎心率的改变，所以最好每天采取定时定量的光照刺激	洗浴时，水温不要过热，还要特别小心脚底打滑
饮食注意事项	选择能强化大肠机能的饮食，如梅子、牡蛎等	
适宜做的运动	避免进行可能会压迫静脉并导致血液循环发生障碍的运动 做运动的同时要保持自然呼吸，每个动作分别进行 8 ~ 12 次	
产检项目	胎儿生长超声波评估，评估胎宝宝生长速度、孕妈妈有无并发症、贫血、糖代谢异常等	

孕周	第 31 周	第 32 周
胎儿的发育	胎宝宝的肺部和消化器官都已经形成 照射孕妈妈的腹部表面时，可以观察到胎宝宝作出的反应，眉毛和睫毛已经生长完整	头部、臂部和腿部开始长成正当比例 活动空间相对减少
孕妈妈的变化和反应	血液和体液量增加，腿部容易发生水肿 当骨盆的血管被子宫压迫时，有可能导致整个下半身的血液循环受阻	腹部的深色条纹可能变得更加明显，肚脐有可能变得平整，也有可能会明显凸出 脊柱和骨盆的关节变化，容易导致孕妈妈出现腰部疼痛
本周注意事项	乳房体积变大，即使受到很小的刺激也会出现明显阵痛，尽量不要用力搓按 在感到困倦时，可以采取侧卧姿势尽快消除疲劳感 坚持按摩乳房 适当散步能减轻水肿	从现在开始，每 2 周做一次定期检查 孕妈妈的体重仍在增加，这时易感到疲劳，行动更加不便，食欲因胃部不适也有所下降。但是为了在生产时更加轻松些，孕妈妈还是要适当地活动 阴道分泌物和排尿次都增多了，因此要注意外阴的清洁
饮食注意事项	增加新鲜蔬菜和鱼类的摄入量 多饮芹菜汁，能缓解妊娠期高血压疾病	
适宜做的运动	垫高背部睡觉容易发生高血压、恶心和眩晕等症状。因此，一定要注意避免这样的姿势	
产检项目	预防早产。孕妈妈在 37 周前，有阵痛越过 30 分钟以上且持续增加，又合并有阴道出血或流水现象时，要立即送医院	

8月胎儿生长发育逐周看

8月胎儿自述

我感受到了清晨的第一缕阳光

这个月的我已经接近成熟，听觉系统在这个时候发育完成，我可以完全睁开眼睛了，我已经能够分辨出光亮和黑暗了，我发现了一个奇妙的东西，那就是光线。爸爸妈妈，我真是太高兴了，我能感受到每天早上太阳缓缓地升起，能够嗅到太阳的味道了。我还知道转动我的小脑袋去追踪光源，或者用我软软的小手去摸一摸。我的趾甲已经完工，眉毛和睫毛也全部长到位了，头发也出现了。我的皮下脂肪增厚，皮肤皱褶减少，滑溜溜的，也更加白净了。我的脂肪尽继续在增厚，为出生继续在努力着！

第29周 会眨眼的宝贝儿

这周我大概重 1.1 千克，从头到脚长 38 厘米。我的肌肉和肺正在继续成熟，我的大脑中正在生成着数十亿神经元细胞。为了容纳大脑的发育，我的头部也在增大，我的营养需求比以往增加了许多。所以，需要妈妈补充大量的蛋白质、维生素、叶酸、铁及钙，以获取全面的营养支持。我现在已经有睫毛了，说不定此刻我正在眨眼睛呢。

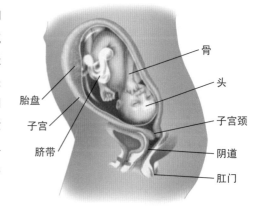

骨
头
子宫颈
阴道
肛门
胎盘
子宫
脐带

第30周 告别皱巴巴的外形

我现在约长 39.4 厘米，重 1.4 千克。我被 0.85 升羊水包围着，随着我不断长大，妈妈子宫中的"富余"空间越来越少，所以羊水也会减少。我的皮下脂肪继续增长，我的皮肤也变得光滑、细嫩，再也不是皱巴巴的了，如果我发育正常的话，我应该已经对声音会有所反应。现在已能够分辨出光亮和黑暗了，我甚至能够来回地追随光源，和光线"捉迷藏"了。我在这个时候的胎动会逐渐减少。

如果是男宝宝，睾丸此刻正在向阴囊下降；如果是女宝宝，阴蒂已经很明显了。我的骨骼、肌肉和肺部发育日趋成熟。我大脑的发育也非常迅速，已经有了思考、感受、记忆事物的可能性了。

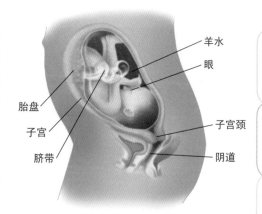

羊水
眼
胎盘
子宫
脐带
子宫颈
阴道

第31周 会看、会听、能记忆的小天才

我大概有 40.6 厘米长，重约 1.4 千克，我即将经历一个发育的高峰。我能够把头从一侧转向另一侧了。我的皮下脂肪明显增多，在一周的时间里体重能够增加 200 克以上。我在最近几周积蓄的脂肪层还会让我的小胳膊和小腿都变得丰满起来。

此时我的眼睛时开时闭，能够区分光明和黑暗，甚至能较长时间地跟踪光源了，我的眉毛和睫毛也变得更加完整。

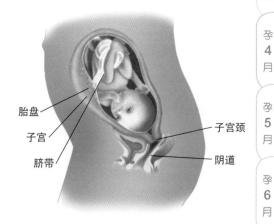

胎盘
子宫
脐带
子宫颈
阴道

第32周 头朝下做最后的冲刺

本周我大概重 1.8 千克，长约 43.2 厘米。我的手指甲和脚趾甲已经完全长出来了。我全身的皮下脂肪更加丰富，皮肤也不再又红又皱了，身体开始变得圆润，看起来更像一个婴儿了。

现在我的头骨很软，还没有闭合，这是为了在出生时能够顺利通过产道，但我身体其他部位的骨骼已经很结实了。

我身体的各个器官继续发育完善，呼吸系统和消化系统发育已经接近成熟。

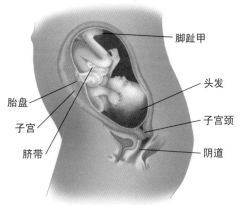

脚趾甲
头发
胎盘
子宫
脐带
子宫颈
阴道

我的身体长大许多，现在已经占据了妈妈子宫里很大的地方，狭窄的空间使我的活动水平大打折扣，我已经不能够再像以前那样在妈妈的肚子里施展手脚了，我胎动的次数会比原来少，动作也有所减弱。

孕1月
孕2月
孕3月
孕4月
孕5月
孕6月
孕7月
孕8月
孕9月
孕10月

孕8月的孕妈妈

孕8月孕妈妈的身体变化

第29周 不规则宫缩出现

从现在开始,孕妈妈正式进入孕晚期。这一阶段孕妈妈的体重将增加5千克左右,时常会觉得肚子一阵阵发硬、发紧,这是不规则宫缩,不必紧张。不过,孕妈妈不要走太远的路,站立的时间也不要过长。这时孕妈妈会感觉疲劳,行动不便,食欲也会因胃部不适而有所下降。不过孕妈妈还是要适当活动。

不宜过早入院待产

进入孕晚期的孕妈妈有时会出现不规则宫缩,这是正常的生理现象,是假宫缩(见P309"迎接预产期":真假临产的辨识),孕妈妈不必紧张,也不必一出现宫缩就要立即入院待产。固然,临产时身在医院,会相对安全得多。但是,过早入院待产也不见得就好。

❀ 理由一:宝贵的医疗资源是有限的,如果每个孕妈妈都过早入院待产,就会加剧已然紧张的医疗设备配制使用情况,这样势必会影响到孕妈妈的生活,因为医院不会像家中那样舒适、安静和方便。

❀ 理由二:入院后较长时间不临产,孕妈妈会有紧迫感,特别是看到后入院者一个个都比自己提前分娩,不免心中更加焦躁不安,对胎宝宝也较为不利。

❀ 理由三:病房内的不良刺激。孕妈妈住院期间,病房内发生的每一件事都可能会影响到孕妈妈的情绪,这种影响很多时候对孕妈妈来说是不良刺激。

第30周 身子更沉了,呼吸更困难了

30周的孕妈妈会感到身子越发沉重,呼吸困难,力度不大的一个动作都可能会让孕妈妈喘不上气来,吃饭后更觉胃部不适。这是因为此时孕妈妈的子宫底约在脐上三指,子宫的顶部已经上升到横膈膜,而胎儿、胎盘和子宫还将继续增大。孕妈妈的行动越来越吃力,所以行动时要更加小心。孕妈妈要注意休息,条件允许的话,最好能睡个午觉,这对缓解以上症状是最有效的。

第一篇 孕前·怀孕篇

第 31 周　孕期不适又来了

本周胎动会有所减少。

由于子宫扩大挤压内脏，十分辛苦，不过不用担心，这种情况很快便会得到缓解。此外，这周孕妈妈还会出现腰酸背痛、肚皮紧绷、脚部水肿及小腿抽筋等孕期不适症状，但这都是正常现象，孕妈妈需要做的唯有多休息，定期产检。

另外，由于孕激素分泌的原因，孕妈妈的乳头周围、下腹部及外阴的颜色越来越深，身上的妊娠纹和脸上的妊娠斑也更为明显了。

第 32 周　不适继续

此时期胎宝宝的生长发育速度非常快，他正在为出生做最后的冲刺。孕妈妈的体重也在继续增加。这时会感到疲劳，行动更加不便，食欲因胃部不适也有所下降。但是为了在生产时更加轻松些，孕妈妈还是要适当地活动。

阴道分泌物和排尿次数都增多了，因此孕妈妈要注意外阴清洁。

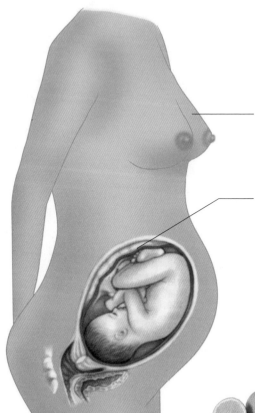

腹部隆起非常明显了。
肚脐变得突出了。
子宫进一步增大，宫高达到
30 厘米左右。

头部：继续增长，开始朝下。
大脑：快速发育。
皮肤：颜色变深。
身体：圆滚滚的。
脸部：仍然皱巴巴的。

孕 8 月末期，胎宝宝的身长 41~44 厘米，体重 1600~1800 克，约为 8 个橙子的重量。

孕妈妈所关心的问题

谨防妊娠高血压疾病

妊娠高血压疾病是 20 周后出现的，高血压、蛋白尿等病症，是孕妈妈和临产妈妈的特有疾病。控制体重，保持营养平衡和充足的睡眠是预防病症的有效措施。此症常发生在孕晚期和产褥期，容易引起早产，严重的会威胁到胎儿、婴儿、孕妇、产妇的生命安全。

妊娠高血压疾病的 3 个主要类型

妊娠高血压：血压增高到 18.7/12 千帕及以上。

轻度子痫前期：血压增高到 18.7/12 千帕及以上，出现蛋白尿。

重度子痫前期：血压在 21/14.7 千帕以上，蛋白尿严重。病人还可出现头痛、头晕、呕吐及视力障碍，严重者出现抽搐和昏迷。

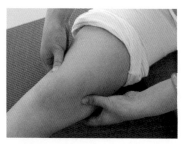

孕妈妈自我按压，如出现凹陷不能复原，就说明有水肿现象；反之则无。

饮食调理

摄取足够的优质蛋白质和必需脂肪酸。孕晚期是胎宝宝发育的旺盛时期，需要足够的优质蛋白质。同时，由于蛋白尿的发生，从尿液中损失一部分蛋白。因此，除了并发严重的肾炎者，一般不用限制蛋白质的摄入。必需脂肪酸的缺乏往往会加重妊娠高血压疾病，所以应多吃点植物油。

限制水分和盐分的摄入。水分在体内积蓄，是引发水肿的重要原因。

巧妙缓解胃灼痛

孕晚期，孕妈妈每次吃完饭之后，总觉得胃部有烧灼感，有时烧灼感逐渐加重而成为烧灼痛，晚上症状还会加重，甚至影响睡眠。这种胃灼热通常在妊娠后期出现，分娩后消失。

第一篇 孕前·怀孕篇

240

孕1月

孕2月

孕3月

孕4月

孕5月

孕6月

孕7月

孕8月

孕9月

孕10月

专家问答

Q 我有点水肿，医生建议控制食盐的用量。那么，如何才能在缺少盐分的情况下烹制出美味呢？

A 可以借助甜味和酸来调节食物的味道，或是充分发挥食材本身的鲜香。

❀ 番茄山楂炖牛肉　山楂和番茄中含有有机酸，不仅能调剂低盐对食物口味的影响，还能让纤维粗大的牛肉变得软烂易熟。孕妈妈每餐进食1克盐，全天不超过3克，就能满足孕妈妈水肿对低盐饮食的要求。

❀ 醋烹翅中　醋烹的方法能让餐桌上荡漾着诱人的醋香，能弥补食物的味道，这种烹饪方法也同样适用于其他食材的烹制。

❀ 酸辣冬瓜汤　夏天孕妈妈口味会比较差，低盐酸辣冬瓜汤兼有消暑开胃、利水消肿的功效，孕妈妈不妨多食。

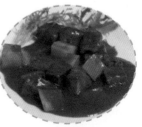

番茄山楂炖牛肉

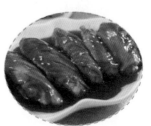

醋烹翅中

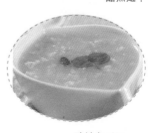

酸辣冬瓜汤

孕晚期感到胃灼痛的原因

孕晚期胃灼痛的主要原因是内分泌发生变化，胃酸反流，刺激食管下端的痛觉感受器，从而引起灼热感。此外，增大的子宫对胃有较大的压力，胃排空速度减慢，胃液在胃内滞留时间较长，也容易使胃酸返流到食管下端。

预防和缓解的方法

建议孕妈妈在日常饮食中一定要少食多餐，平时随身带些有营养好消化的小零食，饿了就吃一些，不求吃饱，不饿就行；避免饱食，少食用高脂肪食物和油腻的食物，吃东西的时候要细嚼慢咽，否则会加重胃的负担；临睡前喝一杯热牛奶；多喝水，补充水分的同时还可以稀释胃液。摄入碱性食物，如馒头干、烤馍、苏打饼干等，可中和胃酸，缓解不适症状。

预防痔疮

痔疮其实也是一种静脉曲张，孕妈妈由于子宫压迫等原因，会使得直肠下段和肛门周围的静脉充血膨大而形成痔疮。另外，又由于孕期肠胃蠕动减慢而容易出现便秘、排便困难，腹内压力增高，也是促发痔疮的重要原因。因此，孕妈妈要注意预防痔疮，以免其发生后给自己带来困扰。

预防要点

1. 合理饮食。多吃富含膳食纤维的水果和蔬菜；多喝水，尤其是蜂蜜水和淡盐水；不吃辛辣刺激的食物，如辣椒、生姜、大蒜、大葱等；排便困难时可以吃一些芝麻、核桃等富含植物油脂的食物，可以起到润肠的作用。

2. 定时排便。不要忍大便；每次大便蹲厕的时间不要超过 10 分钟，以免引起肛管静脉扩张或曲张。

3. 做提肛运动。并拢大腿，吸气时收缩肛门，呼气时放松肛门，每天早晚做 2 次，每次 20~30 次。这种方法可以改善肛门周围血液循环。

4. 按摩肛门。排便后清洗局部，用热毛巾按压肛门，顺时针和逆时针方向各按摩 15 次。

孕晚期腹痛的鉴别与应对

进入孕晚期，孕妈妈身体的各个器官都在加紧为胎宝宝的出生做着各方面的准备，腹痛的出现次数和频率会比孕中期明显增加。然而，对于孕晚期腹痛，要具体情况具体对待。

生理性腹痛：假宫缩

随着胎宝宝长大，孕妈妈的子宫也在逐渐增大，增大的子宫会刺激肋骨下缘，引起孕妈妈肋骨钝痛。一般来讲这是生理性疼痛，不需要特殊治疗，采取左侧卧位有利于缓解疼痛。到了孕晚期，孕妈妈会出现下腹阵痛，在夜间休息时发生，天明后消失，即假阵缩。

病理性腹痛：胎盘早剥

一般有高血压、抽烟、多胞胎和子宫肌瘤的孕妈妈容易在孕晚期发生胎盘早剥的现象。胎盘剥离产生的疼痛，通常是剧烈的撕裂痛，多伴有阴道流血。所以在孕晚期，患有高血压或腹部受到外伤时应及时到医院就诊，以防出现意外。如果孕妈妈忽然感到下腹持续剧痛，有可能是早产或子宫先兆破裂，应及时到医院就诊，切不可拖延时间。

⭐ 区别临产宫缩和无痛性宫缩

无痛性宫缩，宫缩频率不一致，持续时间不恒定，间歇时间长且不规律，宫缩强度不会逐渐增加，不伴有下坠感和酸痛。早产的宫缩有节律性，每次宫缩都是由弱至强，维持一段时间，一般是30~40秒，然后进入间歇期，间歇期为5~6分钟，且间歇期逐渐缩短，每次宫缩持续时间逐渐加长，并伴有腰酸、下坠、腰痛。

孕8月妈妈应为母乳喂养作准备

从孕8月开始，孕妈妈就要开始为哺乳作准备了。

⭐ 注意清洁

首先必须注意乳房、乳头的清洁，每天用毛巾蘸温水擦洗乳头及乳晕。

⭐ 选择适当的胸罩

除了要注意清洁之外，孕妈妈还要注意选择适当的胸罩。授乳胸罩有各种样式——有无支撑钢丝、平实无华、罩杯由边缘或中央打开，或可直接拉向一边的。多试试，一定要选择宽松（有空间容纳继续膨胀的胸部）且强韧、透气性好的棉质胸罩，以舒适和便利为第一要则。胸罩太紧会导致乳腺阻塞，乳房肿胀和乳头疼痛引起的不适就更不在话下了。

⭐ 乳头内陷的矫正法

如果有乳头内陷，可擦洗后用手指牵拉，严重乳头内陷者，可以借助乳头吸引器和矫正胸罩来矫正。使用的时候要注意，一旦发生下腹疼痛则应立即停止。曾经流产过的人尽量避免使用这种方法刺激乳头。

⭐ 乳房按摩

按摩也是乳房护理的重要方法之一。其实，从孕中期开始，乳腺组织就迅速增长，按摩乳房可以松解胸大肌筋膜和乳房基底膜的黏着状态，使乳房内部组织疏松，促进局部血液循环，有利于乳腺小叶和乳腺导管的生长发育，增加产后的泌乳功能，并可以有效防止产后排乳不畅（乳房按摩方法，可参见第5章：护好小宝宝的"粮仓"——孕期乳房保养）。

小贴士

关于乳房肿块的小常识

乳房肿块多因乳腺阻塞导致乳汁囤积而引起，阻塞部位往往呈现发红而敏感的隆起。尽管这个问题并不严重，却容易导致乳房感染，绝对不可小觑。解决的基本办法是保持乳汁流畅，其中隆起部位避免受压就是一个需要多加留意的重要方面，例如胸罩和衣服绝对不能太紧等。

孕1月
孕2月
孕3月
孕4月
孕5月
孕6月
孕7月
孕8月
孕9月
孕10月

职场孕妈妈
小喇叭

不同职业的孕妈妈何时停止工作

到了孕晚期，随着胎宝宝在子宫的位置下降，孕妈妈会感到下腹坠胀难受，行动非常不便，而且各种孕期不适又会重新回来，坚持工作的孕妈妈需要考虑何时停止工作的问题。不同职业的孕妈妈的选择会有所不同。

1 坐办公室

如果孕妈妈的工作不属于体力劳动，而且工作环境相对安静、清洁，危险性小，或长期在办公室工作，那么身体状况良好的孕妈妈可以坚持工作（但一定要避免工作过度疲劳），直到预产期的前 1~2 周停止工作。

2 做销售

做销售工作的孕妈妈，每天的工作有一大部分时间需要外出行走，或回访客户，或上门服务等，建议在预产期的前 3 周停止工作回家待产。

3 体力劳动

如果孕妈妈的工作属于体力劳动，且运动性比较大，一定要避免上夜班、抬重物及颠簸，因为这段时间容易出现早产。建议孕妈妈提前一个月开始休产假。

4 有强烈刺激的工作

如果孕妈妈的工作对身体健康而言有强烈的刺激，如长期操作电脑，经常在工厂的操作间中工作，或工作在阴暗潮湿的环境中，那么建议最好在孕期就调换工作或暂时停止工作。

对于超过 35 岁的大龄孕妈妈来说，最好提前两个月就停止工作。

按照有关规定，有龄女性可以享受不少于90天的产假。这90天的产假实际上有两周是为产前准备的。因此，怀孕满38周的上班族孕妈妈，就可以在家中休息，一方面调整身体，另一方面可以为临产作一些物质上的准备。

如果孕妈妈在孕晚期出现早产、妊娠高血压疾病等异常情况，医生会建议休息或住院监护，上班族孕妈妈应立即停止工作，配合医生的建议。

需要马上停止工作的异常情况

- ✿ 有早产征兆或怀了双胞胎。
- ✿ 患有高血压或先兆子痫。
- ✿ 宫颈机能不全，有过早产史。
- ✿ 胎儿宫内发育受限。

职场孕妈不宜再远行了

现在已经到了孕晚期，孕妈妈的生理变化很大，对环境的适应能力也有所降低，在不良环境中身体的抵抗力也下降许多，加上长时间的车船颠簸，会使孕妈妈身心疲惫，早产的风险不免加大。所以，为了保证母子平安，建议职场孕妈此时不要再出远门了。

如果此时必须要远行，最好有家人陪伴。而且在外出之前，最好咨询一下妇产科医生，认真听取医生的建议，并留下联系方式，以便紧急时刻联系。另外，如果方便的话，可以托人在目的地找一位可靠的妇产医生，或事先打探好当地的妇产医院的详细情况，以备不时之需。职场孕妈需要随身携带好自己的产检记录。

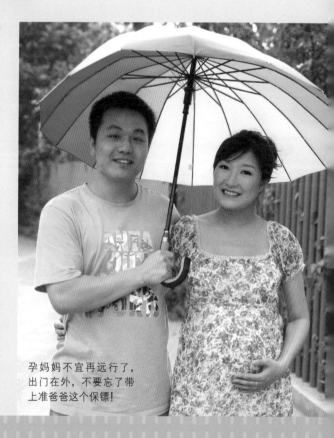

孕妈妈不宜再远行了，出门在外，不要忘了带上准爸爸这个保镖！

孕8月妈妈营养饮食

孕8月营养饮食方案

孕8月，胎宝宝的发育加速，需要的营养素也较多，孕妈妈需要加强营养。由于胎宝宝长大，压迫到胃部，使孕妈妈胃容量相对较少，常有胃部不适或饱胀感，消化功能减弱，因此孕妈妈在日常饮食上要注意以下几个方面。

摄入充足的维生素

这个时期的胎儿正在长骨骼和肌肉，宜多补充维生素 B_1、维生素 C、叶酸等，能与矿物质搭配，促进胎宝宝成长。

少食多餐

孕晚期除正餐外，孕妈妈要添加零食和夜宵，如牛奶、饼干、核桃仁、水果等，夜宵应选择容易消化的食物。

忌吃过咸、过甜或油腻食物

过咸的食物可引起或加重水肿；过甜或过于油腻的食物可以导致肥胖。孕妈妈食用的菜和汤中要注意限盐，少吃火腿肠、咸菜、腐乳、腊肉、榨菜等。

不吃刺激性食物

刺激性食物容易导致大便干燥，会导致便秘、痔疮或使痔疮加重，所以孕妈妈应远离浓茶、咖啡、酒及辛辣调味品等刺激性食物。

孕8月关键营养素：碳水化合物

碳水化合物

碳水化合物是维持身体热量需求的主要供能物质，也是构成细胞和组织的重要成分。在孕8月，胎宝宝开始在肝脏和皮下储存糖原及脂肪，碳水化合物如摄入不足，母体会消耗脂肪和蛋白质来供能，将造成蛋白质缺乏或酮症酸中毒。所以，孕妈妈应适量补充碳水化合物。孕妈妈可多进食如大米、面粉等食物。孕妈妈每天平均需要进食 250~400 克左右的谷类、薯类及杂豆，这对保证热量供给和节省蛋白质有益。

孕 8 月重点营养素

孕晚期，胎宝宝的生长速度达到最高峰，大脑发育加快，对营养的需求量增加；同时孕妈妈的基础代谢也增加至最高峰。

蛋白质

每克蛋白质可提供 16.7 千焦热能，建议每日的摄入量为 75~100 克。

维生素

孕晚期要摄入充足的水溶性维生素，尤其是维生素 B_1。如果孕妈妈缺乏，易引起呕吐、倦怠等，并在分娩时子宫收缩乏力，导致产程缓慢。孕妈妈还应多摄入维生素 D，以促进钙的吸收。每日应从膳食中获取 10 微克维生素 D，海鱼、动物肝、蛋黄中含量较高。孕妈妈在户外晒太阳，也可以增加维生素 D。

矿物质

孕妈妈需要合理补充矿物质，矿物质缺乏，易诱发妊娠贫血，孕妈妈会出现小腿抽筋，动不动就出汗、惊醒等症状，而胎宝宝先天性疾病发病率也会增加。

水

几乎任何生命活动都离不开水，因此，在胎宝宝迅速发育的本月，孕妈妈每天要喝 6 ~ 8 杯水（至少 1200 毫升），以保证水分的充足供应。

孕 8 月一日营养食谱举例

餐次	用餐时间	食谱参考
早餐	7:00~8:00	鸡丝粥 1 碗，煮鸡蛋 1 个，小笼包子 1 个，肉末黄豆芽（见 P248）1 份
加餐	10:00	苹果 1 个，酸奶 150 毫升
午餐	12:00~12:30	银耳百合雪梨汤（见 P249）适量，蒜蓉开边虾（见 P249）1 份，芹菜炒肉丝 1 份，米饭 1 碗
加餐	15:00	酸奶 150 毫升，橘子 1 个
晚餐	18:00~18:30	花生炒双素（见 P249）1 份，麻婆豆腐（见 P248）1 份，萝卜牛腩汤适量，面条 1 碗
加餐	21:00	牛奶 200 毫升，饼干 50 克

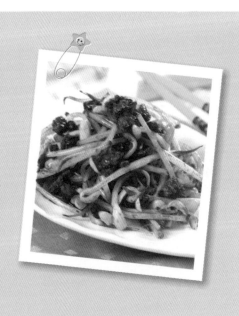

肉末黄豆芽
利水消肿

材料 黄豆芽 250 克，牛肉 100 克。

调料 蒜末、葱花、花椒粉、盐、鸡精、植物油各适量。

做法

1. 黄豆芽择洗干净；牛肉洗净，切成肉末。

2. 炒锅置火上，倒入适量植物油，待油温烧至七成热，放葱花、花椒粉炒出香味，放入牛肉末滑熟，加黄豆芽炒至断生，用蒜末、盐和鸡精调味即可。

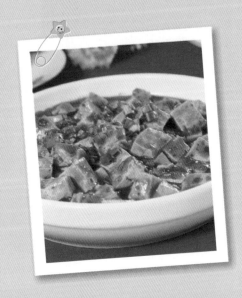

麻婆豆腐
营养开胃

材料 嫩豆腐 300 克，牛肉末 60 克，青蒜 20 克。

调料 植物油、葱花、姜丝、蒜末、豆瓣酱、泡椒、水淀粉、盐、鸡精各适量。

做法

1. 嫩豆腐切小块，焯水；豆瓣酱和泡椒剁碎，拌匀；青蒜洗净，切段。

2. 锅内倒油烧热，放入牛肉末煸炒至肉色变白，放入葱花、姜丝、蒜末，加豆瓣酱和泡椒碎炒至油变红，加少量水，放入豆腐块小火烧约 2 分钟，放入盐、鸡精，用水淀粉勾芡，撒青蒜段即可。

银耳百合雪梨汤

益气清肠

材料　雪梨2个，水发银耳50克，干百合5克，枸杞子10克。

调料　冰糖适量。

做法

1. 雪梨洗净，去皮、核，切四方块；干百合洗净，泡软；枸杞子洗净；银耳洗净，撕小朵。
2. 将银耳放进锅内，加清水大火烧开，改小火炖煮至软烂，放百合、枸杞子、冰糖和雪梨块，加盖继续用小火慢炖至梨块软烂即可。

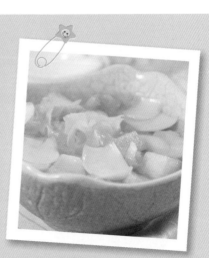

花生炒双素

补血强身

材料　带皮花生100克，袋装竹笋、蒜苗各80克，小红椒20克。

调料　料酒、胡椒粉、盐、白糖、淀粉各适量。

做法

1. 将带皮花生米炸熟；蒜苗、竹笋、小红椒洗净，斜切成小段。
2. 锅中放油，放蒜苗、竹笋、小红椒和适量调料煸炒至熟，放炸熟的花生米，勾薄芡即可。

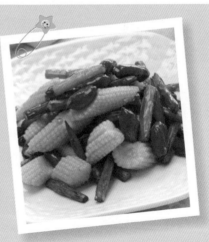

蒜蓉开边虾

预防妊娠高血压疾病

材料　基围虾400克，蒜蓉50克。

调料　葱花、盐、芝麻油各适量。

做法

1. 基围虾剪去虾须，挑去虾线，洗净。
2. 取盘，将基围虾整齐地平铺在盘内，均匀地撒上盐和蒜蓉，送入烧开的蒸锅，大火蒸6分钟，取出，淋上芝麻油，撒上葱花即可。

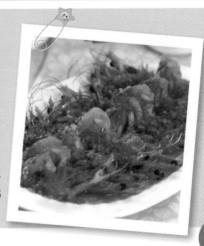

孕1月
孕2月
孕3月
孕4月
孕5月
孕6月
孕7月
孕8月
孕9月
孕10月

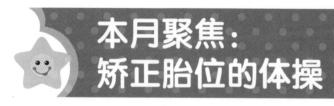

本月聚焦：
矫正胎位的体操

孕妈妈此时需要关心胎宝宝的胎位了。胎宝宝一般都会自行转换胎位，如果胎位不正而需要纠正的话，一定要在医生的指导下进行。

★ 几种常见的胎位不正

1. 臀位。 臀位与正常分娩时的"头位"恰巧相反，是分娩时胎儿臀部先露，或者脚或膝部先露，可分为单臀、混合臀和足位。这种胎位常因产道扩张不够，致使后出头困难而造成难产。

2. 横位。 横位是指胎宝宝横卧于孕妈妈的子宫腔内，胎头可在左侧或右侧，即分娩时手臂、肩部先露。这种胎位无法经阴道分娩，只能做剖宫产。

3. 复合先露。 胎儿的头部或臀部合并上肢脱出、同时进入骨盆者为复合先露。一般临床上头与手同时进入骨盆者多见，如不纠正，同样不能自然分娩。

4. 头位不正。 以上两胎位是常见的胎位不正，但有些胎儿虽然也是头部朝下，也存在胎位不正，称为头位不正。多在临产后或产程中发现，如：（1）胎头由于俯屈不良而变为仰伸的前囟先露、额先露、面先露。（2）由于胎头旋转不良而导致的枕后位、枕横位。（3）既旋转不良又俯屈不良的高直位。（4）胎头倾斜不均的前、后不均倾等。

上述都属于胎位不正，常在孕妈妈的分娩过程中出现障碍，容易导致难产。

★ 纠正胎位的方法

1. 做外倒转术。 医生经腹壁用手摸到胎头，朝胎儿俯屈的方向回转腹侧，把胎头推下去，同时将臀部推上来，使不利于分娩的胎位转成有利于分娩的胎位。胎宝宝越小就越容易成功，所以一般在35~37周时做。但不能是头盆不相称。因为有胎盘早期剥离或脐带绕颈等危险性和并发症，所以目前几乎不采用。

2. 做纠正体操。 妊娠28周以后，如果胎位不正的话，可以按照以下方法来做纠正胎位的体操，通常情况下，胎宝宝的臀部都能从骨盆中退出来，恢复头位。

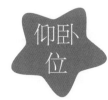

仰卧位

取仰卧位，臀部抬高约 30 厘米，臀部下方用靠垫等软物品垫好。睡前做 10 分钟左右。

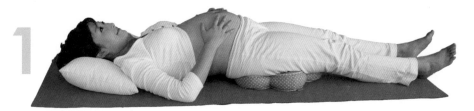

胸膝位

两膝着地，胸部轻轻贴在地上。尽量抬高臀部。双手伸直或折叠置于脸下。睡前做 10 分钟左右。

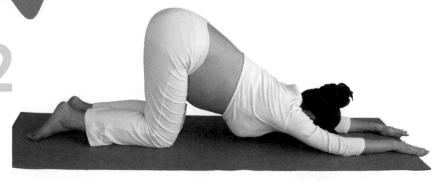

侧卧位

孕妈妈在休息时，要采取能让胎宝宝背部朝上的姿势，即侧卧、上面的脚向后，膝盖轻轻弯曲。睡觉时也可以采取这种姿势。不仅能纠正胎位，还能放松身体。

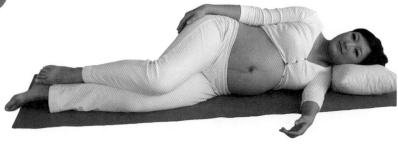

孕 1 月

孕 2 月

孕 3 月

孕 4 月

孕 5 月

孕 6 月

孕 7 月

孕 8 月

孕 9 月

孕 10 月

孕8月妈妈爱运动

缓解颈部疼痛的运动

有些孕妈妈到了这一时期会感觉颈部有疼痛感，可用下面的方法锻炼一下颈部、上臂及脊柱，减轻不适症状。

手臂运动

保持放松的坐姿，两肩向后倾的同时抬起双手，让肘部完全向上舒展后再放下，重复数次。

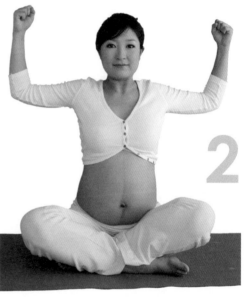

两手握拳，小臂和大臂呈90°，向两边打开至最大。举起双臂时吸气，向下放时呼气，反复进行。

1

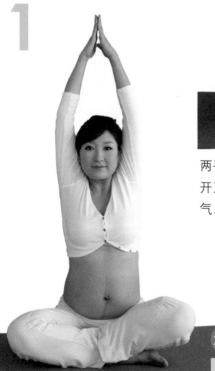

功效

舒展手臂肌肉，缓解手臂疼痛。

推掌

3

以放松的状态坐下，两手在
胸前合掌，吸气的同时用力
推动双掌。
一边吐气一边放松。重复这
一动作。

功效

放松上臂肌肉，促进血液循环，减轻疼痛。

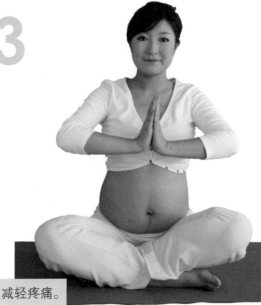

拉伸
肋部

4

第一步：以放松的姿
态盘腿而坐，用一只手撑
住地面。
第二步：另一只手臂
向上举并做肋部弯曲，同
时肋部以上的部分向地面
方向用力（见图4）。

功效

可以强化肋部肌肉。

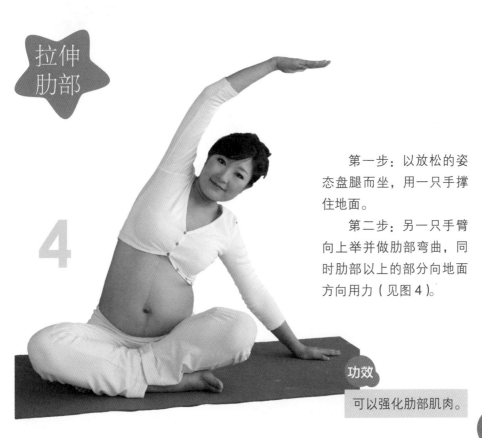

孕1月
孕2月
孕3月
孕4月
孕5月
孕6月
孕7月
孕8月
孕9月
孕10月

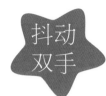

抖动双手

紧握双拳再放松（见图5），接着从上向下抖动双手（见图6）。

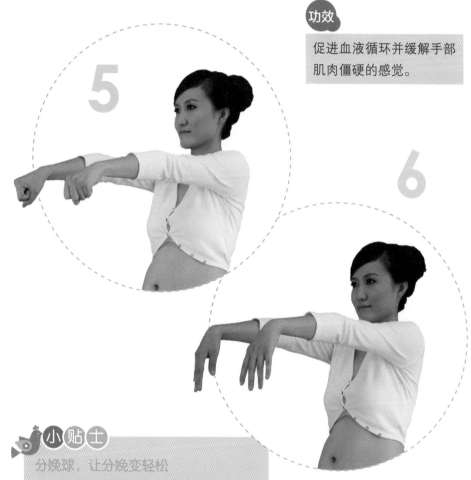

5

6

小贴士

分娩球，让分娩变轻松

所谓分娩球，就是一个直径1米的彩色橡胶球，固定在有扶手的座椅上，人坐上去会感觉很舒服，如同坐在沙发上一样。一般于两次阵痛之间骑坐上去，可以放松骨盆肌肉，从而达到减轻分娩疼痛，使分娩变得更为轻松的目的。

孕妈妈可于怀孕晚期经常借助于分娩球来锻炼盆腔肌肉，以增强骨盆肌肉张力，为分娩作准备。

本月胎教

★ 抚摸胎教

在孕 8 月这个胎宝宝成长很快的时期，对胎宝宝进行抚摸胎教，不仅可以锻炼胎宝宝的触觉，促进胎宝宝大脑细胞的发育，而且可以和胎宝宝进行互动，对胎宝宝产生非常重要的影响。

实施方法

只要胎宝宝在动，你就可以用手轻轻地、充满爱意地抚摸你的肚皮，让胎儿感受到你对他的关爱。或者，你可以在一个安静的场所，采取一种最舒服的姿势，每天花 10 分钟，不听音乐，不说话，集中精力用手抚摸腹部，和胎宝宝进行独特的情感交流。这项工作也可以由准爸爸协助完成。孕妈妈躺在床上，准爸爸进行触摸，可以让胎儿充分感受到家的温暖。

实施要点

1. 孕妈妈仰卧在床上，头不要垫得太高，全身放松，呼吸均匀，心平气和，面部呈微笑状，双手轻放在腹部，也可将上半身垫高，采取半仰姿势。不论采取什么姿势，一定要感到舒适。

2. 双手从上至下，从左至右，轻柔缓慢地抚摸胎宝宝。反复 10 次后，用食指或中指轻轻抚压胎宝宝，然后放松。也可以在腹部松弛的情况下，用一个手指轻轻按一下胎儿再抬起，来帮助胎宝宝做体操。这个抚摸体操适宜早晨和晚上做，每次时间不要太长，5~10 分钟即可。

3. 你现在可以试试和腹中的宝宝做"推、推、推"的游戏，当他把你的肚皮顶起一个小鼓包时，你可以一边跟他说话，一边用手摸摸他，轻轻推一下，看他有什么反应。经常这样做，胎宝宝会发现这是个有趣的游戏，会和你玩得很起劲的。

注意事项

1. 在实行抚摸胎教法的时候，动作要轻柔，要充满爱意，千万不要经常性地情绪不佳，也不要用力拍打、按压肚子，以免造成腹部疼痛、子宫收缩，引发早产。

2. 抚摸胎宝宝之前，孕妈妈应排空小便。抚摸胎宝宝时，孕妈妈要避免情绪不佳，应保持稳定、轻松、愉快、平和的心态。进行抚摸胎教时，室内环境要舒适，空气新鲜，温度适宜。

孕1月
孕2月
孕3月
孕4月
孕5月
孕6月
孕7月
孕8月
孕9月
孕10月

孕晚期每日生活、胎教内容安排表

上午	6~7 点	起床，向胎宝宝问好，并用手轻轻抚摸或轻轻拍打胎宝宝
	7~8 点	与胎宝宝享受一顿营养早餐吧
	8~12 点	先开启一段轻柔的音乐，以愉悦的心情与宝宝一起欣赏。跟胎宝宝说说话，或者不急不慢地给胎宝宝讲个情节简单的小故事
下午	12 ~ 13 点	午睡不要超过一小时
	13~17 点	和宝宝一起欣赏美丽的事物，如画画、听音乐，让自己感到愉快，胎宝宝也会感受到！阳光好的时候可以到外面去散散步，宝宝可以感受到阳光带来的明暗变化呢
晚上	18~19 点	可以卧床休息一会儿，然后吃晚饭，为胎宝宝补充营养
	20~21 点	爸爸和妈妈一起跟胎宝宝说话，可以一边说一边轻轻抚摩他。爸爸也要多抚摸胎宝宝
	21 点	和宝宝一起欣赏美术作品，与宝宝做一会儿光敏感的游戏
	22 点	播放一首胎宝宝常听的轻柔的音乐，与宝宝一起进入梦乡

孕晚期胎宝宝发育一览表

听觉	听觉系统发育完全，可以掌握声音的强弱和高低，表现出对声音的喜好
触觉	有节奏的子宫收缩运动给胎宝宝愉快的皮肤刺激，对直接的外部刺激有反应
嗅觉	胎宝宝已经有了嗅觉，如果孕妈妈子宫里有味道的话，他就能够闻到
视觉	眼睛能睁开也能闭上，还能够辨认和追随光源
味觉	胎宝宝已经形成味觉，并且在味道上形成某些自己的喜好
大脑	这时候胎宝宝大脑非常活跃，大脑皮层表面开始出现一些特有的沟回，脑组织快速发育
其他组织器官	外生殖器官发育逐渐完善，肺和消化系统发育完成，身体增长趋缓，体重迅速增加。各个组织器官发育接近成熟，长出一头胎发。双顶径（胎儿头部左右两侧之间最宽部位的长度）大于 9 厘米、足底皮肤纹理清晰

声音胎教

妊娠 8 个月的时候，大多数胎宝宝能够记忆他听到的母体血流声和孕妈妈说话的声音，对许多声音如噪音和音乐等，都能有所反应，也已经具有了初步的意识萌动。在这个阶段，胎宝宝的大脑也更为发达。孕妈妈此时要坚持给胎宝宝讲故事或听音乐。此时胎宝宝已经非常熟悉孕妈妈的声音了，还应该让准爸爸多参与胎教，也让胎宝宝熟悉一下准爸爸的声音。

踢肚子游戏可继续

在轻松、愉悦的氛围中，孕妈妈或准爸爸可以继续和胎宝宝玩踢肚子游戏，可以用手抚摸或轻轻拍打胎宝宝，以形成触觉上的刺激，促进宝宝感觉神经和大脑的发育，而胎宝宝就会在拍的地方回踢两下，这样的互动，着实有趣！

讲故事

孕妈妈或准爸爸可以挑选一些简单、有趣的童话故事，如《豌豆上的公主》等，讲给胎宝宝听，当然也可以配合肢体动作自编自导故事。讲故事时，声音要柔和，语调要抑扬顿挫，不急不慢。

听音乐

孕妈妈的精神世界保持豁达乐观，有助于胎宝宝的健康发育，也有助于胎宝宝出生后形成活泼开朗的性格。而哼唱歌谣或听音乐是向胎宝宝传递感情，让孕妈妈愉悦心情、放松自我的不二选择。孕妈妈可以在每天起床后，选一些柔和的音乐来听，以美好的心情来迎接崭新的一天。

孕妈妈哼唱歌曲推荐	孕妈妈欣赏曲目推荐
《粉刷匠》	《勃拉姆斯》——摇篮曲
《兰花草》	《莫扎特》——小星星变奏曲
《泥娃娃》	《莫扎特》——G 大调弦乐小夜曲
《摇摇摇》	《柴可夫斯基》——天鹅湖、糖果仙女
《小白兔》	《维瓦尔》——四季
《小燕子》	《肖邦》——小狗圆舞曲
《雪绒花》	《舒曼》——快乐的农夫
《排排坐》	《蒙古族长调民歌》——牧歌
《推磨推磨》	《娄树华》——渔舟唱晚
《五指歌》	《舒伯特》——小夜曲
《真稀奇》	《罗伯特·舒曼》——儿时情景
《张打铁》	

怀孕日记：第 8 个月

生理和心理上的变化	我身体上的改变		
	我情绪上的改变		第 8 个月孕妈妈的 开心照片
	我对宝宝的感觉		
	关于宝宝的梦		
	我想象中宝宝降生的情景		
	我最快乐的事		
产前检查	检查结果		
	我的反应		
	丈夫的反应		
	我咨询的问题和得到的解答		
我最严重的问题			
我在吃的食物			
我最爱吃的食物			
当宝宝在踢我时，我的感觉			
我遇到的困惑和得到的解答			
我最关心的事			
我应该关心的事			
让我感到最快乐的事			
一想到分娩的疼痛，我的感觉			
和孕妈妈交流经验			
宝宝，妈妈想对你说			
本月感想			

孕9月
（33～36周）
漫漫孕途倒计时

第10章

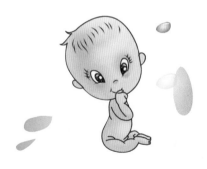

这个月一开始，我就把主要精力都用在快速增重上，直到出生，我在这期间增加的体重占出生体重的一多半。随着我的增长，我与妈妈之间的物质交换越来越频繁，通过胎盘我和妈妈之间的血液循环也越来越快，我变得红润起来，看上去比以前更漂亮了。这个月妈妈似乎更忙了，她几乎把所有的时间都用在准备分娩上，堪称名副其实的"分娩月"。

——胎宝宝寄语

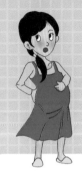

孕周	第 33 周	第 34 周
胎儿的发育	继续吞入羊水，进行肺部活动 开始进行呼吸练习了 头发变长，男宝宝的睾丸完全进入到了阴囊中	胎宝宝头部骨骼开始变硬，皮肤上的皱纹减少，手脚上的指甲继续生长
孕妈妈的变化和反应	乳房按摩最好在洗澡以后、上床以前进行，能收到很好的效果 孕妈妈体重增加每周不应超过0.5千克，胸部的不适渐明显	感觉到胎宝宝的位置有所下降，呼吸多少变得轻松起来 激素分泌的增多使乳腺保持发达的状态 乳头会分泌少量乳汁
本周注意事项	羊水随时都有破裂的可能，所以孕妈妈和准爸爸要先了解一下早期破水的迹象	乳腺继续发育着，容易造成胸部发胀或疼痛 注意早期阵痛的状况
饮食注意事项	多食能促进宝宝骨骼发育的食物	
适宜做的运动	怀孕后期子宫下段随胎儿头部的下降逐渐伸展，可能会出现下腹部的坠胀不适感 感到会阴部受压迫或尿频时，可以尝试做提肛肌收缩的运动	
产检项目	胎儿生长超声波评估，评估胎宝宝生长速度和安危状况	

孕周	第 35 周	第 36 周
胎儿的发育	肺部在快速发育成熟 这个时期出生的胎宝宝存活率接近 99%	皮下脂肪增多，能为胎儿在出生后起到体温调节的作用 胎儿已经有自己的呼吸运动
孕妈妈的变化和反应	随着分娩的临近，腰部的疼痛症状比较严重了 身体变重，孕妈妈情绪波动较大，很难进入到熟睡状态	膀胱受压迫，孕妈妈仍会有尿频现象 距离预产期越来越近，胎动的次数比以前减少了
本周注意事项	先了解阵痛的状况以及何种情况下必须去医院 随着时间推移，不规律的宫缩会慢慢增多，强度上也有所上升	乳房按摩不可少，能为出生后的宝宝顺利实现母乳喂养 如采用的是自然分娩的方法，在分娩 3 天后就能出院了，之后的恢复期也比较短暂
饮食注意事项	多食用鲤鱼为分娩时的喂哺作准备	
适宜做的运动	出现静脉瘤时，可以进行抬腿运动，这样也可以同时起到解除足部疲劳的效果 原先平躺所做的动作可以在重复 3~5 次后改为以侧卧的姿势进行	
产检项目	孕妈妈并发症的监测	

9月胎儿生长发育逐周看

9月胎儿自述

我就要横空出世了！

这个月是名副其实的"分娩月"，因为我就要横空出世了，妈妈要为此做各种各样的准备工作，来迎接她一生中最难忘的事——我的诞生。为此，妈妈可能会再次面临身心的巨大考验。我的急速增大可能会让妈妈感觉不适，她的身体几乎变成了圆形，越来越膨大的腹部可能会使妈妈时常感觉心慌气喘、胃部胀满、腰腿疼痛、便秘或水肿加重等，妈妈可能会经常觉得很烦，不过即使这样，妈妈也要学会如何应对和坚持。妈妈也准备好了随时结束怀孕生涯。这段时间，我会有规律地睡眠，但是可能会和妈妈的睡眠规律不一样，我也越发变得漂亮起来。

第33周　我的五官开始工作了

本周我大约重 1.8 千克，从头到脚约长 43.7 厘米。我变得红润起来，不再像以前那样皱巴巴的，像个干瘪的小老头。如果正常的话，我已长出了一头胎发，即使我出生后头发稀少，也没关系，因为这与我将来头发的多少并无关系，所以爸爸妈妈不必太在意。

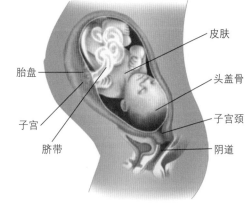

皮肤

头盖骨

子宫颈

阴道

胎盘

子宫

脐带

我的五官现在都在工作着。

到这个月月末，如果我是女孩，大阴唇已明显隆起，左右紧贴并覆盖生殖器，这标志着外生殖器发育彻底完成；如果我是个男孩，我的睾丸很可能已经从腹腔下降到阴囊，但是也有个别的一个或两个睾丸在出生后当天才降入阴囊。妈妈不必为此而担心，因为绝大多数男孩都会是正常的。

第34周　我在快速"发福"着

这个月一开始，我就把主要精力都用在快速增重上，直到出生，我在这期间增加的体重占出生体重的一半还多。我越发圆润了，我的皮下脂肪将会在我出生后调节体温，以快速适应子宫外的生活。

本周我的头转向下方，头部进入骨盆，这是为见爸爸妈妈作好准备了。但这个姿势并没有完全固定，还有可能发生变化，需要密切关注。我的头骨现在还很柔软，而且骨头之间还留有空隙，这种可松动结构可以使我的头在经过相对狭窄的产道时有伸缩性，有利于分娩的顺利进行。

胎盘　子宫　脐带　肺　子宫颈　阴道

第35周　小耳朵足够敏锐了

这周我重约 2.3 千克，长约 45.7 厘米。我越长越胖，变得圆滚滚的，几乎占据了妈妈子宫的绝大部分空间，所以我已经不是在羊水里漂浮着，也不太可能再翻跟斗了，但是我仍然在不停地活动着。

此时我的听力已经充分发育，两个肾脏也已经发育完全，肝脏也能够自行代谢一些废物了。尽管我的中枢神经系统尚未完全发育成熟，但是现在我的肺部已基本发育完成，如果在此时出生，我存活的可能性为 90%。除此之外，我的指甲长长。

胎盘　子宫　脐带　羊水　脂肪　子宫颈　阴道

第36周　胎脂开始脱落了

本周我的体重以每天大约 28.3 克的速度在继续增加着。现在我大概已有 2.7 千克重，身长接近 49 厘米了。覆盖我全身的绒毛和在羊水中保护我皮肤的胎脂正在开始脱落。我现在会吞咽这些脱落的物质和其他分泌物了，这些将积聚在我的肠道里，直到我出生。这种黑色的混合物叫作胎粪，它将荣幸地成为我出生后尿布上的第一团粪便。

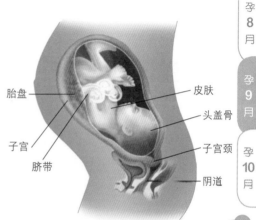

胎盘　子宫　脐带　皮肤　头盖骨　子宫颈　阴道

孕1月　孕2月　孕3月　孕4月　孕5月　孕6月　孕7月　孕8月　孕9月　孕10月

263

孕9月的孕妈妈

孕9月孕妈妈的身体变化

第33周 尿频、腰背痛等不适再度加重

孕妈妈现在会感到尿意频繁，这是因胎头下降压迫膀胱所致。还会感到骨盆和耻骨联合处酸疼不适，以及手指和脚趾的关节胀痛和腰背痛加重等。这些现象标志着胎宝宝在逐渐下降，全身的关节和韧带逐渐松弛，是在为分娩做身体上的准备。

有上述症状出现的孕妈妈平时要注重日常保健，并加强监护。例如，腰背疼的孕妈妈要适度锻炼，以增强腰背部的柔韧性。此外，还要注意保暖，睡硬板床或在过软的床垫下垫一块木板，穿轻便的低跟软鞋走路，以及在水中慢慢地游动或泡上10分钟的热水澡等，这些对缓解腰背痛都有一定的帮助；尿频的孕妈妈，若不伴有尿痛及烧灼感就不用太担心，这是正常的生理性症状。但若同时伴有尿痛、血尿等，就极有可能是泌尿系统感染，应及时就医，切不可延误病情。

孕妈妈此时还会出现不规则宫缩的次数增多、腹部时常阵发性地变硬变紧、外阴变得柔软而肿胀等生理现象。

第34周 水肿更厉害了

由于下肢静脉回流受阻，本周孕妈妈可能会发现手、脚、脸肿得比以前更明显了，脚踝部更是肿得很高，特别是在温暖的季节或每天的傍晚，肿胀程度会有所加重。此时不要限制水分的摄入量，因为孕妈妈自身和胎宝宝都需要大量的水分。反之，摄入的水分越多，越能帮助孕妈妈排出体内的水分。

有水肿加重情况的孕妈妈要注意多休息，控制盐分的摄入。

第35周 腹坠腰酸，行动更为艰难

胎宝宝在不断长大，逐渐下降入骨盆，此时你可能会觉得腹坠腰酸，骨盆后部附近的肌肉和韧带变得麻木，甚至有一种牵拉式的疼痛，使行动变得更为艰

难。在有的孕妈妈身上，这种现象可能逐渐加重，并将持续到分娩以后，如果实在难以忍受，可以向医生寻求帮助。

第36周 体重已达峰值

现在孕妈妈的体重增长已达到最高峰，大约增重11~13千克，需要每周做一次产前检查，以随时监测胎儿在子宫中的情况，必要时可以做一次胎心监护。同时，从有利于分娩的角度出发，医生会根据胎宝宝的状况以及孕妈妈自身的情况，建议增加营养或适当控制饮食。

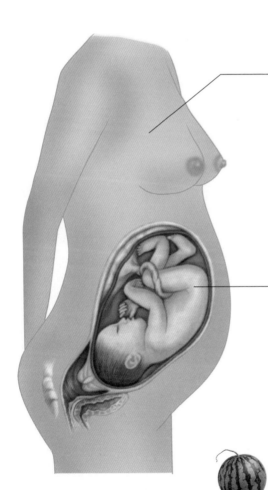

肚脐变得大而突出。
子宫仍在增大着。
子宫底的高度为30~32厘米，升到了大概心窝的位置。

头部和四肢：能在孕妈妈腹部凸显出来了。
脂肪：皮下脂肪增多，胖乎乎的十分逗人。
胎毛：慢慢消退。
皮肤：粉粉的，有光泽。
指甲：已经长到了手指和脚趾的顶端。
羊水：胎宝宝喝羊水，也排泄尿液在羊水中。

孕9月末期，胎宝宝的身长45~48厘米，体重2200~2500克，约为1个小西瓜的重量。

孕妈妈所关心的问题

孕晚期需要及时就医的 6 种情况

尿频伴尿痛、血尿

孕晚期出现尿频且伴尿痛、血尿，就应该意识到极有可能是泌尿系统感染所致，如尿道炎、膀胱炎等，发生这种情况，一定要及时就医，以免错过最佳治疗时机，导致迁延不愈。

突然感觉头痛

到了孕晚期，随着胎宝宝的飞速增大，孕妈妈有时会出现突然头痛的情况，这有可能是妊娠高血压疾病的典型表现，特别是血压突然升高或有严重水肿的孕妈妈更要引起高度注意，要及时就医，对症治疗。

紧急的剧烈腹痛

在孕中、晚期，出现紧急的剧烈腹痛多为胎盘早剥，多由腹部受到外伤、负重、过性生活后突发，多见于患有高血压、多胞胎和子宫肌瘤的孕妇。胎盘早期剥离产生的疼痛，通常是剧烈的撕裂痛，多伴有阴道流血。所以，出现这种情况时应及时去医院。另外，如果孕妈妈感到下腹有规律的腹痛，这是分娩的前兆，要作好临产准备。

胎膜早破

所谓胎膜早破，是指孕妈妈还没有到临产期，而突然从阴道流出一种无色无味的水样液体，即羊水。简言之，就是胎膜提前破裂，羊水流出。胎膜早破可刺激子宫，容易引发胎儿早产、脐带脱落，并可导致滞产和胎宝宝缺氧、母婴感染等。一旦发生胎膜早破，孕妈妈应立即躺下，抬高臀位，并在外阴垫上一片干净的卫生巾，立即赶往医院就诊。

阴道出血

孕晚期导致阴道出血的原因有很多，最常见的是前置胎盘，表现为无痛的、反复多次地出血；胎膜早剥一般表现为持续性地腹痛及少量出血；子宫破裂表现为突然痉挛和剧烈腹痛，并伴有休克体征。上述这些都严重威胁着母子的生命安全，应及早就医。

严重心悸心慌

怀孕晚期，孕妈妈为胎宝宝提供的"宿舍"（子宫）的空间也在不断扩大，心脏负担因而加重，孕妈妈可能会出现心跳加快。如果孕妈妈此时患上或原先就有心脏病，则会导致严重心悸心慌，呼吸急促不能平躺，进而加重心脏病病情。严重心悸心慌，会严重威胁母子的生命安全，一定要尽早就医。

如何应对孕晚期失眠

⭐ 失眠原因

孕晚期的失眠主要由五大原因引起：孕妇体内激素变化、饮食习惯的改变、尿频、食物过敏和抽筋。

⭐ 改善对策

针对上述孕晚期失眠的原因，孕妈妈可利用以下方法来帮助睡眠，有效改善失眠症状。

1. 营造舒适的睡眠环境

孕妈妈的卧室照明不要太亮，要利用间接照明，准备适宜的被子和衣服。养成在卧室只是睡觉的习惯，不要在卧室里集中做别的事，否则睡眠习惯容易不规律，导致失眠。

2. 睡觉之前先冲个热水澡

花 10~20 分钟将身体泡在温水里，有助于放松肌肉，促进血液循环，对睡眠有益。注意不要用太烫的水，否则会引起子宫收缩，且不要洗 30 分钟以上。冲洗后为了不让体温下降要迅速擦洗。

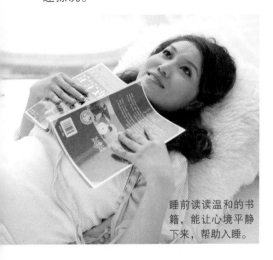

睡前读读温和的书籍，能让心境平静下来，帮助入睡。

3. 选择半俯卧位睡姿

侧躺，一条腿弯曲，两腿之间放一个垫子，垫高脚的位置。这样的姿势有利于腿部血液循环，加速消除疲劳，促进睡眠。

4. 按时睡觉

每天晚饭后规定读书、洗澡等的时间顺序，在规定的时间内睡觉，会更利于睡眠。

5. 睡前 3 小时吃点助眠食物

饮食习惯的改变也会影响孕妈妈的睡眠质量，因此均衡的饮食非常重要。孕妈妈可以在睡前 3 小时吃点有助于睡眠的食物，如香蕉、温牛奶、小米粥、菠菜、核桃、葵花籽等。晚饭尽量避免摄入过多甜食和肉类，如奶油、乳酪、肥猪肉、猪皮、鸡皮、鸭皮、火腿、培根、香肠、油炸食品等含有饱和脂肪酸的食物，否则易改变体内的激素分泌，影响睡眠。

6. 拒喝含咖啡因的饮料

晚上不要喝太多水，否则小便量增加，睡觉时会醒来上厕所。咖啡、红茶、绿茶等中含有妨碍睡眠的成分，要少喝；冷饮会使身体凉，妨碍睡眠。

7. 听音乐或看书

若就寝后半小时之内还无法入睡，不妨听一些舒缓优美的音乐或看书到快入睡为止。

8. 坚持散步和热身运动

白天，天气好的时候，可以到户外轻松地散步和运动，调节身心的同时，还能促进血液循环，产生适当的疲劳感，更有利于睡眠。

9. 尽量减少尿频对睡眠的影响

孕后期，有近 80% 的孕妈妈都不同程度地遭受尿频困扰，晚上多次起来上厕所，严重影响睡眠质量。生殖泌尿系统感染会引起尿频，这种感染常常表明身体抵抗力不足，因此孕妈妈要同时注意是否有其他感染，如感冒、念珠菌阴道炎等。抵抗力不足可能源于免疫系统负担过重，还有可能为情绪不稳定所致。因此，孕妈妈应积极调试心理，避免被不良情绪所困扰。

10. 食疗对策：熬制睡眠茶

枣茶：将一千克枣倒入水中后充分熬煮，保留大枣汤汁，放入 300 克白糖，再煮到白糖全部融化为止。煮到有点黏糊的状态，熬至剩下最初水量的 1/3 左右就可以了。把汤倒在水杯里，用 3 倍的热水稀释后再喝。

洋葱皮水：剥取洋葱皮 5 个加 1 杯水，然后煮到水的量剩到原来的一半。捞出洋葱皮，接着煮水，睡觉之前喝 2~3 勺。

小腿抽筋该怎么办

⭐ 原因剖析

孕妈妈抽筋大多是因为缺钙所致。尤其在孕中、晚期，孕妈妈的钙需求量明显增加，一方面母体的钙储备需求增加，另一方面胎宝宝的牙齿、骨骼钙化加速，都需要大量的钙。当孕妈妈钙摄入量不足时，胎宝宝就会摄取母体骨骼中的钙，导致孕妈妈发生抽筋、腰酸背痛等，甚至会导致软骨病。另外，妊娠期腹内压力的增加，会使血液循环不畅，也易造成腿抽筋。

⭐ 缓解 5 方法

怀孕晚期，孕妈妈如果出现小腿抽筋的情况，可以尝试下面的方法来缓解。

1. 多进行户外活动

平时要适当进行户外活动，多晒太阳，以促进身体对钙质的吸收，增强人体的免疫功能。

2. 多摄入钙质丰富的食物

多吃如海带、芝麻、豆类等食物。另外，每天 1 杯奶也是不可少的。从怀孕第 5 个月起，要增加钙质的摄入量，每天 1200 毫克左右为宜。

3. 睡觉时注意下肢保暖

伸懒腰时注意两脚不要伸得过直，睡觉时注意下肢保暖。

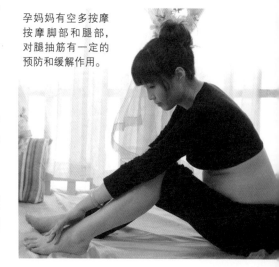

孕妈妈有空多按摩按摩脚部和腿部，对腿抽筋有一定的预防和缓解作用。

4. 舒适腿部

不要让腿部肌肉过度劳累，不要穿高跟鞋，睡前对腿和脚部进行按摩。当小腿"抽筋"时，可先轻轻地由下向上按摩小腿肚子，再按摩脚趾及整条腿，若仍未缓解，则把脚浸泡在温水盆内并热敷小腿，扳动足部，一般都能缓解抽筋。

5. 泡脚和热敷

睡前可以把生姜片加水煮开，待温度降到脚可以承受时用来泡脚。生姜水不但能缓解疲劳，还能促进血液循环，有助于安神，促进睡眠。水量以没到小腿肚以上为宜，这对预防抽筋特别有效。或者拿一块湿热毛巾热敷小腿，也可以使血管扩张，减少抽筋。

运动预防尿失禁

孕后期随着胎宝宝的不断增大，孕妈妈的骨盆会产生明显的疼痛和不适，此外，会阴部的压迫感也比以前明显增强，小便更加频繁，需要多次去卫生间，有时还会发生尿失禁的尴尬情景。孕妈妈在家时不妨试着做做下面的运动，来降低尿失禁的发生概率。孕妈妈如果有尿失禁的情况，可以使用卫生巾。

缩紧阴道

第一步：平躺，吸气，同时慢慢地从肛门尽量用力紧缩阴道，注意不要把力量分散到其他部位（见图1）。

第二步：呼气，同时慢慢放松下来。吸气时数到8，重复5次之后改向一侧躺下休息。

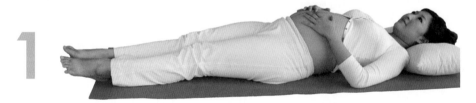

第一步：在平躺的姿势下将膝盖向上举（见图2）。用嘴慢慢呼气的同时，按住膝盖并抬起上半身。

第二步：用鼻子吸气并恢复平躺姿势，重复5次之后改向一侧躺下休息。

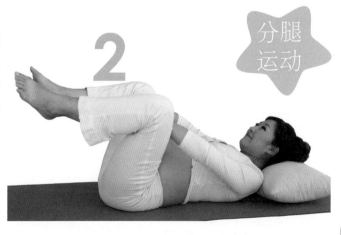

分腿运动

胎膜早破的居家紧急处理

胎膜早破是产科常见的一种并发症，是指在子宫没有出现规律性收缩以及阴道见红的情况下就发生了胎膜破裂，亦即胎膜在临产前破裂了。

⭐ 处理方法

孕晚期孕妈妈居家一定要多加留意，一旦发现胎膜早破这种危及母子健康甚至生命安全的紧急情况，一定要告诫自己和家人不要过于慌张，因为人在不知所措的情况下更容易作出不当举止。此时，为了防止胎宝宝的脐带脱垂，应立即让孕妈妈躺下，并且采取把臀位抬高的体位。

只要发生破水，不管孕妈妈是否到预产期，有没有子宫收缩，都必须立即赶往医院就诊。即使在赶往医院的途中，也需要尽量采取臀高的躺卧姿势。

⭐ 小试纸，大鉴别

很多时候，孕妈妈并不知道是胎膜早破，常常会误以为是小便尿湿了内裤。因此，尽快判定胎膜早破意义重大。孕妈妈可以将一种特定的化学试纸放入阴道里，如果流在阴道里的羊水使橘黄色的试纸变成深绿色，那么基本就可以判定是羊水流出了。如果对这个结果还感觉不放心，拿到医院请专业人士将阴道流出的液体放在显微镜下观察，就可以见到羊水中的小脂肪块和胎毛，这时就可以判定是胎膜早破。

⭐ 预防胎膜早破的 4 个生活细节

胎膜早破常常会导致早产、围产儿死亡、宫内及产后感染率升高，因此，日常生活中就要多留意一些生活细节，于举手投足之中加以预防，防患于未然。

1. 坚持定期做产前检查，4~6 个月每月去检查一次；7~9 个月每半月去检查 1 次；9 个月以上每周检查 1 次；若有特殊情况，应随时去做检查。

2. 孕中、晚期应避免剧烈运动，无论是生活还是工作，都不宜过于劳累，每天保持心情愉快，适当到户外散散步、聊聊天，放飞心情。

3. 不宜长时间走路或跑步，走路特别是上下楼梯时要当心以免摔倒；切勿提重物以及长时间路途颠簸。

4. 孕期减少性生活，尤其是孕晚期，怀孕最后 1 个月严格禁止性生活，以免刺激子宫造成羊水早破。

不同孕期的羊水状况一览表

不同孕期	孕早期	孕中期	孕晚期
羊水的来源	主要来源于母体的血液流经胎膜渗入到羊膜腔的液体	胎儿通过排尿生产羊水，还通过消化道吞咽羊水，使水量保持着动态平衡	除了胎尿的排泄以及羊水的吞咽之外，又新增了胎肺吸收羊水这一运转途径
羊水的数量	一般来说，羊水的数量会随着怀孕周数的增加而增多，在 20 周时，平均是 500 毫升；到了 28 周左右，会增加到 700 毫升；在 32~36 周时最多，为 1000~1500 毫升；其后又逐渐减少。因此，临床上以 300~2000 毫升为正常范围，超过或低于这个范围，则称为"羊水过多"或"羊水过少"，这两种状况都需要特别注意		
羊水的成分	98% 是水，另有少量无机盐类、有机物荷尔蒙和脱落的胎儿细胞。它随着胎儿的增长不断变化，早期和中期时的羊水，是清澈透明的，到了晚期，则逐渐变成碱性的、白色稍浑浊液体，其中不乏小片的混悬物质		
羊水的作用	1. 羊水是胎儿的防震装置，能缓冲腹部外来压力或冲击，使胎儿不直接受到损伤 2. 保持羊膜腔内恒温，使胎儿的代谢活动在正常稳定的环境下进行 3. 可缓冲外界压力和平衡外界压力，减少突如其来的外界力量对胎儿的直接影响，避免子宫壁和胎儿对脐带直接压迫而导致胎儿缺氧 4. 羊水中含有部分抑菌物质，可保护胎儿免受感染 5. 防止因胎动所致的不适，保护母体 6. 可调节体液平衡。当体内水分过多时，可以排尿方式排入羊水中；当缺水时，可吞咽羊水加以补偿 7. 羊水对胎盘有挤压作用，可防止胎盘早剥 8. 破水后，羊水对产道有一定的润滑作用，使胎儿更易娩出 9. 羊水中的胎儿脱落细胞及代谢产物，可进行宫内胎儿出生缺陷的产前诊断（染色体病、代谢病），通过羊水内的一些物质检查，了解胎儿成熟、尤其是肺成熟的情况，为医疗性早产儿作好出生前的准备		

想顺利分娩，要作哪些准备

决定分娩顺利进行的 5 要素

1. 孕妈妈的身体状况。孕妈妈身体健康，无异常。

2. 胎儿的情况。分娩的顺利与否也取决于胎儿大小，胎位及有无畸形。

3. 产道的状况。产道是胎宝宝顺娩的必经之路，由骨产道与软产道两部分构成。其中骨盆构成了骨产道，子宫口、阴道、外阴构成了软产道。这二者的努力扩张才能使胎宝宝顺利通过。其中最重要的是骨盆无异常，因为有时无法预测软产道是否会影响胎儿顺娩，这在分娩过程中医生会妥善处理的。

4. 产力情况。产力是指将胎儿及其附属物从子宫内逼出的力量，包括子宫收缩力、腹肌及膈肌收缩力和肛提肌收缩力。这取决于孕妈妈的努力和平时的锻炼。

5. 精神因素。分娩时刻即将来临，孕妈妈在喜悦和期盼之余，难免会有恐惧和担忧，再加上宫缩可能会让孕妈妈无法很好休息，不思饮食等，这些都会导致宫缩无力，产程延长。因此，孕妈妈本人和准爸爸等周围的亲人都应坚定自然分娩的信心，以轻松愉快的心情看待分娩。

小贴士

规律宫缩是入院的重要指标。见红（少量的、粉色或者咖啡色出血）不是临产的指标，因为有见红后几天才生的，也有不见红就生的。

两种需要马上住院的情况：（1）破水，主要有感染的危险；（2）阴道出血，不同于见红，血色鲜红，血量和月经差不多，原因可能是胎盘低置。

一种特殊情况：有些人宫缩表现不是肚子疼，而是腰疼，也要引起注意。准爸爸可以将手掌平放在产妇腰下，减轻疼痛。

促进分娩的 4 种措施

1. 促进分娩的坐姿。从孕 32 周以后，孕妈妈应尽量少斜靠着坐沙发，可以利用硬餐椅，将椅子反转，跨坐在上面，这样的姿势利于骨盆扩大，韧带关节的打开。

2. 背部保持直立，让胎位更正孕中期开始，孕妈妈坐着时要保持后背直立，尽量坐硬凳子，如果是沙发，也要在背后放一个舒适的靠垫，保持背部直立。之所以这样做，其目的是为了有一个好的胎位，便于胎儿入盆。

3. 孕期要保证睡眠时间。孕妈妈最好晚上 10 点以前就上床睡觉。37 周以后就是足月儿，随时可能生产。早点睡觉可以保证有足够的产力，随时应对分娩。

4. 把握入院最佳时机。有规律的宫缩为每 6~7 分钟一次，这样即使是急产，也需要 2~3 个小时才能生。

第一篇 孕前·怀孕篇

职场孕妈妈
小喇叭

可以停止工作了

对于一直坚持上班的孕妈妈来说，这个月月末就要考虑休息了。对于要等到动产才可以休假的孕妈妈来说，要注意工作强度，若感觉累，就提前休假。

不要过度劳累

怀孕晚期，孕妈妈一定不要过度劳累，这时候就不要再加班了，一定要保证充足的睡眠和休息，以随时等待那个期待已久的时刻。

避免长时间外出

对孕 9 月的孕妈妈来说，长时间逛街、长途旅行或远足郊游，都是不明智的。

避免去拥挤的公共场所

在这个时期，公共场所并不是绝对不能去，但最好不要去那种拥挤嘈杂的地方，因为在公共场所中，存在着许多对胎宝宝不利的因素，这些正是孕妈妈在孕晚期所应该避免的。

孕9月妈妈营养饮食

孕9月营养饮食方案

孕妈妈胀大的子宫容易使胃、肺与心脏受到压迫，因此不要一次进食太多，最好采取少食多餐的方式，多摄取易消化且营养成分高的食物。

保证全面营养，什么都吃最好，限制钠的摄入，增加铁、钙与维生素K、维生素 B_1 的摄入，为分娩作好准备。

孕妈妈要注意调整食量，不要一个人吃两个人的饭，确保胎宝宝有恰当的出生体重。

⭐ 孕9月关键营养素：膳食纤维

作用：防止便秘，促进肠道蠕动

🌿 膳食纤维

孕后期，逐渐增大的胎宝宝给孕妈妈造成了很大的影响，孕妈妈很容易发生便秘，继而可能导致痔疮的产生。所以，为了防治便秘，孕妈妈应该多摄取膳食纤维，以促进肠道的蠕动，防止便秘的产生或改善便秘症状。

全麦面包、芹菜、胡萝卜、白薯、土豆、豆芽、菜花等食物中都含有丰富的膳食纤维，孕妈妈可选择食用。此外，孕妈妈要养成每日定时排便的习惯，还应该适当进行户外运动，这些都有助于防治便秘。

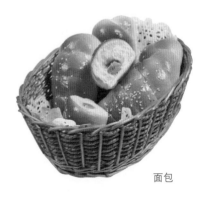

面包

⭐ 孕9月重点营养素

孕晚期，胎宝宝的生长速度达到最高峰，大脑发育加快，对营养的需求量增加；同时孕妈妈的基础代谢也增加至最高峰。

🌿 优质蛋白质

孕晚期的孕妈妈，每天蛋白质需求量增加到了100克。蛋白质分为植物蛋白和动物蛋白，富含动物蛋白的有牛奶、鸡蛋、牛肉、猪肉、羊肉、鸭肉、鱼等。植物蛋白含量最多的是大豆，其次是麦和米、花生、核桃、葵花籽、西瓜子。海产品的蛋白质含量更为丰富，孕妈妈也可以多吃一些。

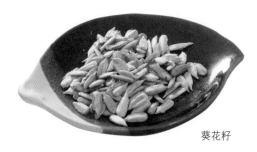

葵花籽

维生素 K

如果孕妈妈缺乏维生素 K，将会造成新生儿出生时或满月前后出现颅内出血。因此，孕妈妈要多食用动物肝脏、绿叶蔬菜等食物。

维生素 B_1

如果孕妈妈维生素 B_1 补充不足，容易出现呕吐、倦怠、体乏等现象，还有可能影响分娩时的子宫收缩，使产程延长，分娩困难。富含维生素 B_1 的有红豆、鸡蛋、坚果、干酵母、内脏等。

维生素 A、维生素 D 和维生素 C

为了利于钙和铁的吸收，还要注意补充维生素 A、维生素 D 和维生素 C。

碳水化合物

每天保证主食（如谷物）400 克左右，即能为孕妈妈提供足够的碳水化合物。

脂肪

保证每天总脂肪量 60 克左右。孕 9 月时，胎宝宝大脑中某些部分还没有成熟，因此，孕妈妈需要适量补充脂肪，尤其是植物油仍是必需的。

孕 9 月一日营养食谱举例

餐次	用餐时间	食谱参考
早餐	7:00~8:00	紫薯粥 1 碗，煮鸡蛋 1 个，香菇油菜 1 份
加餐	10:00	牛奶 1 杯，坚果适量，橙子 1 个
午餐	12:00~12:30	米饭 150 克，香菜牛肉末 1 份，凉拌金针菇 1 份，熘肝片（见 P276）1 份，红小豆鲤鱼汤（见 P276）适量
加餐	15:00	酸奶 1 杯，强化营养饼干 4 片，莲子羹 1 碗
晚餐	18:00~18:30	扬州炒饭 1 份，清炒油麦菜 1 份，木耳海参虾仁汤适量
加餐	21:00	杏仁露 1 杯，奶酪面包 1 个，香蕉 1 根

孕1月
孕2月
孕3月
孕4月
孕5月
孕6月
孕7月
孕8月
孕9月
孕10月

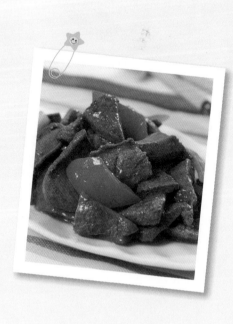

熘肝片
补充维生素 K

材料 新鲜猪肝 250 克，尖椒 150 克。

调料 料酒、酱油、水淀粉、葱末、姜丝、蒜末、醋、胡椒粉、盐、鸡精、植物油各适量。

做法

1. 尖椒洗净，去蒂及籽，切片；猪肝洗净，切片，用盐、料酒、部分水淀粉拌匀上浆待用。

2. 料酒、酱油、醋、盐、鸡精、胡椒粉、水淀粉加入适量清水调成调味汁。

3. 炒锅置火上，倒油烧热，放入猪肝、尖椒炒散，捞出。

4. 锅底留油，倒入葱末、姜丝、蒜末爆香，然后将猪肝、尖椒一起倒入锅内，烹入调好的调味汁，炒熟即可。

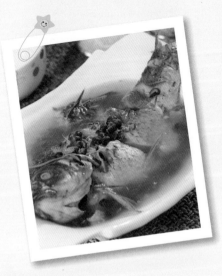

红小豆鲤鱼汤
开胃健脾

材料 鲤鱼 1 尾（约 500 克），红小豆 50 克，陈皮 10 克，草果 1 个。

调料 姜片、盐各适量。

做法

1. 先将鲤鱼宰杀，去鳞、腮及内脏，洗净；赤小豆洗净，浸泡 3 小时。

2. 将鲤鱼放入锅中，加入适量水，烧开后，加入红小豆及陈皮、草果、姜片，继续熬煮至豆熟时，加入盐调味即可。

本月聚焦：了解早产

⭐ 早产的定义

妊娠满 28~37 周之间发生的分娩称为"早产"。相应地，在此期间出生的体重约 1000~2499 克、身体各器官尚未完全发育成熟的新生儿，则称为"早产儿"。

⭐ 病因分析

1. 异常状况

子宫畸形、宫颈内口松弛、子宫肌瘤、胎盘功能不全、前置胎盘或胎盘早期剥离、羊水的量过多或过少、胎位不正、胎膜早破、子宫颈无力支撑胎宝宝和胎盘的重量等异常状况可导致早产，需要尽早检查和治疗。

2. 疲劳和压力

孕妈妈长时间站立、提重物或长途旅行时身体疲劳，会有早产的危险。睡眠

专家问答

Q 羊水过多、过少都不正常吗？

A 胎儿是漂浮在羊水中的，羊水不仅能保护胎儿，而且羊水的量和颜色还能反映胎盘及胎儿在子宫内的状况。孕晚期，羊水主要来源于胎儿排出的尿液，然后再通过胃肠道吞入，当胃肠道发育异常、神经管发育畸形时可出现羊水过多，前者大多要在出生后才能明确诊断，而后者经B超就能发现，但有一部分羊水过多的胎儿的发育也是正常的。孕晚期羊水过少，多是因胎盘功能减退而引起。此外，泌尿系统发育异常也会导致羊水过少，但较少见，有时候B超检查能发现。B超测定羊水量有两种方法，第一是测定最大的羊水池，应在3~8cm之间；第二是测定羊水指数，正常范围在8~18cm，当羊水指数小于5cm时，为羊水过少，应尽快终止妊娠。

Q 胎盘分级有什么意义？

A 孕晚期（28孕周）开始，B超报告单上会出现胎盘分级，这个时候的胎盘级别多数是0~I级，到36周左右胎盘级别可以是I~II级，到40周左右胎盘级别可以是II~III级，一般来说II级以上胎盘提示胎儿成熟了。

孕 1 月
孕 2 月
孕 3 月
孕 4 月
孕 5 月
孕 6 月
孕 7 月
孕 8 月
孕 9 月
孕 10 月

不足和心理压力过重也可能会导致早产。

3. 妊娠并发症

患有高血压、心脏病、肾脏病、糖尿病、肺结核、肺炎、病毒性肝炎、急性肾炎或肾盂肾炎、急性阑尾炎、病毒性肺炎、高热、风疹等急性疾病的孕妈妈，妊娠后期早产的危险比较大；严重贫血的孕妈妈，由于组织缺氧，子宫、胎盘供氧不足，也可发生早产；孕妈妈营养不良，特别是蛋白质不足以及维生素 E、叶酸缺乏，也是导致早产的原因之一。

4. 感染

主要是胎膜早破、下生殖道感染。孕妈妈感染流行性感冒病毒或宠物的寄生虫，通过宫颈或胎盘传染给胎宝宝，会导致胎膜早破或子宫收缩。这时候早产的危险性高。

5. 子宫膨胀过度

多胎或巨大儿，会导致肚子相当大，羊膜无法承受压力而容易破水。妊娠末期要小心不要让羊膜破裂，要保证安全。

6. 生活习惯

妊娠后期频繁的性生活，易引起胎膜早破，是导致早产的较常见原因。早产与孕妈妈吸烟和过度饮酒也密切相关。

分娩时期表

满 37 周		满 42 周
早产	足月产	过期产
满 28 周 ~ 36 周 6 天	满 37 周 ~ 41 周 6 天	满 42 周

孕妈妈早产的相关诱发因素一览表

年龄	若孕妈妈不满 20 岁，则子宫尚未成熟；若超过 40 岁，子宫老化。这两种情况发生早产的危险性比较大
体重	孕前体重过轻；怀孕时体重超过 80 公斤
不良病史	曾罹患肾盂肾炎，曾有不良的产科病史，曾发生过早产、早发阵痛、妊娠早期或中期流产，或曾有"子宫颈功能不全"的现象
怀孕间隔	怀孕间隔太密（一般是指产后半年内再孕）

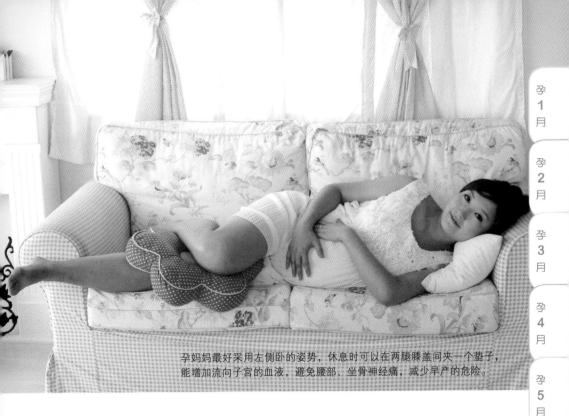

孕妈妈最好采用左侧卧的姿势，休息时可以在两腿膝盖间夹一个垫子，能增加流向子宫的血液，避免腰部、坐骨神经痛，减少早产的危险。

提前了解早产 5 大征兆

1. 周期性腹部发紧和腹痛

早产只不过是生产时间早，其他与正常分娩一样。妊娠 8 个月以后腹部频繁出现紧绷感，像石头或球一样硬硬的，有反复而规则的疼痛时可以看成是早产的症状。要先安定下来后联络医生。

2. 疲劳和压力

阴道出血对孕妇来说是一个危险的信号，不管是在什么时候发生，也不管出血量是多是少。因为可能会感染，所以一定不要清洗阴道，只须带上护垫尽快到医院。

3. 破水

阴道流出清澈透明的水样液体，可能是破水，少量渗出或像小瀑布般一下就流出。大部分是羊水破裂后开始阵痛，所以带上护垫后应立即去医院。就算医院很近也要坐车去，用躺着的姿势抬高臀部，尽量不要活动腹部。

4. 痛经似的疼痛

感觉到子宫口正在打开或腹部的膨胀感与平时不同可能是早产，要在疼痛时尽快去医院。

5. 胎动异常

如果孕妈妈感到突然胎动减少或长时间感觉不到胎动，或激烈动作后突然感受不到胎动，或随着严重腹部疼痛胎动减少时，要立即去医院。

孕1月
孕2月
孕3月
孕4月
孕5月
孕6月
孕7月
孕8月
孕9月
孕10月

该如何应对早产

1. 一旦发现产兆，先放松心情（如深呼吸、听音乐）、卧床观察与休息（最好左侧卧）、补充水分，或打电话到医院咨询。

2. 若有见红及破水现象，应立刻就医。

3. 若使用以上方法经过半小时都无法改善的话，应立刻到附近设有"新生儿重症监护病房"的医院就诊（因若早产儿出生后再转院，会错过急救黄金时间），以便及早提供最完善的检查、确定治疗方案及进行必要的处理，平安度过危机。

预防早产办法

与足月儿不同，早产儿的生命质量总是会受到不同程度的威胁，所以需要很好的护理和比较高的医疗技术支持，才能健康地成长起来。从这个意义上来说，预防早产是非常重要的，孕妈妈可以科学规范自己的生活方式，以有效防止早产。

● 调整性生活。有早产征兆的孕妈妈最好在妊娠后期避开性生活，即使要进行性生活也要使用安全套，不要用压迫腹部的体位，禁止刺激乳头。

● 避免刺激子宫。要防止便秘和腹泻，以避免子宫收缩而导致早产。此外，妊娠后期不要穿束腹或紧身的衣服，尤其是 8 个月以后不用束缚带，因为使用束缚带会妨碍血液循环，使身体变凉，导致子宫收缩。

● 呵护身体，控制体重。孕妈妈一定要细心呵护好身体，这也是关爱胎宝宝的一种方式，例如要保持身体暖和，即使在炎热的夏天待在空调房间里也要穿长袖和袜子，在房间里走动或在厨房干活时，要穿非常合脚的保暖鞋子，尽量不穿拖鞋；下楼梯或走凹凸不平的道路时，要注意防摔、防滑，雨雪天气避免外出；不要异常扭动身体，不要突然改变体位或做危险动作；合理控制体重，避免体重突然增加导致妊娠高血压疾病，从而使胎盘的机能退化引发早产。

● 不过度劳累。怀孕晚期孕妈妈一定不要过度劳累，要保证充足的睡眠和休息。要等到待产才能休假的职场孕妈妈，要注意工作强度，若感觉累，就提前休假。另外，此时也不可长时间逛街、做长途旅行或远足郊游。

● 重视产前检查。有早产危险者，如妊娠合并高血压或糖尿病、怀双胞胎等高危孕妇，要到可以接受早产儿治疗的综合医院去做产前检查。另外，如果产前检查时，医生建议你休息，一定要听从医生的劝告。

孕1月

孕2月

孕3月

孕4月

孕5月

孕6月

孕7月

孕8月

孕9月

孕10月

孕妈妈爱运动

分娩辅助运动

一般意义上，我们所说的预产期是按照怀孕 40 周加以计算的。实际上，预产期只是对宝宝大概出生时间的一种推算，并不是一成不变的具体日期。通常宝宝会在 40 周出生，但是也会提前或错后两周，这都是正常的。因此，孕妈妈的分娩准备要有一定的机动性。

要知道，绝大多数孕妈妈都是初产，并没有什么分娩经验可以直接拿来借鉴。这就要求孕妈妈提前了解与分娩相关的知识与技巧，以轻松应对即将到来的临产。例如，分娩时肌肉会不自觉地无效紧张，无形中会导致产程延长。那么，如何消除这种紧张呢？

1. 调节分娩心理

随着产期的临近，孕妈妈的内心越发忐忑不安，想象分娩时的疼痛，担心分娩的种种不顺利，忧虑胎宝宝是否正常等。甚至对自己的身体过分敏感，以致将一些胎儿的蠕动、不规律的宫缩引起的轻微腹痛等正常现象误认为是临产的征兆而过分紧张。其实，这完全没有必要，孕妈妈要坚信，分娩是一个正常、自然的过程，坚信自己能够成功完成这个光荣而神圣的使命。

2. 呼吸法

在消除了产前心理紧张因素后，孕妈妈不妨放舒缓的轻音乐缓解紧张情绪，还可以采取呼吸法来促进分娩，帮助消除分娩时的紧张情绪，缓解分娩时肌肉的过度紧张。

呼吸法	动作要领	作用
浅呼吸	仰卧平躺，嘴唇放松，微张口，进行轻而浅地吸气、呼气，二者之间要间隔相等。开始练习时做 15 秒钟，习惯后持续练习 30 秒钟	缓解腹部紧张，减轻疼痛
深呼吸	仰卧屈膝，由鼻平静吸气，待吸满空气，然后由口慢慢吐出	有镇静效果，能使紧张的肌肉完全放松
短促呼吸	仰卧平躺，双手紧握，用尽力量连续做几次短促呼吸	集中腹部的力量使胎儿的头慢慢娩出

3. 侧卧位放松法

孕妈妈侧卧位，上侧手臂在前，下侧手臂伸向后方，上侧腿屈膝向前，下侧腿轻度屈起。不管哪一侧在下，只要感觉舒服即可，或经常改变方向。为了减少下背部的紧张感，孕妈妈在练习时，可以在膝下放一个软垫或叠好的毛毯。该法可使孕妈妈身体的肌肉和关节放松。

4. 肘、膝松弛法

孕妈妈肘关节和膝关节用力弯曲，然后伸直并放松。该运动法可以松弛全身肌肉的紧张，稳定情绪，消除肌肉僵硬，防止热量消耗。可在孕晚期每天练习半小时，能收到良好的效果。

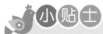 小贴士

临产前准爸爸的四个任务

❀ 别经常让爱妻独自在家。

孕晚期随时都有分娩的可能，准爸爸要尽可能地多抽时间在家陪伴妻子，并仔细监测胎儿的胎心、胎动，若发现异常，应及时陪妻子去就诊。

❀ 陪伴妻子做散步运动。

这时候孕妈妈的腹部如西瓜般大小，不适更明显，准爸爸要妥善安排好妻子的日常生活，陪她到户外散散步、听听音乐等，呼吸一下大自然的清新空气，也有利于调适心情。

❀ 帮助妻子做做按摩。

孕9月的孕妈妈身体负担更重了，腰、背、手、脚都会有不同程度的酸胀、疼痛感，准爸爸需要一如既往地通过按摩，帮助孕妈妈缓解酸痛。如帮妻子按摩背部、腰部及腹两侧。准爸爸适时适度地出手按摩，不仅能缓解爱妻身体的不适，而且还能增进夫妻感情。

❀ 和妻子一起准备分娩物品。

提前着手准备生产用品，多学习些分娩知识，能帮助孕妈妈放松紧张情绪，消除对分娩的恐惧和担忧。

本月胎教

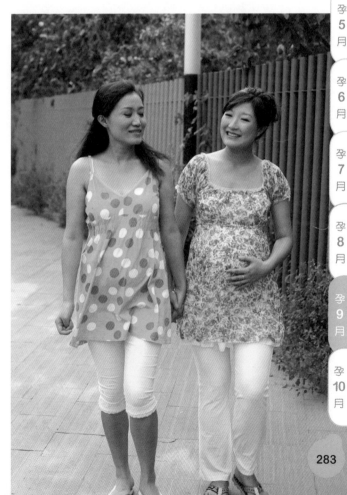

散步胎教

孕妈妈呼吸新鲜的空气，可以让胎宝宝的脑细胞发生活性化反应，从而使脑部变得更加发达，感性能力也将得到明显提升。为了能够经常呼吸到新鲜的空气，孕妈妈可以养成到空气新鲜的地方散步的习惯，这不会给孕妈妈造成负担，又可以补充氧气，是一种很好的胎教方式。

最好从怀孕 16 周开始散步

怀孕早期进行活动往往会带来流产的风险，因此散步这项活动最适宜从怀孕的第 16 周开始。一天当中散步的最佳时间为上午 10 点到下午 2 点之间，这段时间孕妈妈的状态比较稳定。孕妈妈也可以根据自己的身体情况进行适当调节，只要避开强烈的紫外线和饱腹的状态，自己的身体状况允许，就可以出去散步。每天散步 30 分钟就可以起到良好的效果，一般来说每周最好散步 3~5 次。

腹部抽痛时要立即停止散步

孕妈妈在感到疲倦时很容易产生腹部抽痛的感觉，所以如果有了比较明

有相近的亲友怀孕的话，可以约着边散步，边聊聊怀孕的经验，能让孕妈妈找到归属的感觉。

孕 1 月

孕 2 月

孕 3 月

孕 4 月

孕 5 月

孕 6 月

孕 7 月

孕 8 月

孕 9 月

孕 10 月

显的疲劳感就要及时停止散步。可以休息片刻再继续走。如果出现冒冷汗或者眩晕的情况，应立刻前往医院接受检查。

散步时要确认自己的身体状态

散步前要先确认自己的身体状态良好，不存在任何问题。最好穿上较为舒适的鞋，开口宽敞、低面、弹性好的鞋子是最佳的选择。除此之外，孕妈妈还应该穿上袜子，这样能更好地保护足部。

在出发前应先准备好大麦茶和矿物质饮料，以备散步时饮用，预防身体出现脱水症状。空腹散步会加速身体疲劳，所以最好在散步前1小时摄入适量的食物。

散步的地点

孕妈妈容易出现关节松弛、肌肉抽筋等现象，为了避免受伤，散步最好选择一些地面平坦的场所，注意不要走上坡路，否则会给腹部造成很大压力，相比之下在平坦的草地上散步是最佳的选择。

掌握正确的呼吸法

掌握正确的呼吸法可以让你吸入更多的新鲜空气。在用鼻子吸入长长一口气之后稍作停顿，然后随着"呼"的一声把气息从口中排出。发生阵痛时也需要使用到与此类似的呼吸方法，所以此时就可以提前练习。

正确的走路姿

孕妈妈散步应保持抬头挺胸、注视前方的姿势。步伐没必要迈得太大，要给双脚留出一定的自由活动空间。不要低头走路，否则会给颈部和肩膀带来很大负担。

 小贴士

孕妈妈的正确散步姿势

1. 孕妈妈由于腹部前凸、重心不稳又影响视线，容易摔倒，故在行走时要背直、抬头、紧收臀部，脚跟先着地，步步踩实，保持全身平衡，稳健行走。

2. 不要用脚尖走路。可能时利用扶手或栏杆行走，切忌快速急行，也不要向前突出腹部。

3. 目前，孕妇托带能帮孕妇托起笨重的腹部，使孕妇行走起来轻松一些。

4. 回家时，如需要上楼梯，按照先脚尖、后脚跟的顺序，将一只脚置于台阶上，同时挺直腰部，将重心前移，用后脚向前推进。

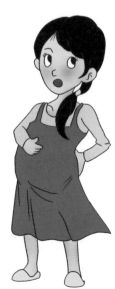

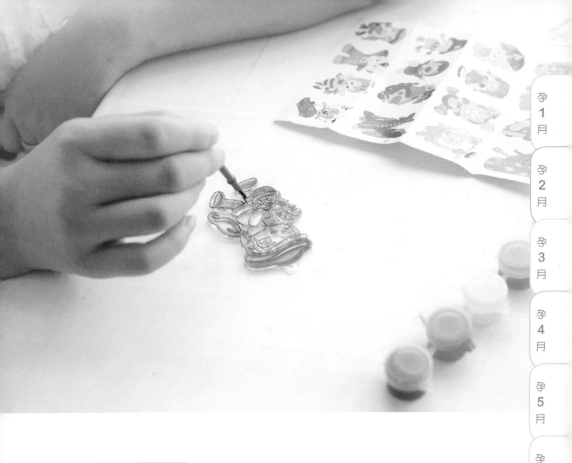

⭐ 为胎宝宝作画

进入孕期的冲刺阶段，孕妈妈难免会有一些担心。所以这个月要着重调节情绪，作好产前的心理准备。孕妈妈可以从自己的性格和爱好出发，通过唱歌、绘画、看电影等方式，一方面为胎宝宝进行胎教，另一方面消除自己的紧张、恐惧、担忧等不良情绪。

孕9月即将过去，距离胎宝宝出生的时间越来越近了，相信孕妈妈早就迫不及待了吧？那么，在那最令人激动、兴奋的一刻降临之前，孕妈妈不妨抽点时间，静下心来，亲自为自己在心中遐想了无数遍的三口之家画一幅画像吧，将自己对小生命的美好期望和祝福都融入其中，等小宝宝将来长大了，再拿给他看，岂不是美事一桩？相信宝宝肯定会爱不释手的。

怀孕日记：第 9 个月

生理和心理上的变化	我身体上的感觉		第 9 个月孕妈妈的开心照片
	我情绪上的感觉		
	我对宝宝的感觉		
	关于宝宝的梦		
	我想象中宝宝降生的情景		
	我最快乐的事		
产前检查	检查结果		
	我的反应		
	丈夫的反应		
	我咨询的问题和得到的解答		

我最严重的问题	
我在吃的食物	
我最爱吃的食物	
当宝宝在踢我时，我的感觉	
我遇到的困惑和得到的解答	
我最关心的事	
我应该关心的事	
让我感到最快乐的事	
一想到分娩的疼痛，我的感觉	
宝宝，妈妈想对你说	
本月感想	

孕10月
（37～40周）
痛并幸福着

第11章

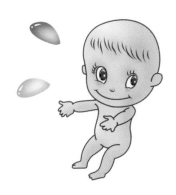

在 第10个月，我还需要继续生长，以便能够更加独立地适应子宫外面的生活。现在我还要依赖妈妈给我输送源源不断的营养，让我长出更多的肌肉和脂肪，变得足够强壮。然后我就要离开温暖舒适的小房子，开启新的生命历程，尽管我是那么的依依不舍，但一想到焦灼等待中的爸爸和妈妈，我就有一种"破壳而出"的冲动。

——胎宝宝寄语

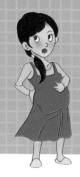

孕 10 月
胎儿的发育、妈妈的变化
孕妈妈饮食指导及产检知识

孕周	第 37 周	第 38 周
胎儿的发育	胎宝宝继续生长着，体重在不断增加 大量的皮下脂肪生成	通过胎儿监护仪能了解心脏的跳动情况，确认胎宝宝在宫内的安危状况
孕妈妈的变化和反应	胎宝宝向骨盆下端移动，有可能会造成痔疮 警惕发生胎膜破裂，子宫颈部会变软变薄	避免仰卧姿势，否则容易造成呼吸困难和恶心 适当运动，能缓解心力不足和情绪不安
本周注意事项	保持良好的饮食习惯 根据自己的身体进行能促进分娩的运动	如有过早产经历，孕妈妈应严格禁止性生活 想吃甜食的话，可以选择香蕉、葡萄、芒果等
饮食注意事项	多食能强化膀胱功能的食物，如海带、益母草等 多摄取能促进乳汁分泌的食物，如鲤鱼、乌鸡等 分娩后，身体会比较虚弱，要及时补充营养	
适宜做的运动	伸展大腿内侧肌肉可以为顺利分娩提供帮助	
产检项目	胎儿宫内安危的监测，如胎心胎动检查，每周 1~2 次，必要时 B 超监测羊水量 骨盆测量，对分娩方式的评估，每周一次胎心监护	

孕周	第 39 周	第 40 周
胎儿的发育	肺部发育成熟 胎宝宝所有的身体器官已经准备好了，此时出生的胎宝宝各种身体机能都能正常运作	胎宝宝几乎占据了整个子宫，没有空间活动了 根据预产期，胎宝宝将会在这一周出生
孕妈妈的变化和反应	控制体重的增长，否则胎儿位置的下降可能会使行走变得更加困难 分娩后原来腹部扩增的部位可能会留下白色纹路	腹部皮肤处于紧绷状态，可伴有瘙痒的感觉 乳晕颜色变深，这在哺乳时能作为视觉信号，起到引导宝宝的作用
本周注意事项	如想进行永久绝育，可在生产后接受输卵管结扎手术 均衡摄取营养，为母乳喂养打好基础	孕妈妈阵痛和分娩的状况不尽相同，要作好充足的心理和物质准备 阵痛发生后不限制进食。其间伴有恶心和呕吐症状是正常的
饮食注意事项	多食能强化膀胱功能的食物，如海带、益母草等 多摄取能促进乳汁分泌的食物，如鲤鱼、乌鸡等 分娩后，身体会比较虚弱，要及时补充营养	
适宜做的运动	腹部有疼痛的感觉时要立即休息	
产检项目	准备待产。若出现破水，出现细丝般鲜血或规则性阵痛时，应立即往医院待产 作好胎动自我监护	

10月胎儿生长发育逐周看

10月胎儿自述

爸爸妈妈，我等不及了！

十月怀胎，瓜熟蒂落。在这接近预产期的日子里，我还要继续成长，力争做到有朝一日离开妈妈的"小巢"后能够独立存活。在这个月里，我的皮下脂肪还会进一步增厚，这是为出生后能够适应外界的"低温"（相对于妈妈子宫的温度而言）而做的准备。我的肺脏已经具备了呼吸功能，但还没有启用。在这最后的一个月，我会加紧练习，并做呼吸功能的调适，随时待命，一旦出生就立即启用自己独立的肺循环，爸爸妈妈就瞧好吧！但如果我和妈妈有任何不适宜继续妊娠的疾病或征兆，在进入第38周的首日，医生就可能用人工方式启动分娩。

第37周 我足月了

恭喜我吧！本周我已经完全入盆，到这周末，我就可以算是足月的宝宝了——这意味着我现在已经发育完全，为子宫外的生活作好了准备。我现在大概重2.7千克，从头到脚长48.3~50.8厘米。

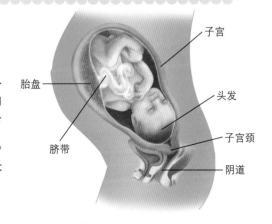

子宫
胎盘
头发
脐带
子宫颈
阴道

第38周 临近出生，加紧练习

本周我可能重2.7~3.4千克，长48.3~50.8厘米。我已经胖起来了，昔日妈妈那宽敞明亮的"小房子"对于现在的我来说已经不够用了，所以有时我会整个蜷缩起来像个小球一样，头朝下，变成准备出生的姿势。

这时候，妈妈会因为我的入盆而

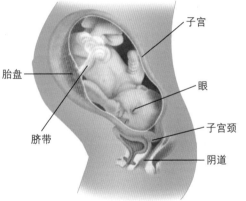

子宫
胎盘
眼
脐带
子宫颈
阴道

第一篇 孕前·怀孕篇

对我活动的次数及强度感觉不如以前明显。殊不知，我丝毫也没有闲着，我要在这最后的几周里，抓紧时间加紧练习吸吮、呼吸、眨眼、踏步、转头、吮拇指、握拳、手指交叉紧握等这些在我亮相于这个世界时需要的各种动作。本周我的器官已经完全发育，并各就其位，我的肺部和大脑已经足以发挥功能了，但是它们将在我的整个童年时期继续发育。

第39周 这时候我安静了许多

我已经准备好来到这个世界上了！我的脂肪层正在加厚，这会帮助我在出生后控制体温。本周我可能已经有 51 厘米长，体重在 3.2 ~ 3.4 千克之间。一般情况下，男孩往往比女孩略重一些。

这一周我身体的各器官都已经完全发育，并各就其位了。我的外层皮肤正在脱落，取而代之的是下面的新皮肤。我的活动越来越少了，安静了许多，不过请妈妈不要担心，这主要是因为我的头部已经固定在骨盆中了，正在为分娩做最后的准备呢。

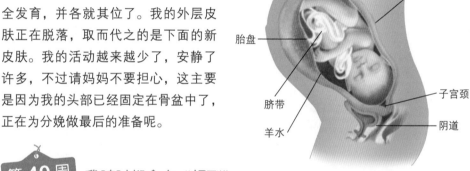

子宫
胎盘
脐带
羊水
子宫颈
阴道

第40周 我随时都会来"报到"

本周我的体重已经有 3.2~3.9 千克了，身长大约在 50 厘米左右，和新生宝宝已经没有什么区别了，我身体上的皱纹已消失，皮肤呈现淡红色，肉乎乎的，可爱极了。随着时间一天天过去，我还会不停地长大，我的指甲和头发也会继续生长。"变形金刚"头颅骨还没有连接在一起，在分娩时它会被挤压，从而变形或被拉长，以便顺利地通过产道。这种状况一直会保持到我出生。妈妈如若不信，在我出生后的一年或更长时间内，都可以在我的头上摸到这些柔软的部位——囟门。

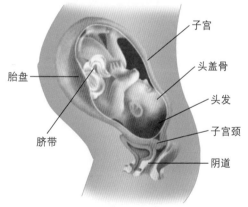

子宫
头盖骨
头发
子宫颈
阴道
胎盘
脐带

我绝大多数器官都成功地完成了自己的"使命"，只有肺还没有最后"定型"，这要等到我出生后几小时之内才能建立起正常的呼吸模式。现在，一切准备就绪了，我随时都会出来"报到"，爸爸妈妈，你们作好准备了吗？

孕8月
孕2月
孕3月
孕4月
孕5月
孕6月
孕7月
孕8月
孕9月
孕10月

280 天奇妙的生命历程

从一枚肉眼看不到的小小受精卵，到发育成一个健康、活力四射的新生婴儿，胎宝宝要在妈妈的腹中稳稳妥妥地待上 280 天，其间发生了多少翻天覆地的变化，融入了妈妈多少刻骨铭心的牵挂，这不能不说是一个奇妙无比的生命历

孕 1 月的胎宝宝

这个月被称为胎芽，小小的肢翼芽芽出现，它们将变成胳膊和腿，心脏和肺都在这个月里开始形成。

孕 2 月的胎宝宝

两个月大的胎芽被包裹在一个薄膜构成的液囊中，液囊里充满了液体，宝宝就漂浮在其中。宝宝的大脑已经形成。在后半个月，小小的胳膊芽和腿芽开始长出，眼睛的晶状体开始发育。到了大约第 8 周，胎宝宝所有的器官和系统都得以形成，已经"人模人样"了。

孕 3 月的胎宝宝

这个月胎宝宝的手指和脚趾长出了柔软的指甲，口腔里也萌发了 20 个芽，随后会变成牙齿。借助于 B 超，妈妈能够听到胎宝宝那"轰隆、轰隆、轰隆"的心跳声！顿时会意识到自己身体里竟然有两颗心脏在同时跳动，多么奇妙的感觉！宝宝的骨骼和肌肉开始增长，生殖器官开始形成；脐带和胎盘也完成了发育并各就各位，负责将营养输送给宝宝，并帮助胎宝宝把产生的废物输送给妈妈。

孕 4 月的胎宝宝

本月月末，胎宝宝看上去已经完全成形了，但头部还比较大。皮肤如纸一般薄，表面覆盖着一层很细的毛，眼睛和头发已经在生长，心脏跳动也越来越有力了。

孕 5 月的胎宝宝

胎宝宝在这个月迅速成长，变得更加活跃了，敏感的孕妈妈会发现，小家伙会经常在自己的肚子里面翻跟头，比划拳脚，并且开始加紧练习呼吸。

程！在胎宝宝成长的这 280 天里，孕妈妈会经历很多人生的第一次，第一次听到胎心，第一次感受胎动，第一次欣赏宝宝的"照片"……相信孕妈妈最关心的莫过于想随时知道腹中的胎宝宝是个什么样子。

孕 6 月的胎宝宝

26 周以前胎宝宝的眼皮都是紧闭着的，不过能够隔着妈妈的肚皮感受到外面世界的光亮。一旦感受到光线照射，宝宝的心跳就会加速。

孕 7 月的胎宝宝

这个月胎宝宝的视网膜发育基本完成，可感觉到光亮，味觉也有一定程度的发育，对外界的声音也能有所区分。宝宝的肌肉和肺在不断地成熟，大脑的神经中枢细胞也在不断发育，因此需要格外的营养支持。妈妈要补足叶酸、蛋白质、铁和钙等营养素，为宝宝提供足够的营养。

孕 8 月的胎宝宝

8 个月的胎宝宝的内脏器官都已经发育完成，并开始拥有相应的机能，如嗅觉、视觉、味觉等。指甲长至指尖，肺部机能发育完备，内脏器官也更加成熟。这个月的胎动频率会逐渐下降，胎宝宝也因此变得逐渐安稳下来。

孕 9 月的胎宝宝

38 周的胎宝宝已经是足月儿了，随时准备出生。内脏及神经系统得到充分发育，头部也朝下进入骨盆，此时已经具备了脱离母体在外界生活的基本条件。

孕 10 月的胎宝宝

绝大多数器官都成功地完成了自己的神圣"使命"，唯有肺还没有最后"启动"，这要等到出生后才能建立正常的呼吸模式。现在，一切准备就绪了，就等着出生了。

孕10月的孕妈妈

孕10月孕妈妈的身体变化

第37周 身体更加沉重，胃口似乎好起来

这一周，孕妈妈的肚子会越来越大，感觉身体更加沉重，动作也越发笨拙费力，子宫底的高度为32~35厘米。孕妈妈会觉得突出的腹部逐渐下坠，这是因为胎宝宝的先露部分开始下降至孕妈妈的骨盆，即通常所说的"入盆"，是在为分娩作准备。因胎宝宝位置的降低，孕妈妈胸部下方和上腹部变得轻松起来，对胃的压迫变小了，胃口也跟着好了起来，但是行动却日益困难，同时不规则宫缩频率增加，小便次数也在增加。

第38周 仍感觉不适，对分娩有焦虑

尽管大部分孕妈妈的体重在这周不再增加了，但还是会觉得不舒服。平时要注意小心活动，避免长期站立等。

孕妈妈现在既盼望快点与小宝宝见面，又害怕分娩的疼痛，担心自己是不是真的能够挨过分娩的阵痛。为此，可能会出现紧张、烦躁、焦虑等负面情绪，这都是正常现象，相信有准备的你应该很快就可以调整过来。

孕妈妈要适当活动，充分休息，还要密切关注自己身体的变化，一出现临产征兆，就要入院待产。

第39周 为了宝宝，我要吃好睡好

虽然这时候胎宝宝安静了许多，但是孕妈妈不舒服的状况会更加明显，几乎所有的孕妈妈现在都会感到心情极度紧张，或是对分娩的焦虑，或是对分娩的种种期待。但是你能做的唯有吃好睡好，放松心情。此外，尤其要注意观察是否有临产迹象。

第40周 日夜守候，只为那一刻

正所谓"万事俱备，只欠东风"。到了本周，一切都已准备妥当，孕妈妈要做的就是静静地守候，等待那一激动人心时刻的到来。这期间，你仍然可以对你的小宝宝施以最本能的爱抚或对他喃喃细语，因为对于他来说，你就是整个宇宙的中心，你将给他一个最好的生命之初，让他拥有健康、快乐的未来。

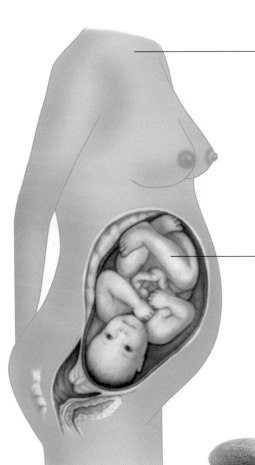

乳腺扩张明显，溢出更多的乳汁。
腹部紧绷、发硬。
子宫底的高度约在32~34厘米之间。
胎宝宝入盆，宫底下移。
羊水浑浊，呈乳白色。
子宫颈和阴道变软，和骨盆关节、韧带一起作好了分娩的准备。

眼睛：活动协调，视力增加。
头发：长2~3厘米。
指甲：超过指尖。
脚：足底布满纹理。
大脑：发育完善。
皮肤：褶皱消失，肤色呈淡红色。
形体：皮下脂肪增多，身体胖胖的。
胎脂：布满全身。
抬头：开始或已经进入孕妈妈的骨盆入口或骨盆中。

孕10月末期，胎宝宝的身长约50厘米，体重2700~3400克，约为2个哈密瓜的重量。

孕8月

孕2月

孕3月

孕4月

孕5月

孕6月

孕7月

孕8月

孕9月

孕10月

295

孕妈妈所关心的问题

产前准备事项自检备忘录

在产前的这最后几周里，你会有很多必须在这个阶段要做的事，还要告诉一些该通知的人，所以要提前作好准备，力争做到万全的准备，不要让该做的事情遗留到分娩的那一天。下面是可以提醒你注意的自检备忘录，如果你还是担心自己会忘了什么，可以将这张备忘录放在方便够到的地方，随时把想到的事情添加进去。

把尚未完成的工作做个交接；到医院登记；提前熟悉一下产房；制订分娩计划，并与医生讨论；确定知道什么时候通知医生，什么时候该到医院；准备好小宝宝的全套衣物；为自己购买舒适的衣物：睡衣和哺乳奶罩。

分娩需要准备的物品一览表

妈妈用品	新生宝宝用品
洗漱用品：盥洗用具 1 套及梳子、浴帽，棉质毛巾 3 条（分别用于擦脸、身体和下身），小方巾 2 条（擦洗乳房），小脸盆 2 个	喂哺用品：大、小奶瓶各 1 个，奶瓶消毒器、吸奶器、奶瓶清洁剂各 1 个，奶瓶刷 1 个，配方奶粉 1 袋或 1 桶，奶粉用量分格器 1 个（决定母乳喂养者可不必准备）
衣物：前开襟的内、外衣各 2 套，棉质内裤 4 条，棉拖鞋 1 双，厚棉袜 2 双，哺乳文胸 2 件，乳垫、便于哺乳的前扣式睡衣、生理裤，收腹带 1 条，纸巾、卫生纸及卫生巾若干、产后卫生棉或医用纱布若干、帽子或头巾任选其一	婴儿护肤用品：吸鼻器、爽身粉盒、护臀霜、婴儿湿巾、纸尿裤 2 包或棉质内裤若干条
吃喝用品：有关餐具（如茶杯、汤匙、饭盒等），矿泉水（带吸管），松软食品（如巧克力或饼干等，以备饿了吃），参茶、果汁、红糖等	出院服装：宝宝和尚套、脚套各 1 套，内衣、袜子、帽子等，软毯或者抱被 1 条（根据季节准备）

妈妈用品	新生宝宝用品
住院证件：户口簿、身份证（夫妻双方）、社会保障卡或生育保险卡、病历及有关产前检查的资料、准生证、住院押金	婴儿玩具：床头玩具（这个一定要有，新生宝宝锻炼视力很重要）、摇铃1套（锻炼听力，最好还能带磨牙胶的）、黑白图片（锻炼宝宝视力发育）
其他准备事项：照相机或摄像机（记录好宝宝的第一个瞬间）、保险单、手机、入院登记单、分娩计划（一份或几份）、最喜欢读的书籍或杂志，通信录（以便第一时间通知亲友喜讯）	

孕8月

孕2月

孕3月

孕4月

孕5月

孕6月

孕7月

孕8月

孕9月

孕10月

减轻产前焦虑的对策

据相关资料显示，有98％的孕妈妈在妊娠晚期会不同程度地产生焦虑心理，或是对分娩的恐惧，或是对小宝宝健康状况的担忧，抑或是对产后身体恢复或职业生涯的担心，如此种种，不一而足。

面对产前焦虑，有些孕妈妈善于自我调适，则会使焦虑减轻，但也有些孕妈妈不善于调节，就会越来越焦虑。那么，为什么这期间孕妈妈会很焦虑呢？归结起来，主要是以下原因：

1. 对分娩的错误认识

城市里的女性大多是初产妈妈，缺乏对生产的直接体验，从影视作品中耳濡目染了许多他人生产的痛苦经历，心中不免焦虑。

2. 对小宝宝的担忧

第一，怕生下不健康的宝宝；第二，对胎宝宝性别有顾虑；第三，孕妈妈自身患有妊娠高血压疾病、妊娠合并心脏病等产前并发症，怕影响胎宝宝。

3. 对自身的担忧

孕晚期各种不适症状加重，如出现皮肤瘙痒、水肿、便秘等，这使得孕妈妈心情烦躁，易焦虑。再加上预产期临近，行动不便的孕妈妈整日闭门在家，注意力很容易集中到种种消极因素上，加重焦虑。另外，就是孕妈妈担心小宝宝出生后，自己的职业会因此受到影响或家庭经济压力加大，故产生焦虑。

应对办法：

对策1：正确认识其危害性

孕妈妈的心理状态会直接影响到分娩过程和胎宝宝的健康状况。孕妈妈产前焦虑易造成产程延长、新生宝宝窒息、产后易发生围产期并发症等不良后果。焦虑会使孕妈妈肾上腺素分泌增加，导致代谢性酸中毒，引起胎宝宝宫内缺氧。焦虑还可引起自主神经紊乱，导致生产时宫缩无力而造成难产。

对策2：学习分娩知识，增进了解

孕妈妈要主动学习有关分娩的知识，纠正对生产的错误认识，增加对自身的了解，增强生育的自信心。要知道，你知道得越多就越不担心。

对策 3：多跟不怕分娩的孕妈妈交流

孕妈妈可以和一些不怕分娩的孕妈妈多交流，讨教一些经验，并在临产前做一些有利健康的活动，如编织、看书、绘画、唱歌、散步等。

对策 4：家庭成员的细心呵护

家人的关心和体贴尤其重要，可以陪伴着孕妈妈，给予孕妈妈鼓励与支持，以帮助消除产前焦虑症。

正确认识分娩疼痛

这时候孕妈妈开始感到害怕——害怕分娩时的疼痛。那么，分娩的疼到底有多疼呢？我们该如何驾驭这种疼痛呢？能否予以避免呢？为此，我们需要对分娩疼痛有一个正确的认识。

生孩子为什么会疼

试想一下，要把一个西瓜般大小的宝宝移出原来只有菜豆大小的子宫颈口是需要多大力量的推挤和拉扯的。肌肉收缩和组织伸展都会通过各种接收压力和疼痛的神经末梢感受器——一种能使身体感受到疼痛的刺激——来通知身体，这样子宫才会努力地完成分娩的伟大任务。

分娩疼痛的特点

从胎儿到婴儿，女人必然要经历分娩的痛苦。生命的蜕变就如同美丽的蝴蝶一样，必然要经历破茧的阵痛。不过，与其他疼痛不同，分娩疼痛具有下列特点：

● 知道一定会疼，但不清楚会是什么感觉

● 不持续，有时间间隔，且间隔时间比痛的时间长

● 阵痛有规律，可以预测多久会有下一次以及痛的程度

● 阵痛逐渐加剧，可以试着适应与调整

● 目的不变：调整身体，娩出宝宝

● 阵痛一定会结束

● 宝宝的第一声嘹亮的啼哭是对你最好的回报

分娩的疼痛因人而异

分娩时有的产妇会大呼小叫，大喊其痛；而有的产妇却能够默默忍受，一声不吭！之所以出现这种截然不同的情况，主要取决于以下两方面因素：

1. 对分娩过程缺乏科学的了解

怀孕晚期，女性体内雌激素水平增高，孕激素相对减少，敏感性增加，加上子宫内局部压力增加，促使子宫产生强有力的宫缩。

2. 恐惧心理和疼痛敏感因素所致

有些产妇只凭道听途说，便认为分娩非常疼痛，甚至痛苦不堪，因而对分娩异常恐惧，其实这也是因为对分娩过程缺乏了解造成的。还有些产妇平时就对疼痛很敏感，又轻信一些经产妇添油加醋的形容，便想象着分娩时如何疼痛，这样势必造成巨大的心理压力，从而加剧分娩时的疼痛。

⭐一种幸福的疼痛

相信很多孕妈妈对分娩疼痛都有或多或少的了解，不过有一点是肯定的：分娩疼痛绝对是可以忍受的。人类几千年繁衍不息的进化史就足以证明这一点。

其实，分娩的疼痛是一种幸福的疼痛，当看到小生命呱呱落地的一刹那，一切的疼痛都不算什么了。这正如一首诗所写：值得用疼痛来纪念的，只有生命。

⭐没有妈妈的疼痛，就没有聪明健康宝宝的降生

原因1：妈妈子宫的收缩力（疼痛），是宝宝自然娩出的原动力

打一个比方，假如妈妈的子宫如同一个口袋，胎宝宝在妈妈子宫里生活就如同被装在一个口袋里，而扎紧袋口的绳子，就是妈妈的子宫颈口。子宫颈口和长长的阴道，由坚硬的结缔组织和肌肉组成，平时这些器官都是紧紧地关闭着，以防止胎宝宝从口袋里滑脱出来。随着临产，这些坚硬的结缔组织和肌肉在雌激素的作用下开始变松变柔软，以利于分娩时宝宝从此顺利通过。

原因2：只有通过妈妈的产道，宝宝才能获得新生

由于妈妈的产道并不是光滑平直的，而是一个上宽下窄、略微上翘的弯行"隧道"。在这个隧道中还设有几道关卡。宝宝要想顺利通过，必须要做一系列的动作，如衔接、下降、俯屈、内旋转等。然而这一系列动作的完成，完全依赖于妈妈的子宫收缩力和产道产生的反作用力的合力。因此，从这个意义上来说，只有分娩时妈妈的疼痛，可爱的宝宝才得以顺利降生，所以说妈妈的疼是必须的。

原因3：只有经过产道挤压，宝宝出生后才能迅速建立正常呼吸

子宫的收缩及产道的挤压作用，使胎儿呼吸道内的羊水和黏液排挤出来，新生儿窒息及新生儿肺炎发生率减少。随着宝宝的一声长啼，肺泡张开，从此便开始了独立的呼吸运动，宝宝也顺利完成了从"水中生活"到"陆地生活"的过渡。

原因4：有利于宝宝的智力及感官运动等的开发

胎儿在产道内受到触、味、痛觉及本位感的锻炼，刺激了脑活素的释放，促进大脑及前庭功能发育，有利于宝宝的智力、性格及感官运动等的开发。这是剖宫分娩所不能达到的。

原因5：有利于产后恢复

分娩阵痛使子宫下段变薄，上段变厚，宫口扩张，产后子宫收缩力更强，有利于恶露的排出，也有利于子宫复原。

原因6：新生儿具有更强的抵抗力

在自然分娩过程中免疫球蛋白G(IgG)可由母体传给胎儿，故而新生儿具有更强的抵抗力。

如何处理分娩疼痛

每个人对疼痛的具体感受及耐受性不尽相同，你可能只是隐隐作痛，而别人却已经痛不欲生了。不过一般来说，准备得越充分，掌握的信息越丰富，就越不容易感到害怕，分娩过程也就越不痛。下面介绍如何建立一套处理个人疼痛的方法，以备孕妈妈参考。

忘掉恐惧

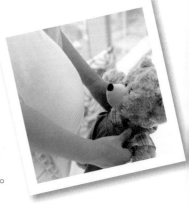

恐惧会导致肌肉紧张，进而又引起疼痛，疼痛造成更大的恐惧，恐惧又引起更加强烈的紧张，紧张又造成疼痛加剧，如此循环不已。所以，产妇要学会和身体合作而不是对抗。

要做到这一点，首先要忘掉恐惧。因为恐惧和不安会使你的身体产生过多的应激激素，这些激素会抵消掉身体产生的另一种用来促进产程和减轻不适的激素。这样一来，疼痛程度就会增加，产程也会拖得更久。

所以，分娩时要尽量使自己处于放松状态，以使宫颈柔软扩张，有利于分娩。

分娩前消除恐惧

直面恐惧。 对于分娩，你最害怕什么？是怕疼呢，还是因为以前有过不好的体验？是担心剖宫产，还是会阴侧切术？是担心生到一半受不了，还是怕宝宝会有什么问题？最好把所有担心的事情都写在一张纸上，并在旁边注明避免这种恐惧的方法。如果有些事你无力改变，那就想办法让自己不要担心，因为再多的担心也于事无补。

多了解分娩信息。 你知道得越多，就越不感到害怕。尽管每一位妈妈分娩的具体情况都不尽相同，分娩的经验也因人而异，但是大致上还是有一个共同的过程。倘若你提前了解分娩的过程、你会有的感觉，以及为什么会有这些感觉，到时候你就比较有自信，自然不会被轻易吓着了。

选择导乐。 分娩时如果能有一位专业的导乐师陪护在身边，相信你的担心会减少很多。她可以在分娩过程中为你解释各种感觉，提供一些处理阵痛的建议，同时在需要作决定时，还可以协助你了解情况以及参与决策过程，她会帮助你进行心理上的一系列调适。

多跟不怕分娩的亲友相处。 不良情绪是会传染的，恐惧自然也不例外。千万别让那些被吓破胆的亲友进产房陪你，应该让那些坦然面对分娩的亲友进产房鼓励你。

避免回想后怕的经验。记住，别把过去可怕的经验带进产房。分娩会引起先前难产经验等不愉快回忆，这可能会让你不由自主地全身紧张起来。因此，在分娩之前，你一定要妥善处理好过去重大创伤所引起的附加后果，必要时可以求助于医生或导乐。

学习减轻分娩痛的辅助动作

孕妈妈可以练习以下生产的准备动作，为顺利分娩打下良好基础。

1.膝盖跪地，慢慢旋转腰部，或试着用力。这样可以使胎宝宝容易下降，缓解对背部的压迫，减轻腰痛。

2.坐在矮的小椅子上，张开双腿，试着用力，请准爸爸协助支撑住双腿。注意全身放松，不要紧张，否则会加强阵痛，胎宝宝也会不易下降。

3.保持轻松的心情，将手放在椅子或台面上，腰部作画圆般旋转，这个动作可以缓解分娩过程中难忍的阵痛。

4.采取跪着或站立的姿势，并靠在协助者的身上往前倾，这样可以减轻分娩疼痛。

5.在阵痛间隔想要躺下来时，将膝部放在枕头上面，可以防止脚部抽筋。另外，在背部下面也可以放个枕头，这样可能会更加舒服。

6.双膝跪地，头部、胸部慢慢贴在地板上，抬高臀部。这个动作可以使分娩速度减慢，防止会阴由于没有充分伸展而裂伤。

7.在阵痛间隔，可以靠在椅垫上放松地稍微歇息一会儿。或将两手、两膝张开，与肩同宽，贴在地板上，采用自己觉得轻松的姿势。不过，要避免靠向后面坐着的姿势，这种姿势会使重量落在尾骨上，限制了骨盆扩展，导致分娩不顺利。

自然分娩 PK 剖宫产

随着现代分娩科技的进步，很多80后孕妈妈因为惧怕分娩痛就轻率地选择剖宫产的方式进行分娩，这是非常不明智的一种做法。现代手术的确越来越安全，并且也确实挽救了不少母子的性命。但是，对于大多数年轻孕妈妈来说，自然分娩是人类繁衍的自然生理过程，是目前人类生育最合适、最安全的方式。

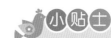 小贴士

自然分娩的注意事项

❀ 初产妇会阴口较紧或者需要进行手术助产时，可能要进行会阴切开术，帮助胎儿娩出。

❀ 若产妇无法承受分娩引致的疼痛，产科和麻醉科医生则会按照个别情况为产妇进行各种镇痛方法，如硬膜外麻醉镇痛术等。

孕 8 月
孕 2 月
孕 3 月
孕 4 月
孕 5 月
孕 6 月
孕 7 月
孕 8 月
孕 9 月
孕 10 月

自然分娩与剖宫产两种分娩方式之比较

分娩方式	对孕妈妈的影响	对胎宝宝的影响
自然分娩	经历过分娩阵痛的孕妈妈更能体会到为人母的崇高和伟大，无形中与宝宝建立起了超越一切的深厚情感，同时也给了宝宝人生的第一次锻炼机会 创伤小，安全系数高，出血少，产后复原快，也比较节约开支	随着子宫有节律性地收缩，胎宝宝的胸廓接受到有节律的压迫，肺部迅速产生一种肺泡表面活性物质，有利于肺部扩张，建立自主呼吸 分娩时经产道挤压，新生儿湿肺发生率降低。自然分娩的宝宝运动协调性高，神经、感官系统发育较好 分娩时受压，血液循环速度减慢，有利于血液充盈，兴奋呼吸中枢，建立正常的呼吸节奏
剖宫产	手术出血多，易感染，术中极有可能伤及脏器，创伤面大，产妇易患羊水栓塞，也给日后再孕带来了难度，增加瘢痕妊娠、瘢痕处胎盘植入的风险。有可能出现子宫破裂，危及孕妈妈的生命 产后出现并发症的可能性是自然分娩的10多倍，疼痛和恢复时间也较长。术后须禁食，影响母乳喂养 从经济角度讲，剖宫产费用昂贵，是自然生产的2~3倍	未经产道挤压，新生儿湿肺的发生率高于自然分娩儿 剖宫产儿发生运动不协调的概率高，且容易出现感觉综合失调问题，如精神不易集中、多动等，在情商和免疫功能方面，也较自然分娩儿要差 术中风险大，可能会造成新生儿软组织损伤

什么样的情况下需要选择剖宫产

剖宫产毕竟是个大手术，需要时间复原，因此如果不是有绝对的必要，还是应该避免。采用一种能使身体感受到疼痛的刺激——来通知身体，这样子宫才会努力地完成分娩的伟大任务。

✦ 剖宫产的适用情形

若有下列情形，医生会施行剖宫术取出胎儿：

1. 自然分娩产程无法继续

初产妇的宫颈扩张时间平均比经产妇长，若产程中发生宫颈扩张迟缓或停滞、胎头下降受阻、阴道分娩发生困难时，必须实施剖宫产手术。

2. 前一胎剖宫产

一般来说，前一胎剖宫产后，会增加近 1% 的子宫破裂机会。若是直式的子宫剖开方式，则子宫破裂的机会会增加 4 倍左右，因此，多在进入产程之前安排好手术时间。而前一胎采用子宫下段横切口手术者，医生会根据子宫疤痕愈合情况、是否存在再次剖宫产的指征等，和家属商讨手术方式。

3. 胎儿窘迫

导致胎儿窘迫的因素有：胎盘功能不良、吸入胎便，或产妇本身患有高血压、糖尿病、子痫前期等并发症。发生胎儿窘迫，胎宝宝就会因宫内缺氧而处于危险境地，严重者有可能胎死腹中。大部分胎儿窘迫可通过胎心监护仪监测到胎心异常，或在超声波下显示胎儿血流异常，若经过医师紧急处理后仍未改善，则应该施行剖宫产迅速将胎儿取出，以防发生生命危险。

4. 头盆不相称

产妇如果有骨盆结构上的异常，或胎头相对于骨盆来说太大，使得胎儿无法顺利通过产道，那么就应该采取剖宫产。

5. 胎位不正

初产妇在足月时胎位不正、臀位或横位，多以剖宫产为宜。

6. 发生胎盘异常

如前置胎盘、胎盘早剥等。胎盘位置太低，挡住了子宫颈的开口，前置胎盘或胎盘过早与子宫壁剥离而造成大出血或胎儿窘迫等，都是剖宫产的可能原因。

7. 骨盆狭窄或罹患不适宜自然生产的疾病

产妇骨盆狭窄，或患重度先兆子痫、心脏病及其他严重疾病无法胜任阴道分娩，如子宫肌瘤、卵巢囊肿、子宫有疤痕等，经医生评估无法进行阴道生产者，也需要选择剖宫产。

8. 早产

发生早产的胎宝宝由于身体发育尚不成熟，还比较虚弱，通常胎宝宝小于 36 周，体重小于 2.3 千克，可能无法承受自然分娩的压力，此时需要施行剖宫产手术。

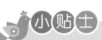

小贴士

剖宫产注意事项

❀ 手术前 8 ～ 12 小时禁食。手术后麻醉药药劲过后至随后数天会感到伤口疼痛。

❀ 产妇将被麻醉，医生会在下腹部及子宫下段作横切口，取出胎儿。

❀ 术后 24 小时要及早下地走动，以促进术后恢复，防止肠粘连及并发血栓性疾病，也有利于排气。

❀ 术后及早开奶并尽可能哺喂宝宝，母婴同室非常有必要。

❀ 术后要严格避孕，两年内避免再次妊娠。

导乐分娩——帮助孕妈妈顺利生产

导乐的定义

导乐是希腊词 Doula 的音译，是指一位有生育经验的女性，在产前、产时、产后的这段时间，陪伴产妇并且给予产妇持续的生理上和心理上以及教育方面的支持和帮助，使其顺利完成分娩过程。导乐所给予的支持是产妇身体亲密关系的人无法替代的。

导乐师科学指导分娩

确切地说，导乐师的工作就是以亲切的语言、目光、表情去安慰、鼓励产妇，并给予产妇有关活动、饮食、休息、屏气等方面的科学的指导，以达到减轻产痛、顺利分娩的目的。

"别紧张！放松！""深呼吸！用力！"分娩室中，导乐师就像一位有着丰富经验的教导员，耐心地、果断地指导着产妇的呼吸和用力，以及心理方面的调适。导乐分娩一般分为产前、产时、产后三个阶段。

1. 产前深谈

从入院待产开始，专业的导乐师就开始了其"一对一"全程、全方位的服务。通过和产妇及家属交谈，了解产妇的身心状况（特别是其最迫切的心理）和对分娩的认知水准，以及家庭成员的心理反应和态度。此外，还要向产妇及其家属介绍分娩的相关知识和医院情况，消除产妇对分娩的恐惧心理，并随时观察产妇出现的各种情况，及时通知医生。

2. 产时全程陪护

第一产程

潜伏期：出现规律宫缩后，产妇及家人和导乐助产士被单独安排在一个安静的房间，这时候产妇精力还比较充沛，导乐就可以抓住这一时机与产妇建立相互信任，并给予必要的指导。

活跃期：随着宫缩的不断增强，产妇的疼痛感和恐惧也在升级，产妇会变得异常脆弱，这时导乐就要帮助产妇经常改变体位或给予腹部按摩，促进舒适，并随时告知产程的进展及胎宝宝的情况，帮助产妇树立信心。

第二产程

指导产妇与医护人员配合，在产妇身边及时给予肯定和鼓励，使她们增强信心；在宫缩间隙尽可能地满足产妇的一切生理需求，如喂水、进食、擦汗宽衣等，并从细节上帮助产妇正确地配合分娩，如教她何时用力，怎样呼吸的技巧，帮助产妇树立信心，顺利分娩。

第三产程

导乐向产妇及家属表示衷心的祝贺，与产妇一起分享分娩成功的喜悦，并指导产妇进行早接触、早吸吮等母乳喂养常识与技巧。

3. 产后细叮咛

分娩结束后，导乐应陪同产妇一起回到病房，协助护理新生儿，要及时叮嘱产妇排尿，以防止产后出血等并发症。

孕 10 月妈妈营养饮食

孕 10 月营养饮食方案

孕 10 月，孕妈妈的饮食要丰富多样，每天保证食用两种以上的蔬菜，要食用体积小、营养价值高的食物，如动物性食品等，尽量减少营养价值低、体积大的食物，如土豆、红薯等，保证营养全面均衡。而且，为储备分娩时消耗的能量，孕妈妈应该多吃富含蛋白质、糖类等能量较高的食品，同时也要合理管理体重。

★ 孕 10 月关键营养素：维生素 B_1

作用：避免产程延长，分娩困难

➡ 维生素 B_1

在这最后一个月里，孕妈妈应补充各类维生素和足够的铁、钙等微量元素，尤其是维生素 B_1。维生素 B_1 又称硫胺素，是一种水溶性维生素，它的主要作用就是参与碳水化合物的代谢，从而保证人体热量的正常供应。如果维生素 B_1 不足，易引起孕妈妈呕吐、倦怠、体乏，还可导致分娩时子宫收缩，使产程延长，分娩困难。所以，为了避免产程延长，分娩困难，孕妈妈应适量补充维生素 B_1。

在谷类中，大米、面粉含维生素 B_1 较多；在蔬菜中，豌豆、蚕豆、毛豆等的维生素 B_1 含量较多；此外，猪肉、猪肝、猪心及蛋类等含维生素 B_1 也较多。这些食物，孕妈妈可适当选择食用。

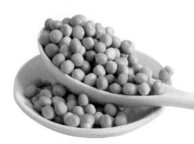

富含维生素 B_1 的食物：豌豆

★ 孕 10 月重点营养素

➡ 蛋白质

建议孕妈妈每天摄入优质蛋白质 80~100 克，为将来给宝宝哺乳作准备。

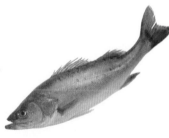

富含蛋白质的食物：鱼类

孕 8 月
孕 2 月
孕 3 月
孕 4 月
孕 5 月
孕 6 月
孕 7 月
孕 8 月
孕 9 月
孕 10 月

❧ 脂肪和糖类

本月可多食脂肪和糖类含量高的食物，为分娩储备能量，应保证每天主食或谷类 300~400 克左右，总脂肪量 60 克左右。孕妈妈可以多喝粥或面汤，还应注意粗细搭配，避免出现便秘。

分娩前，孕妈妈可以多吃些脂肪和糖类含量高的食物，为分娩储备能量。每天保证主食（谷类）250~400 克，包括薯类及杂豆，总脂肪量在 60 克左右。此外，还应注意粗细搭配，避免便秘。

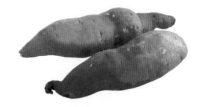

富含脂肪和糖类的食物：红薯

❧ 维生素

除非医生建议，孕妈妈在产前不要再补充各类维生素制剂，以免引起代谢紊乱。最好多食新鲜的蔬菜，以获取足够的维生素。

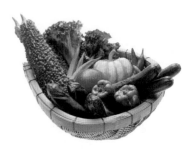

富含维生素的食物：蔬果在一起的混合

分娩当天的饮食

孕妈妈分娩要消耗极大的体力，一般整个分娩过程要经历 12~18 个小时，分娩时子宫每分钟要收缩 3~5 次。这一过程消耗的能量相当于跑完 1 万米或走完 200 多级楼梯所需要的能量，可见分娩过程中体力消耗之大。

★ 待产期间适当进食

待产期间孕妈妈要适当进食，以补充体力，可以多吃一些富有营养、易于消化且清淡的食物，例如挂面、馄饨、鸡汤、鱼汤等。也可以随身携带一些高能量的小零食，如巧克力等，以便随时补充分娩时消耗的体力。

★ 第一产程：半流质食物

第一产程并不需要产妇用力，但是耗时会较长，所以孕妈妈可以借机尽可能多地补充些能量，以备有足够的精力顺利度过第二产程。孕妈妈可以多吃稀软、清淡、易消化的半流质食物，如蛋糕、面条、糖粥、面包等，因为这些食物多以碳水化合物为主，在胃中停留时间比蛋白质和脂肪短，易于消化，不会在宫缩紧张时引起产妇的不适或恶心、呕吐。

★ 第二产程：流质食物

在即将进入第二产程时，随着宫缩加强，疼痛加剧，体能消耗增加，这时候多数产妇不愿进食，可尽量在宫缩间歇适当喝点果汁或菜汤、红糖水、藕粉等流质食物，以补充体力，增加产力。

巧克力是很多营养学家和医生所力荐的"助产大力士"，孕妈妈不妨准备一些，以备分娩时增加能量，补充体力。

✦ 孕10月一日营养食谱举例

餐次	用餐时间	食谱参考
早餐	7:00~8:00	银耳羹1碗，煮鸡蛋1个，清炒南瓜100克，奶酪蛋糕1块
加餐	10:00	牛奶1杯，坚果适量，水果沙拉1份
午餐	12:00~12:30	紫薯粥1碗，鸡蛋炒黄花菜（见P308）100克，尖椒炒肉丝150克，肉末茄子（见P308）150克，馒头1个
加餐	15:00	酸奶1杯，苹果1个，坚果适量
晚餐	18:00~18:30	素什锦100克，木耳炒鸡蛋150克，萝卜丝鲫鱼汤（见P308）适量，香菇鸡粥1碗
加餐	21:00	红枣红豆汤1碗，坚果适量，香蕉1根

🐦 小贴士

助产大力士——巧克力

巧克力含有丰富的营养，每100克巧克力就含碳水化合物55~66克，脂肪28~30克，蛋白质约15克，还含有矿物质、钙、维生素B_2等，且巧克力能够快速补充热量，难怪巧克力被众多营养学家推崇为"助产大力士"。

孕妈妈在临产前或分娩时适当地吃些巧克力，有下列好处：

1. 巧克力营养丰富，含有大量的优质碳水化合物，能在很短时间内被人体消化吸收和利用，产生出大量的热能，供人体消耗。

2. 巧克力体积虽小，但发热量多，而且香甜可口，吃起来也方便。产妇只要在产程中吃一两块巧克力，就能在分娩过程中产生热量。

孕8月
孕2月
孕3月
孕4月
孕5月
孕6月
孕7月
孕8月
孕9月
孕10月

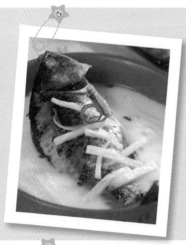

萝卜丝鲫鱼汤 健脾开胃

材料 鲫鱼1条（约250克），白萝卜250克。

调料 枸杞、姜丝、盐、料酒、植物油各适量。

做法

1. 鲫鱼去鳞，除鳃和内脏，洗净，抹上料酒，腌渍10分钟；白萝卜洗净，切丝。
2. 锅内倒油烧热，放鲫鱼煎至两面的鱼肉变白，加枸杞、姜丝和适量清水大火烧沸，转小火煮20分钟，放入萝卜丝煮熟，用盐调味即可。

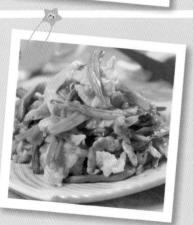

鸡蛋炒黄花菜 安胎

材料 鸡蛋3个，干黄花菜20克。

调料 植物油、白糖、料酒、高汤、盐各适量。

做法

1. 鸡蛋打碗中，加料酒、盐搅匀；干黄花菜洗净，泡发，切段，焯透，捞出沥水。
2. 锅内倒油烧热，倒入鸡蛋，炒熟，放入黄花菜、白糖、高汤烧开片刻即可。

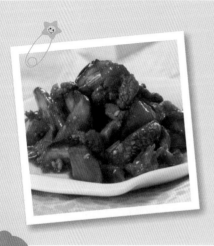

肉末茄子 消肿止痛

材料 茄子250克，瘦猪肉50克。

调料 葱末、姜末、盐、鸡精、水淀粉、酱油、白糖、蒜末、植物油各适量。

做法

1. 茄子去蒂，洗净，切块；瘦猪肉洗净，剁末。
2. 锅内倒油烧至七成热，炒香葱末、姜末，放肉末煸熟，倒入茄子块翻匀，加酱油、白糖和清水烧至茄子块熟透，加蒜末、盐、鸡精调味，水淀粉勾芡即可。

本月聚焦：迎接预产期

孕8月
孕2月
孕3月
孕4月
孕5月
孕6月
孕7月
孕8月
孕9月
孕10月

★ 认识顺产

正常的分娩时间

顺产就意味着在生产没有难度的时期分娩，即足月产。

顺产的胎位

顺产的胎宝宝胎位应该是头部向下的姿势。相反，头部在上，脚在下叫臀位，临产时胎宝宝还没转成头位，在分娩时臀脚容易出来但头难出来，会给胎宝宝造成危险，所以胎儿臀位时多采用剖宫产。

顺产宜采用自然分娩

顺产意味着不是难产或剖宫产，而是自然分娩。自然分娩的可能与否主要取决于胎头大小和孕妇骨盆大小，也与产道的形状和分娩时阵痛强度有关。产妇的骨盆较小或胎宝宝体重较大都会影响自然分娩。另外，胎儿臀位、横位，胎儿畸形，多胞胎，高龄初产或巨大儿会增加难产和剖宫产风险。

🐦 小贴士

顺产需做的生活调养

1. 均衡营养，避免进食太多造成巨大儿

专家指出，怀孕期间，孕妇的体重增加宜控制在 8 ~ 15 千克，平均 12.5 千克。胎儿太大，是现在导致难产的最主要原因。所以，整个孕期只要能均衡营养，保障胎儿发育所需的养分就够了。

2. 定时做产前检查

除了按照产检表进行例行的常规检查外，孕妈妈还要认真听从医生的建议，在接近预产期的时候，做"内诊"检查，尽管这些检查会让孕妈妈感觉有些不舒服，但若医生觉得有必要，还是要欣然接受。

3. 加强锻炼，增强体力

运动的形式与强度因人而异，不可勉强。孕妈妈可以根据自身的具体情况以及胎宝宝的发育状况，选择适合自身的锻炼方式，例如可以做做本书中所提到的孕妇体操、瑜伽或按摩等，但一定要注意运动的时间和强度，如果出现肚子坠痛或异常症状就要立即停止。

4. 提前掌握分娩过程

接近生产，孕妈妈可以和丈夫一起了解生产全过程，还可以练习呼吸法进行放松，对分娩中控制心情、促进顺产有帮助。

顺产所需时间为 12~15 小时

分娩需要的理想时间为 12~15 个小时。分娩时间长，孕妈妈的体力下降，胎宝宝活动减弱的危险性高。分娩时间太短，子宫口瞬间打开，急产增加母儿损伤。但所谓的理想时间仅为理论上的，具体还要受胎儿的头部大小、子宫口打开的时间、阵痛的强弱、宫缩剂或无痛分娩的应用等因素影响，只要胎宝宝自然顺利地自产道娩出就是顺产。

顺产分娩三产程

1. 顺产第一产程：开口期

开口期是指从规律宫缩开始到子宫口开全所经历的时间，这是第一产程。一般来说，此产程所需时间最长，初产妇往往要经历 12~14 个小时的阵痛，经产妇也需要 6~8 小时。

2. 顺产第二产程：分娩期

分娩期是指宫口开全至胎儿娩出所经历的时间，这是第二产程。一般不超过 2 小时，初产妇要持续 1~2 小时，经产妇可在 1 小时之内完成。

3. 顺产第三产程：娩出期

第三产程为胎盘娩出，一般需 10 分钟，最多不会超过半小时。

提前了解临产迹象

很多夫妻自己不能辨识分娩的早期迹象，结果导致一有子宫收缩反应就匆匆忙忙赶去医院，甚至措手不及地在家中分娩。下面为你详细介绍一下临产迹象，方便准爸妈作参考。

● **胎动减少**。这是由于孕妈妈子宫中的剩余空间减少了，在分娩之前，胎宝宝也似乎要变得安静一些。若孕妈妈因胎动大大减少而感到担心，可以和医生谈谈。

● **轻微腹泻**。此时孕妈妈可能会有轻微的腹泻现象，这是胎宝宝在清理他的肠胃，避免给分娩造成障碍。另外，孕妈妈的体重可能会有所减轻，一般来说，分娩前体重减轻 0.9~1.4 千克是正常的。

● **见红**。孕妈妈可能会有见红现象，一种混有血液的阴道分泌物被排出，这多在上厕所时于内裤上发现。这是因为孕期在子宫颈中阻挡黏液和血的栓塞被排出，使子宫颈张开以备胎儿通过。若出血量较多，须咨询医生。

● **破水**。小说和电视剧情中的分娩往往以破水开始，这在现实生活中很少见。一旦发生这种情况，请第一时间通知医生，因为胎儿在破水后的 24~48 小时内出生较好，否则，没有羊水的保护，胎儿有感染病菌的危险。

● **子宫收缩**。这是鉴别是否临产的确切标志，这个过程可能会持续几周，孕妈妈可以在家休息待产。此时的宫缩为假宫缩，多没有规律，间隔时间长短不一，常在夜间发作，白天好转。孕妈妈常常会因此感到腰酸和腹胀，也有人会觉得肚子发硬。

真假临产的辨识

真临产先兆	伪临产先兆
宫缩有规律，每隔 5 分钟子宫收缩一次	宫缩无规律，收缩时间不恒定，有时每 20~30 分钟一次，有时每 3~10 分钟就收缩一次，然后突然停止
宫缩逐渐增强，往往以子宫一阵痉挛似的剧痛开始，痛感蔓延到腿部、背部和腹部，没有大便，却有强烈的便意	子宫收缩的强度不随时间而增加
当行走或休息时，也无法缓解宫缩带来的阵痛	站立活动后多发阵痛，改变体位或休息后好转
宫缩伴有见红，分泌物量多，且呈现褐色或血色	不伴有黏液增多或见红
宫颈内口逐渐扩张	宫颈内口没有明显改变

◆4 种该去医院的情形

出现"5-1-1"宫缩原则

所谓"5-1-1"原则是指宫缩每间隔 5 分钟 1 次，每次持续 1 分钟，而且持续 1 小时以上。对于大部分初产妇来说，如果达到"5-1-1"的宫缩时，就意味着你该去医院了。

破水

破水就是包裹胎儿的胎膜破裂了，阴道突然流出如尿液一样多且带有腥味的水，无法控制。破水多在子宫口开到能通过胎儿头的大小时发生，也可发生在胎儿娩出的一刹那，有的是临产启动的最先征兆。一旦破水，无论是否有宫缩或其他临产先兆，都要立即住院。在去往医院的途中，应平卧，最好垫上干净的卫生巾，以避免被感染。

有时会出现假破水的现象，这时流出的羊水量比较少且很快就停止了，不要误以为是白带增多，要及时去医院做检查，不可大意。

见红

见红是临近分娩的先兆，一般情况下，见红后不久就会开始真正的宫缩——有规律且能促使胎儿娩出的宫缩，这时离分娩不远了，该去医院了。

到预产期怎么办

一些孕妈妈到预产期时迟迟没有临产先兆，过 3~4 天应到医院进行超声检查了解羊水量，胎心监护了解胎儿安危，若正常，可再等待到 41 周，仍无临产征兆，可入院进行引产，诱发宫缩。过早或过晚入院都是不好的。

对于患有妊娠并发症或有其他异常的孕妈妈，要听从医生关于何时去医院的明确指示并遵照执行。

孕 8 月

孕 2 月

孕 3 月

孕 4 月

孕 5 月

孕 6 月

孕 7 月

孕 8 月

孕 9 月

孕 10 月

入院清单

入院时需要携带的物品有：医疗证、身份证、《母子健康手册》、洗漱用具、拖鞋、换洗衣物、睡衣或开襟式睡袍、笔记用品、开襟毛衣、毛巾4条、腰巾1条、腹带1条、产后垫巾1包、薄绵纸1盒、纱布、手帕、药棉2包、筷子、饭盒、哺乳期专用胸罩、零用钱和手机。

临产前丈夫的爱妻行动

眼看着妻子就要进入预产期了，身为丈夫的你，除了帮助妻子准备入院需要携带的物品和分娩物品外，还能够做些什么来帮助妻子顺利生产呢？下面的几点准爸爸们可参考下。

1. 布置房间

在妻子临产前，丈夫应该将房间清扫好，保证房间的采光和通风情况良好，并尽量把房间布置得温馨、舒适，让母子能够在一个清洁、安全、舒服的环境里愉快地度过产期。

2. 拆洗被褥和衣服

这时候，妻子已经行动很不方便了，丈夫应主动承担起家务，将家中的衣物、被褥、床单、枕巾、枕头拆洗干净，并在阳光下暴晒消毒以备用。

3. 准备食物

可以去超市购置挂面或龙须面、小米、大米、红枣、面粉、红糖，这些是产妇必备食物。还要准备鲜鸡蛋、植物油、虾皮、黄花菜、木耳、花生米、黑米、芝麻、海带、核桃等食物。

4. 购置洗涤用品、化妆品等

洗涤用品，如肥皂、洗衣粉、洗洁精、去污粉等，是产后不可缺少的居家必备。另外，还要为妻子准备好必要的化妆品，以便分娩后和宝贝合影时看起来更漂亮。

临产时的最佳陪护

丈夫是妻子生产的最佳陪护人。这是因为丈夫陪在身边，可以帮助妻子克服紧张心理，可分担妻子的痛苦，也可分享宝宝降生的喜悦，这对于增进夫妻感情来说也是难得的好事。

缓解妻子痛苦的小妙招

妙招一： 多鼓励、多安慰，用话语为妻子树立顺产的信心。不善于表达的准爸爸可以用行动来表示对妻子的支持和关爱。

妙招二： 为妻子按摩。在整个生产过程中，通过对妻子背部、腰部、腹部等部位的按摩，可以使妻子的疼痛得到缓解。

妙招三： 制造轻松的氛围。在阵痛间歇，可以和妻子一起设想即将诞生的小宝宝的模样，以及将来的养育话题，还可以时不时地拿对方的优缺点来点调侃，开开玩笑等，制造轻松气氛，缓解妻子的紧张心情。

做妻子的能量补给站

为妻子准备好充足的水、点心或喜欢吃的小零食，最好再准备些巧克力，为妻子补充能量。要知道，分娩是一场体力和耐力的"博弈"，孕妈妈在生产过程中，体力消耗比较大，需要及时补充水和能量，只有这样才能保证足够的产力。正所谓"兵马未动，粮草先行"，讲的就是这个道理。

孕妈妈爱运动

★ 产前运动锻炼

盆底肌和骨盆是决定分娩是否顺利的关键部位，对这两个部位进行训练，能够帮助孕妈妈顺利分娩。

盆底肌训练

1. 缓慢收缩。吸气，然后再呼气，在此过程中紧闭肛门，就像正在制止排便。同时紧闭尿道口，感觉像憋尿。活动阴道周围的肌肉，一松一紧，一张一弛。想象电梯正在上升，一楼、二楼、三楼……当你感觉到达顶层时，屏气，保持尿道口、阴道口、肛门同时紧缩，坚持数分钟，然后缓慢放松，千万不要一下子松懈下来。放松臀部和大腿，将注意力集中在尿道口，而不是肛门处。缓慢收缩动作可以锻炼肌肉的耐力。

2. 迅速收缩。如果你已经感觉到盆底肌在渐渐强壮起来，继续重复以上的锻炼，可以加快收缩的速度。迅速收缩动作可以加强对盆底肌的控制能力。

3. 缩肛。锻炼肛门括约肌，同时也加强整个骨盆底。动作要领是有规律地往上提收肛门，然后放松，一提一松就是缩肛运动。

4. 让脐部紧贴脊背。这个动作可以锻炼深横肌，应该结合盆底锻炼操，这样才能让所有的肌肉都活动起来。站着或坐着的时候都可做这节操。一只手放在腹部，另一只手放在乳房下方，用腹部吸气，想象一只气球慢慢充气的过程。然后呼气，同时紧吸脐部。也可以在吸气时挺起乳房，呼气时握紧乳房。慢慢吸气，缓缓放气，再吸气，再呼出，保持盆底松弛。

5. 松弛骨盆底部。再次想象你正在电梯里，从一楼到地下室，试着松弛下颌骨，感觉下巴自然下垂，嘴巴自然张开，然后轻轻收缩所有肌肉，电梯回升，结束锻炼。

骨盆训练

1. 平躺式。躺在瑜伽垫上，双膝弯曲，双脚放平。将一只手放在背后部的空隙里，另一只手搭在髋骨上。将背部压向瑜伽垫，这时应感到髋骨向后移动，臀部略微向上倾斜，保持5秒钟后慢慢放松。

2. 站立式。身体站直，双臂垂放在身体两侧。双腿略微弯曲，让骨盆倾斜，在做的时候把气呼出来。当你的背下部呈曲线时，臀部将会向下降落。肩膀保持

313

不动，移动骨盆，保持 5 秒钟，然后放松身体并直立。

3. 半蹲式。抓住牢固的东西，将左脚置于右脚前。左膝稍向外伸，将身体降低，保持臀部收紧，背部挺直站起来，换另一条腿做一遍。

4. 全蹲式。保持背部伸张和挺直。双腿分开并尽量蹲低一些尽量使脚跟触及地面，让脚跟与脚趾平均分担重量。

5. 扭动式。仰卧在床上，两腿与床呈 45°，双膝并拢，带动大腿和小腿左右摆动。摆动时两膝好像在画一个椭圆形，要缓慢而有节奏地运动。双肩和脚底要紧贴床面。左腿伸直，右腿保持原状，右腿的膝盖慢慢向左倾倒。右腿膝盖从侧面恢复原位后，再向右侧倾倒，两腿交替进行。

▶产后保健操

自然分娩的新妈妈产后 6~12 个小时就可以下床做轻微活动了，第 2 天便可以在室内来回走动，在走动的同时不妨做做下面介绍的保健操，对身体康复不无裨益。

1. 深呼吸。用鼻子深吸一口气，再从口中慢慢吐出。

2. 手指屈伸运动。从拇指开始，依次握起，再从小指开始依次展开。两手展开、握起，反复进行。

3. 背、腕伸展运动。两手在前，握住，向前水平伸展。手向前伸展，背部用力后拽。两肘紧贴耳朵，两手掌压紧。坚持 5 秒钟，放松。两手在前相握，手掌向外，同样向前伸展，握掌。坚持 5 秒钟，放松。

4. 转肩运动。脚掌相对，脚尖向内侧弯曲，再向外翻。两脚并拢，脚尖向前伸。紧绷大腿肌肉，向后弯脚踝。呼吸 2 次后，撤回用在脚上的力。两脚并拢，右脚尖前伸，左脚踝后弯，左右交替进行。

5. 颈部运动。仰卧，两手放于脑后，肩着地，只是颈部向前弯曲。复原，颈部向右转（肩着地），犹如向旁边看，然后向左转。

本月胎教

英语胎教

用英语来进行胎教，可能有些孕妈妈乍一听会觉得有点不知所措。如今，英语已经成为一种国际通用语言，学习英语是大势所趋，要尽早着手，孕妈妈可以通过说英语、看英文原版电影、听英文歌曲等一系列方法，从胎儿期就为宝宝创造一个英语的环境，这就是英语胎教的意义。但是，这并不意味着我们通过英语胎教就能生出一个英语天才。英语胎教更多地应该把重点放在"胎教"两个字上，用愉快、积极的心态去读英语文章、唱英文歌，对提升胎宝宝的智力有好处，并且能使其对英语有一种天生的熟悉感。

英语胎教的方法

1. 用英语和胎宝宝对话。对胎宝宝脑细胞进行刺激的最好方法就是胎谈，孕妈妈和准爸爸一起来和胎宝宝进行英语对话吧。不必觉得不好意思，就从最简单的"Good morning, baby"开始吧。孕妈妈可以一边抚摸着腹部，一边用英语传递自己的心声，慢慢地你就会变得熟练起来了。

2. 给胎宝宝朗诵简单有趣的英语教材。孕妈妈的英文水平不一样，兴趣爱好也会有或大或小的差异，所以应该根据自己的情况选择合适的英语教材。推荐阅读简单有趣的童话书，尽量选择那些带有漂亮图片的，一边看着优美的图画一边朗读的书，可以给胎宝宝的大脑带来更多的良性刺激。

3. 在晚8点至次日11点有感情地朗读。孕妈妈每天进行英文胎教的时间最好要固定，胎宝宝的听觉神经在晚上8点到第二天上午11点最为敏锐，所以孕妈妈应该尽可能地选择在这时间段朗读。孕妈妈可以一边轻轻抚摸胎宝宝，一边有感情地朗读，准爸爸也应该积极地参与进来，因为准爸爸低沉的嗓音更容易引起胎宝宝的注意。读完之后，可以轻轻拍拍胎宝宝并说上一些鼓励的话。

4. 使用音像制品刺激胎宝宝。如果孕妈妈本身在英语阅读方面完全没有自信，或者嗓子不舒服想休息的时候，也可以试着使用一些音像制品进行胎教。尽管孕妈妈自己朗读是最佳的选择，但是在实际胎教过程中，音像制品也可以对胎宝宝产生良好的影响。

孕 8 月
孕 2 月
孕 3 月
孕 4 月
孕 5 月
孕 6 月
孕 7 月
孕 8 月
孕 9 月
孕 10 月

5. 唱英语歌。孕妈妈可以选择《The ABC song》、《Ten little Indian boys》、《Edelweiss》等人尽皆知的歌谣唱给宝宝听，准爸爸也可以一起合唱，这不仅会使孕妈妈心情愉快，表情舒展，还会将快乐的情绪传递给胎宝宝。也可以购买相关的 CD，或在网上搜索一些英语催眠曲，一边听一边学唱。

6. 制作英文单词卡片。在较厚的卡纸上写下动物或其他物品的英文名称，或者以动物图片为素材试着编一些英文小故事讲给宝宝听。

孕妈妈唱首英文歌

Edelweiss, edelweiss,

雪绒花，雪绒花，

Every morning you greet me.

每天清晨迎接我。

Small and white,

小而白，

Clean and bright,

纯又美，

You look happy to meet me.

总很高兴遇见我。

Blossom of snow may you bloom and grow,

雪似的花朵深情开放，

Bloom and grow forever.

愿永远鲜艳芬芳。

Edelweiss, edelweiss,

雪绒花，雪绒花，

Bless my homeland forever.

为我祖国祝福吧。

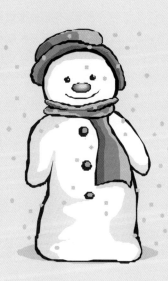

静静守候

情绪胎教

到了妊娠 10 月，孕妈妈的身体会越来越沉重，心情可能会有些急躁，期盼孩子早日降生，尤其是临到预产期，孕妈妈会变得急不可待。这种心情可以理解，但是并不可取。要知道，妈妈着急，也会影响到胎宝宝在最后一段时间里的情绪。孕妈妈应该好好珍惜最后几天的怀孕时光，让自己平静下来。

美育胎教

准爸爸可以带孕妈妈一起去美术馆欣赏画作，对美术毫无兴趣的准爸爸和孕妈妈也可以一起看一看漂亮宝宝的照片，或者一起到风景优美的地方散步，这些都是孕妈妈进行美育胎教的绝佳素材。

抚摸胎教

这个月胎宝宝进入最后的冲刺阶段，随时都有可能出来和爸爸妈妈会面。经历了长达 9 个多月的漫漫孕程，准爸妈一定等得不耐烦了吧？别着急，现在要做的就是平心静气地静静守候。如果实在静不下心来，可以和胎宝宝"交流"一番，你可以在宝宝活跃时用手轻轻抚摸或拍打，以对其形成触觉上的良性刺激，促进胎宝宝感觉神经和大脑的发育。当然，你也可以边抚摸边说话，加深和胎宝宝之间的感情。

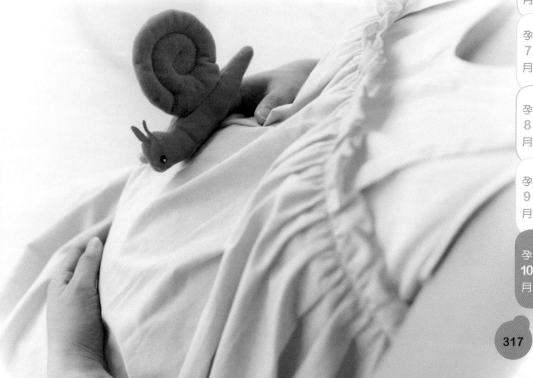

宝宝出生点滴记录表

宝宝出生资料备忘	姓名	
	性别	
	出生时间	
	出生地点	
	星座	
	体重	
	身长	
	接生人	
	宝宝出生经过描述	
	在产房听到宝宝第一声嘹亮的啼哭时，我的感受	
	第一次抱宝宝时我的心情和感受	
	生完孩子，丈夫对我说的第一句话是	
	在宝宝刚出生的那几天，我和孩子他爸以及其他家人的表现	

小宝宝出生时的可爱照片和小脚印（或手模）

分娩
（预产期前后2周）
翘首期盼的感动场面

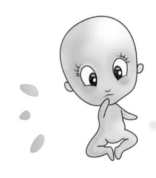

激动人心的时刻终于到来了，经过这么久的等待，我即将要和妈妈见面了，妈妈一定是很憧憬，但又很担心，因为诞生我的这个过程是妈妈从没有经历过的，而且也是很辛苦的。其实我想说，妈妈，别担心，只要我们齐心协力，并积极地配合医生，我们就一定能安然地见面，然后幸福地生活在一起。你要相信自己，相信我。让我们一起加油！

——胎宝宝寄语

进入临产状态

分娩前不可忽视的几大问题

宝宝就要出生了，这不但对孕妇来说是重大时刻，对家里其他的人来说，也是一件重要的事情，他们会为此做许多精心的准备，以有利于妈妈的分娩和宝宝的喂养。但是，总有一些情况容易忽视，比如以下的这些问题：

（1）应该什么时候给医生打电话？什么时候去医院？

（2）是先打电话问医生，还是直接去医院？如果在夜间或节假日，如何和他们联系？

（3）从家到医院的路途，是否总是能畅通无阻？在上下班交通高峰期间，从你家到医院大约需多长时间？

（4）寻找一条备用路，以便道路堵塞时有另外一条路可供选择，使孕妇尽快到达医院。

（5）准备乘什么交通工具去医院，是私家车、出租车，还是朋友的车？

（6）住院用品准备好了吗？如换洗衣物、洗沐用品、休闲食品及个人卫生用品、婴儿用品等。是否放在一个包里，可以随时拿走？

（7）谁负责陪护分娩？如果他临时去不了，谁可以替补？

（8）孕妇工作的事情是否安排好了？是否把你的预产期和休假计划告诉了相关领导？如果你自己是老板，公司的工作安排好了吗？

（9）分娩后谁帮助照顾宝宝？一旦发生特殊情况，如何联系医生？

这九大问题很重要，孕妇只有先解决了它们，才能做到分娩后不手忙脚乱。

牢记 8 大临产信号

当孕妈妈出现以下情况时，说明产期已近，分娩随时都可能发生，孕妈妈要及时作好准备。

● 宫底下降

胎头入盆，子宫开始下降，减轻了对横膈膜的压迫，孕妇的呼吸困难有所改善，胃的压迫感消失。

● 腹坠腰酸

胎头下降使骨盆压力倍增，会感觉越来越腹坠腰酸。

● 大、小便次数增多

胎头下降会压迫膀胱和直肠，使得小便后仍有尿意，大便后也不觉舒畅。

● 自子宫颈口及阴道排出的分泌物增多

● 胎动减少

此时胎位已相对固定，因此胎动减少。每小时少于 3 次持续 2~3 小时无胎动，应马上就医。

● 体重增加停止

有时还会出现体重变轻的情况，这标志着胎儿已发育成熟。

● 辨别真假宫缩

从孕 28 周开始，假宫缩会经常出现。如果孕妇较长时间用同一个姿势站立或坐下，会感到腹部一阵阵变硬，这就是假宫缩。其特点是发生的时间无规律，程度时强时弱。临产前，由于子宫下段受胎头下降所致的牵拉刺激，假宫缩会越来越频繁。

● 见红

从阴道排出含有血液的黏液白带，称为见红。一般在见红后不急于去医院，有时见红后仍要等数天才会出现有规律的宫缩。

临产前作好准备工作

临产是一个很重要的过程，产妇要及时作好准备，否则到时就会手忙脚乱或出现差错，给分娩带来不必要的麻烦。

临产前的准备工作有以下几点：

（1）作好思想准备。临产前要作好充分的思想准备，要打消各种消极念头，忘记一切烦恼，不要害怕或担心，应保持心情愉快，开开心心地迎接分娩的到来和宝宝的诞生。

（2）做好身体清洁工作。临产时，应搞好全身卫生，特别是要保持外阴清洁。每天可用温开水反复清洗外阴、大腿内侧和下腹部，早晚各一次。若产妇患有阴道炎，阴道分泌物较多，检验报告阴道有真菌、滴虫或清洁度在"++"以上，就必须找医生治疗。

（3）要吃饱喝足。生产时，孕妇的子宫和腹肌的收缩运动都需要大量的热量，而热量来源于食物。此外，分娩时用力会出汗、消耗体液，需要供给足够的水分。所以，产妇临产前一定要吃饱喝足。一般来说，产妇在临产前宜食肉类、白面、红糖、鸡蛋、西瓜、蜜桃等。

临产十忌

● 一忌怕

许多产妇由于缺乏常识，对分娩有恐惧心理，这不仅会影响临产前的饮食和睡眠，而且会妨碍全身的应激能力，使身体无法尽快进入待产最佳状态，从而会影响正常的分娩。

● 二忌急

有些孕妇未到预产期就焦急地盼望能早日分娩，到了预产期，更是寝食不安。

● 三忌粗心

一些孕妇粗心大意，到了孕晚期也是如此，结果临产时由于准备不充分，弄得手忙脚乱，这样很容易出问题。

● 四忌累

到了孕晚期，产妇特别要注意休息好，保证睡眠充足，以免身体或精神上过度劳累而影响正常分娩。

● 五忌懒

有的孕妇较懒，或害怕流产、早产等，因此不怎么喜欢活动。实际上，活动量过少的孕妇更容易出现分娩困难。

● 六忌忧

孕妇在生活、工作上遇到较大的困惑等，都可导致产前精神不振、忧愁、苦闷等消极情绪，会影响到顺利分娩。

● 七忌孤独

一般来说，产妇临产前都比较紧张，她们非常希望得到亲人的鼓励和支持。所以，在这段时间，丈夫应多陪陪妻子。

● 八忌饥饿

分娩时，产妇会消耗很多体力，所以临产前一定要吃饱、吃好，但不可暴饮暴食。

● 九忌远行

一般在接近预产期的前半个月，就不宜远行了，特别是不宜乘车、船远行。因为旅途中的条件有限，一旦分娩出现问题，产妇会非常危险。

● 十忌滥用药物

分娩是正常的生理活动，一般不需要用药。因此，产妇不可滥用药物，更不能随便注射催产剂，以免造成不良后果。

顺利分娩四要素

⭐ 要素一：胎宝宝顺娩的必经之路——产道

胎儿离开母体所经过的道路称为产道，它由软产道和骨产道两部分构成。骨盆构成了骨产道；子宫口、阴道、外阴构成了软产道。胎儿在母体子宫中生长发育的时候，骨产道和软产道都严密封锁着，以防止胎儿出来。当分娩开始后，软产道周围的肌肉和韧带变得柔软易伸展，软产道和骨产道都努力扩张，以使胎儿通过。

⭐ 要素二：推动胎宝宝的原动力——宫缩

当分娩机制启动后，子宫会发生有规律的收缩，呈阵发性，从宫底开始向宫颈口推进，似波浪状，使宫口逐渐打开，并挤压胎儿向宫颈口前进，同时压迫胎囊，使胎膜从子宫壁开始脱落，被挤压的胎囊不能承受压力而发生破水，胎儿便伴随着羊水的流出而通过产道。

⭐ 要素三：胎宝宝的努力——胎头朝下并变长变小

胎儿在子宫中的位置对于顺利分娩起着重要的作用。通常情况下，胎头朝下。为了顺利通过产道，胎儿的头骨可发生变形，使胎头尽量变长变小。与此同时，为了适应弯曲迂回的产道，胎儿在向前推进的同时会旋转头和身体。

⭐ 要素四：产妇的状态——自然分娩的勇气

孕妇的精神状态对顺利分娩也起着很重要的作用。分娩不但给孕妇带来了喜悦和期盼，还可能带来恐惧和担忧。宫缩可能会影响孕妇的休息和饮食，使孕妇变得焦躁，加上对周围环境的不适应，很容易引起大脑皮层功能紊乱，导致宫缩无力，产程延长，发生难产，甚至被迫采取剖宫产。所以，孕妇本人及周围的亲人都要认识到这一点，从思想上解除恐惧和担忧，以轻松愉快的心情对待分娩。

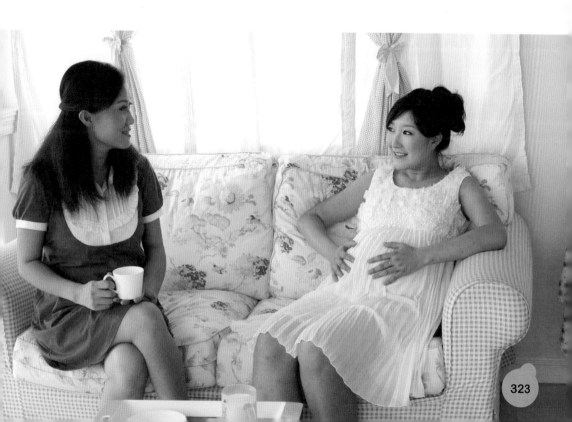

分娩三产程

第一产程

第一产程开始时，子宫每隔 10 分钟左右收缩一次，收缩时间也较短。后来，子宫会收缩得越来越频繁，每隔 1~2 分钟就要收缩一次，每次持续 1 分钟左右。当宫缩越紧，间歇越短时，宫口就开得越快，产妇就越感到疼痛。当子宫收缩时，产妇会感到子宫发紧、发硬，下腹或腰部疼痛，并有下坠感。

有些产妇非常害怕分娩，精神也很紧张，临产后宫缩引起的正常疼痛，对她们来说却是巨大痛苦，会导致她们不休息，不吃东西，大喊大叫，结果消耗了大量体力，没有足够的力量来娩出胎儿，进而引发难产。所以，临产的孕妈妈一定要保持充足的精力和良好的心态。

这期间，助产人员会为产妇测量血压、听胎心、观察宫缩情况、了解宫口是否开全及进行胎心监护，以及时处理突发情况。

第二产程

这时，产妇要躺在产床上，助产士会帮助分娩。由于产妇的用力直接关系到胎儿娩出的快慢、胎儿是否缺氧以及产妇会阴部损伤的轻重。因此，这时的产妇要在助产师的指导下合理用力。

这段时间，宫缩痛有明显减轻，宫缩的力量更强。当出现宫缩时，产妇的双脚要蹬在产床上，双手紧握床边的扶手，深吸一口气后屏住，像解大便一样向下用力，并向肛门屏气，持续的时间越长越好。如果宫缩还没消失，就换口气继续。这时，子宫收缩越来越紧，每次间隔为 1~2 分钟，持续 1 分钟，胎儿下降很快，迅速从宫颈口进入产道，又顺着产道达到阴道口露头，直到全身娩出。

在宫缩停止的间歇，产妇要全身放松，抓紧时间休息，切忌大喊大叫或哭闹折腾。当宫缩再次出现时，再重复前面的动作。

当胎头即将娩出时，助产士会提醒产妇不要再用力了。这时，产妇可以松开扶手，宫缩时张口哈气，宫缩间歇时，稍向肛门方向屏气。这时，助产士会保护胎头缓缓娩出，并保护产妇的会阴部位，防止严重撕裂。当胎儿娩出时，产妇不要扭动，应保持正确的体位。

在第二产程初产妇一般需要 1~2 个小时，经产妇则只需半个小时或几分钟。

第三产程

胎儿娩出后，产妇会立刻觉得腹内空空，如释重负。子宫继续收缩，过了 5 ~ 30 分钟后，胎盘及包绕胎儿的胎膜和子宫发生分离，并随着子宫的收缩而排出体外。若超过 30 分钟胎盘仍未排出，则应该听从医生的安排，由医生帮助娩出。胎盘娩出代表着整个产程已经全部结束了。

识别早产、急产和过期产

早产是指在怀孕满 28~36 周末之间的分娩。由于过早分娩，胎儿各器官发育不成熟，故早产宝宝的体重较轻，体外生活能力较弱，调节体温、抵抗感染的能力也很差，死亡率高。

急产是指子宫收缩的节律性正常，但收缩力过强过频，宫颈口在很短时间内迅速扩张，分娩在短时间内结束，总产程不足 3 小时。急产易导致产妇会阴、阴道甚至子宫裂伤等，也可使胎儿发生窘迫、窒息或者死亡等。所以，有急产史的产妇应提前住院待产，密切观察宫缩情况，以免发生意外。

过期产是指达到或超过预产期 2 周的分娩。此时若胎盘功能正常，则可产出巨大儿。由于胎宝宝发育过于成熟，对缺氧的耐受性差，故分娩时可能发生难产或胎宝宝窒息等情况。另外，若胎盘衰老，血流量就会减少，这会导致胎宝宝缺氧、营养不良等，并使其发育不良，抵抗力差，死亡率高。因此，产妇超过预产期一周可住院，行引产术。

几种常用的辅助分娩方法

引产

引产是指因母体或胎儿方面的原因，须用人工方法诱发子宫收缩而结束妊娠。它一般分为中期妊娠引产和晚期妊娠引产。

怀孕中期引产是由于优生或计划生育的需要而终止妊娠，多采用利凡诺引产，必须到医院，由专业医生进行手术，因为如果处理不当，就会发生出血、感染等并发症。晚期妊娠引产是怀孕 28 周后，因为母体有一些并发症或者胎儿存在问题而采取措施引起子宫收缩，结束分娩。晚期妊娠引产的方法很多，如人工破膜，滴催产素，前列腺素引产等，也必须在医院里由专业医生来进行，否则会威胁到母婴的安全。

会阴切开术

会阴是指阴道到肛门之间长 2~3 厘米的软组织。在分娩过程中，为了避免相对较紧的阴道口影响胎儿的顺利娩出，需要做会阴切开术，以扩大婴儿出生的通道，帮助分娩。

据调查显示，目前在自然分娩的产妇中，会阴切开术的概率变得越来越高，已高达 86％。这是由于随着当前生活水平的提高，孕妇在怀孕时营养增强，劳动强度相对降低，使胎儿发育良好，个头普遍较大，体重比以前增加，给分娩带来困难。若片面强调实施会阴保护，就容易造成阴道撕裂，甚至可能会危及胎儿的生命。做会阴切开术可以使胎儿顺利娩出，因此，许多经阴道分娩的产妇可能需做此手术。

产钳术

在分娩的第二产程中，因产妇或胎儿的某些情况须迅速结束分娩时，采用产钳的两叶夹住胎头的两侧，牵出胎儿的助产方法，叫产钳术。

根据胎儿头部在盆腔内位置的高低，分为高位、中位、低位和出口产钳术。中、高位产钳术因对母婴的危害较大，目前已不采用；而低位和出口产钳术能用吸引器的也大多被胎头吸引器所代替。另外，胎头吸引术因阻力较大而失败时也可用产钳术。

胎头吸引术

胎头吸引术是采用一种特制的胎头吸引器置于胎头上，形成负压后吸住胎头，配合宫缩，通过牵引而协助胎头娩出的手术。

胎头吸引术的优点很多，用于胎儿宫内窘迫，可尽快结束分娩。胎儿大、产妇筋疲力尽时，可帮助胎儿下降。相对产钳而言，对产妇软产道损伤机会少，对胎儿产伤机会也少。而且，胎头吸引术操作简单、易于掌握。

以上两种阴道助产手术和剖宫产术一样，都是处理难产的手术方法，区别在助产时胎儿头在骨盆的高低位置不同，而采用了不同方法。即剖宫产术不能替代产钳术和胎吸术，阴道助产术也不能替代剖宫产。否则对母婴都可造成损伤。

了解剖宫产

80 后都市白领青睐剖宫产

最新资料显示，在我国一些大城市的医院里，许多 80 后的女性白领青睐剖宫产，这是为什么呢？经详细调查，发现主要原因如下：

（1）随着剖宫产手术的开展和医院医疗条件的改善，手术的安全性大大提高，而且剖宫产时间大大短于阴道分娩，术中采用麻醉，产妇很少感到疼痛，故产妇及其家属乐意接受。

（2）现在对分娩的要求越来越高，产妇及其家属不仅希望孩子好，而且又要生得快，痛苦小，有利于体形的恢复。另外，剖宫产不太复杂，一般医生都可以完成。

（3）随着医学的发展，产前监护手段越来越多，这就可以及时发现胎儿异常情况，而胎儿异常往往是剖宫产指征之一，如脐带绕颈。

（4）社会流传着一些不正确的说法，如剖宫产的孩子聪明、剖宫产的母亲身材好等，这就导致做剖宫产的产妇越来越多。

剖宫产指征和注意事项

剖宫产就是不经过产道分娩，而是医生剖开孕妇腹部和子宫，直接把胎儿取出的分娩方式。

实施剖宫产，必须具备一定的医学指征：

（1）提前预知了自然分娩会对胎儿或产妇造成危险。如产妇骨盆狭窄、胎儿过大、胎儿臀位等情况，自然分娩的话会对胎儿或产妇有危险，就适合进行剖宫产。

（2）在自然分娩过程中发生了异常，必须紧急取出胎儿。

（3）孕妇在某一孕期出现异常情况，必须经剖宫产取出胎儿。

（4）胎盘早剥；脐带脱垂；因妊娠并发症危及胎儿和妈妈生命，如子宫破裂。

剖宫产注意事项：

（1）签手术同意书。进行剖宫产前，医生会告诉产妇应注意的事项，也会向其亲属交代手术的相关问题，让亲属在手术协议上签字。

（2）出现临产先兆，立即去医院。若孕妇预知要行剖宫产，当阵痛发生后，应立即去医院。否则一旦胎儿进入产道，就很难再行剖宫产了。

（3）术前禁食。一般来说，在术前6~8小时就应禁食。如果第二天早晨行剖宫产，就别吃早餐了。如果午后行剖宫产，午餐就别吃了。

剖宫产的程序

1. 按照医生的说明签手术同意书

行剖宫产前，医生会对手术进行说明，若有不明白和不放心的地方，要咨询医生，之后在同意书上签字。通常签字者应该是产妇本人或丈夫。

2. 采血、做心电图

为了确保手术的顺利，手术前应对产妇进行全身性地检查。采血可以检查孕妇的肝功能、血型及是否贫血等；做心电图可以检查产妇是否有妊娠合并心脏疾病。

3. 进行麻醉

剖宫产前，医生会对产妇采取硬膜外麻醉，偶尔应用全身麻醉。

4. 打点滴

打点滴是剖宫产前必需的程序，可防止产妇血压突然降低而发生的意外。

5. 在尿道中插入导尿管

为了防止手术中膀胱的损伤故须插入导尿管导尿。

6. 开始手术

剖宫产术中，产妇应密切配合医生，根据医生的要求调整身体状态，以便顺利完成手术，使宝宝平安出生。

剖宫产后的注意事项

● 注意休息。由于手术创伤及麻醉药物的作用，产妇术后会极度疲劳，此时要注意休息，不要和他人过多交谈。

● 采取去枕平卧位。手术后 6 小时内麻醉尚未消失，可先取去枕平卧位，麻醉消失后，可活动，宜采取侧卧位，使身体和床成 20~30 度角，这个姿势可以减轻对切口的震动和牵拉痛。

● 术后早活动。通常术后 24 小时，拔尿管之后，即可下床走动了，这样能促进肠蠕动，防治肠粘连，并利于恶露的排出。

● 不要立即进食。术后 6 小时内应禁食，6 小时后可慢慢进一些免糖奶的半流食，排气后即可正常饮食。

● 注意观察恶露情况。术后血性恶露自阴道排出，量与月经量差不多。若阴道流血过多，应及时通知医生。

● 预防感染。由于手术创伤及体力消耗，产妇术后体质虚弱，抵抗力较弱，因此要注意卫生，避免感染或受凉。

● 克服刀口痛，母乳喂养。剖宫产后鼓励尽早喂母乳，让宝宝趴在妈妈的怀中早接触、早开奶、早吸吮。

● 注意避孕。如新妈妈还准备生宝宝，最好等 2 年以上。一旦意外怀孕，人工流产对身体危害极大。因此，剖宫产的新妈妈要注意避孕。

● 继续做盆底肌锻炼。不少剖宫产产妇因为胎儿未经过产道，认为骨盆底肌肉和韧带不会松弛，就不继续做骨盆底肌肉和韧带的锻炼了，这其实是一种错误的认识。剖宫产后，新妈妈仍须锻炼。

无痛分娩

当人体感到严重疼痛时，会释放一种叫儿茶酚胺的物质，这种物质对产妇和胎儿都会产生不利的影响。所以，无痛分娩就是产妇的最佳选择。

无痛分娩是几乎没有疼痛的自然分娩。据调查显示，大部分产妇期望自然分娩，但却害怕疼痛，因此，很多产妇选择了剖宫产。但剖宫产毕竟是一种手术，可能对新生儿和产妇造成损伤。而自然分娩的产妇产后恢复快，分娩时胎儿有被产道挤压的过程，因此呼吸系统等发育较好。两者利弊显而易见，因此，产妇们应根据自身状况选择分娩方式。

药物性无痛分娩

在产妇的分娩过程中，医生根据具体情况，通过应用药物，使产妇在分娩过程中消除疼痛的感觉，达到安全自然分娩，称为药物性无痛分娩法。常用的药物一般分两类：镇痛药和镇静药，如异丙嗪、安定、哌替啶等药物。须注意的是，一定要在医生的指导下使用药物，药量不宜过大，尤其是在胎儿临近娩出前3~4小时内，以免影响宫缩和抑制新生儿呼吸。

精神性无痛分娩

在整个分娩过程中，通过给产妇讲解有关妊娠和分娩的知识，使她对分娩有正确的了解，对安全分娩充满信心，从而使产妇消除恐惧、焦虑的心理，积极参与分娩活动，正确做好分娩动作，大脑皮层始终处于正常活动状态，最终顺利地完成无痛分娩，这就是精神性无痛分娩。目前，许多医院开始提倡家属陪伴，因为这样一来，当产妇痛苦之时，有亲人守护在侧，她会感到无限安慰，可增强对疼痛的耐受性。

水中分娩

所谓水中分娩，就是产妇在水里生孩子。这种分娩方式可以缓解产妇在分娩过程中的疼痛，缩短产程，同时也利于新生儿适应环境，是一种较为人性化的新型分娩方式。

采用水中分娩时，产妇须坐进盛满温水的浴缸中，温水的温度应保持 37℃（同羊水的温度一致），同时应当设置柔和的照明、播放产妇喜欢的音乐，给产妇创造轻松、舒适的环境。此外，水中分娩时，丈夫也可以在一旁陪同，以增加产妇的安全感，促进分娩的顺利进行。

避开影响分娩的 5 大痛感因素

1. 内心孤独

丈夫是妻子分娩的最佳陪护人，有了丈夫的陪伴，你在分娩时就不会觉得自己是孤军奋战，会从精神上得以放松，有利于分娩。

2. 过于疲劳

应注意充分休息，冷静地对待宫缩带来的阵痛和难言的不适，切忌大喊大叫或哭闹不止。

3. 心情过于紧张或急躁

宫缩来临时不要紧张，要学会深而慢的呼吸，沉着冷静，这样就会减轻疼痛；宫缩间歇期应尽量保持精神放松，不要想宫缩带来的疼痛和不适，多想些让自己高兴的事情，如宝宝出生后的可爱模样等。

4. 怕痛

产妇若选择自然分娩，愿意体验宝宝出生带来的感受，就坦然接受一切疼痛吧，这可以作为一次特殊的人生体验，将来你可以骄傲地对孩子讲述你的勇敢和担当。此外，如果产妇只打算生一个宝宝，可将这次疼痛当作人生仅有的一次体验，这样，她就不会再惧怕分娩的疼痛了。

5. 对分娩的认识不足

产妇分娩前可阅读相关的书籍，也可参加分娩学习班，甚至可以咨询有分娩经历的人，通过多方面的了解，使自己对分娩有着科学的认识，从而能够理性面对分娩的疼痛。

产前锻炼

分娩前要进行呼吸和运动的锻炼

分娩是人类繁衍的一个自然步骤，也是一个很复杂的过程，所以，分娩前要作好充分的准备。呼吸和运动的锻炼就是这种分娩的准备工作之一。

呼吸的锻炼是为了减轻分娩时的疼痛，同时增强膈肌的力量；运动的锻炼是为了增加腹肌、肛提肌和膈肌等产力的辅助肌的力量，以利于顺利分娩，并加快产后的恢复。所以，分娩前呼吸和运动的锻炼是十分有必要的，产妇应尽可能地利用一切机会进行锻炼。

产前练习呼吸技巧的方法

在分娩过程中，呼吸运动是最常用的减痛方法，因此，产妇产前要多练习呼吸运动，尤其是要掌握内在技巧。

深呼吸

当产妇深吸气时，肺的最下部充满空气，肋廓下部会向外和向上扩张，接着再缓慢而深沉地将气呼出，这就会产生一种镇静的效果。深呼吸最适合在子宫收缩的开始和结束时做。

浅呼吸

浅呼吸时，肺部的上部充气，胸部的上部和肩胛会上升和扩大。呼吸时应丰满而短促，嘴唇微微开启，通过喉部把气吸入。浅呼吸约 10 次之后就应作 1 次深呼吸了，之后再做 10 次。只有当子宫收缩达到高点时，才可采用浅呼吸。

浅表呼吸

简单来说，喘气其实就是浅表呼吸，类似于狗的喘气。分娩时，产妇要作多次的喘气，其中一次是在子宫颈全开张之前，在过渡到停止往下施加腹压期间进行的。在痛苦的子宫收缩期用喘气也很有效。为了防止换气过度，可喘息 10~15 次，再屏住呼吸默数 5 下。

如何进行骨盆底肌肉的锻炼

骨盆底肌肉可支撑并保护子宫内的胎宝宝，但女性怀孕后，这些肌肉会变得柔软而有弹性，再加上胎宝宝的变重，孕妇就会感到沉重、不舒服，到了孕后期，甚至可能会发生漏尿的情况；而在产后，由于骨盆底肌肉比较松弛，就导致新妈妈的体形受到影响。所以，为了防止出现这些问题，孕妇应进行骨盆底肌肉的锻炼。

锻炼骨盆底肌肉的方法为：仰卧位，头部垫高，双手平放在身体两侧，双膝弯曲，脚底平放于床面，像要控制排尿一样，用力收紧骨盆底肌肉，保持片刻后放松，再重复收紧放松。每次应重复做10遍，而每日至少做3~5次。

分娩中如何运用拉梅兹生产呼吸法

分娩的第一阶段是临产阶段，产妇要随着宫缩来放松和休息。

宫缩开始后，深吸一口气，然后慢慢呼气。深吸气时，放松腹壁，腹部上提。反复做4~5次，呼吸逐渐变短，直到呼吸自然为止。继续慢慢呼吸，直到宫缩减弱。再连续做4~5次"深吸慢呼"的呼吸动作，每次逐渐加深，直到宫缩暂停。

分娩的第二阶段是生产阶段，产妇要用力推动胎儿经过产道，当有急迫向下排便的感觉时，要按照身旁助产士的要求去做。

每次宫缩开始时，深深吸气，再向外呼气。宫缩期间，快速地深深吸气并用力屏气，抬高头部向外推挤。如果产妇不能保持屏气，可以再次深呼吸屏气后继续向外推挤。宫缩结束后，吸气应缓慢、加重，然后慢慢呼气，保持休息、放松，直到下次宫缩开始。

分娩的第三阶段是胎盘、羊水、脐带被娩出的阶段，产妇可以按照要求交替进行深浅呼吸。

怀孕期间的练习，以丈夫抓住孕妇手臂为宫缩开始，放开则为宫缩结束，以30秒为一次宫缩时间。临产时，若丈夫守候在产妇身旁，应该注意观察生产征兆，帮助太太变换身体位置以适应分娩，并且提醒她开始做呼吸技巧动作，让产程更顺利。

如何做拉梅兹待产按摩放松法

分娩是一个很难熬的过程，产妇会疼痛不安，但这并非无法解决，拉梅兹按摩放松法就是效果较好的方法。该方法的大部分都由准爸爸完成，通过按摩，不仅能让妻子感到舒服与放松，也可促进夫妻之间的感情交流。具体按摩方法如下：

1. **脊椎按摩及脊椎两侧按摩**：适合于腰背部疼痛明显者。准爸爸先将两指张开，顺着脊椎两侧由胸脊向下按压滑动，然后以拇指指腹，沿着脊椎两侧，一节一节轻轻按压，两种手法可交替应用。

2. **腰骶部按摩**：适合于腰骶部疼痛明显者。以手掌贴住腰骶部位，在原位平稳地做圆形运动。

3. **腹部按摩**：适合于腹痛明显者。以手掌由外向内顺着腹部做弧形按摩，这一按摩可由产妇自己完成。

4. **大腿内侧按摩**：主要为了防止腿部痉挛，并能放松会阴。用手在大腿内侧作圆形运动，双侧轮流按摩。

只要把这四种按摩方法应用得当，就可有效缓解疼痛。按摩时手应直接与产妇的皮肤接触，不要隔着衣服，用力需适度。此外，按摩时可用些爽身粉，以减少摩擦力。

如何做拉梅兹生产运动法

拉梅兹生产运动法是保证顺利生产的有效方法。孕妇通过产前运动，可以让肌肉更有弹性（尤其是生产时需用力的部位），从而增强产力，保证顺产。而且，运动也有利于身体健康。所以，孕妇应每天做这些运动。

盘腿运动：可以增加骨盆底的灵活性，以及肌肉的韧性。孕妇坐在地上或床上，背部倚靠墙壁，两腿盘腿，每日练习多次。

压膝运动：增加骨盆底的灵活性，以及肌肉的韧性。孕妇两脚底合在一起，将两脚后跟尽量靠近会阴，双手置于膝盖上，慢慢下压，再轻放，反复练习5下，每天3次。

收紧臀部运动：使肌肉有力，减轻腰酸背痛。孕妇躺卧、吸气时收紧臀部肌肉，使腰部有略微抬高的感觉，吐气时放松，反复练习5下，每天3次。

变化式：更有效地减轻腰酸背痛。孕妇跪在地上，双手扶地，两膝与肩同宽，吸气时抬头，腹部朝地压，使背下沉；呼气时，收缩臀部，低头看肚子，将背及腰拱起、放松。反复练习5下，每天3次。

腿部运动：加强腹部肌肉，增加大腿及背部肌肉的韧性。孕妇取仰卧位，手放于两侧，做深呼吸，吸气慢慢抬腿（保持腿伸直）至90度，呼气将腿放下，放松。另外还可将腿向侧面运动，两腿交替。反复练习5下，每天3次。

作好出院准备

顺产的新妈妈一般须住院3~5天，剖宫产的新妈妈则须3~7天。由于住不了几天就要出院，新妈妈应尽量把回家前的事准备好，不了解的要询问医护人员，也要作好迎接困难的心理准备。具体准备事项如下：

1.详细咨询医护人员育儿的问题，如怎么抱宝宝，怎么给宝宝洗澡，怎么给宝宝哺乳，怎么给宝宝穿衣服等。

2.让家人准备好出院时妈妈及宝宝的衣物，同时还可在家中布置好卧室和床（包括宝宝的）。因为出院前及回家途中可能要哺乳，所以要准备系扣的服装，衣服要宽大，以便于新妈妈使用。新妈妈的上衣及宝宝的衣物最好选择刺激性小的面料，以减少对宝宝的影响。还要准备一双平底鞋，这样抱宝宝比较稳当。

3.提前准备好抱孩子的包被，最好也选择纯棉的面料。此外，孩子的生活必需品也要提前准备好，如尿不湿、尿布、衣裤鞋袜等。

4.新妈妈须经过医生检查，身体恢复正常才可出院。可了解一下身体恢复的情况，如恶露大概需多久才会干净；侧切伤口什么时候能愈合等，且越详细越好。

第一篇 孕前·怀孕篇

334

产后护理

做回漂亮妈妈

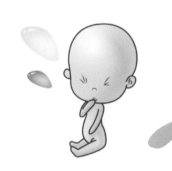

感受着耀眼的光明，呼吸着新鲜的空气，新生的我却丝毫也高兴不起来。为了我，妈妈好几个月吃不好饭、睡不好觉，这些以前我是一点儿也不知道，现在出生了才发现。此刻，她是如此的憔悴、虚弱，所以，我感动得号啕大哭，我真想对她说：妈妈，您辛苦了！

——胎宝宝寄语

产后护理

安全度过产后的 3 个重要阶段

第 1 阶段：产后 24 小时

做盆底肌运动

动作：可在床上或在排尿时做。排尿时收缩而暂停排尿，然后放松使尿液排出，重复多次。在床上时则模拟该过程。

功效：有利于盆底肌功能的恢复，避免或减轻尿失禁、盆底器官脱垂。

腹式深呼吸法

动作：仰躺在床上，把手放在腹部，当由鼻子慢慢吸气时，能够感觉腹部上升起来；由嘴巴慢慢吐气时，缩紧腹部肌肉。刚开始只要做 2~3 次，以免发生换气过度而导致晕眩、昏倒、刺痛感或视力模糊等。

功效：减轻背痛、静脉曲张、腿抽筋、水肿等症状。

第 2 阶段：生产 3 天以后

可向医生询问腹直肌情况，还可通过下面的方式来检查。慢慢躺下，微微抬起头，伸出手在肚脐下摸摸看有无柔软的团状，这种团状便表示有分离现象。

如有分离的情形，可以做下面的运动来矫正。

步骤 1：仰躺在床上，吸气，两手在腹部交叉，用手指把两边腹部肌肉聚拢，一面吐气，一面慢慢抬起头来。然后吸气，与此同时把头慢慢放下。重复 3 ~ 4 次，一天 2 次。

步骤 2：平躺在床上，后腰向床板下压，同时吸气，然后吐气放松，刚开始重复 3~4 次，逐渐增加到 12 次，再增加到 24 次。

第 3 阶段：产后检查之后

在医生同意下，可恢复运动量比较大的运动如散步、慢跑、游泳、有氧舞蹈等。

卧式锻炼：坐在床沿上，双手握住床沿，做上身后倾，双腿并拢绷直向上抬起的运动。

双腿立式锻炼：仰躺在床上，双腿并拢伸直，双臂自然放松于身体两侧，然后抬起双腿与床面垂直。

产后护理 7 大要点

1. 按摩子宫

方法：找到子宫的位置（肚脐下有一个硬块，即子宫），当子宫变软时，用手掌稍稍施力于子宫位置做环形按摩。子宫硬起来时，表示收缩良好；子宫收缩疼痛厉害时，就暂时停止，可采用俯卧姿势来减轻疼痛。

2. 观察是否有恶露

恶露是指子宫排出的分泌物，产后 1~3 天，量多、颜色较红，以后颜色变淡，量也逐渐减少，10 天后呈淡黄色，一般在 4~6 周会完全消失；剖宫产的新妈妈产后 8 周内可能会有少量阴道出血。

3. 小便

由于会阴伤口痛及生产时膀胱和尿道受损和压迫，不少新妈妈会有解小便解不干净的感觉。所以，新妈妈最好在产后 2 小时开始解小便。如果小便不通畅，最好通知医护人员及时处理，防止发生产后尿潴留。

4. 大便

不少新妈妈可能会出现便秘，故在产褥期应正常三餐饮食，适当多饮汤水，每日 5~6 岁，特别注意多食富含纤维素的蔬果，适当进行床下活动，并养成每日排便的好习惯。

5. 母乳喂养

母乳中含有的各种营养物质最适合新生儿的消化吸收，是新生儿首选的和理想的食物。世界卫生组织建议产后 6 个月内的宝宝实施纯母乳喂养。出生后最初几天的婴儿频繁吸吮，有利于早下奶。宝宝吃得早、吸得频、吸得时间长，则乳汁早下、下得多。一般生产后三天，乳汁可大量分泌，新妈妈要耐心等待。

6. 活动

新妈妈第一次下床，可能会因为体位性低血压、贫血或空腹低血糖而头晕，最好在家属和护理人员的协助下进行。下床的动作要缓慢，最好先坐在床边上，感觉没有头晕时，再下床。剖宫产的新妈妈在手术后 24 小时宜下床活动，以促进肠蠕动，减轻腹胀，预防血栓性疾病。

7. 调整好情绪

不少新妈妈对给宝宝喂奶、换尿片、哭啼等产生挫败感，如再缺乏家人和医护人员的安慰和帮助，容易紧张，感到孤立无援，再加上严重睡眠不足，会影响新妈妈的情绪。严重的会在产褥期出现抑郁症。所以，新妈妈调整好情绪非常关键。

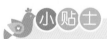

小贴士

新妈妈必要时可口服蜂蜜、吃香蕉来促进肠道蠕动。此外，也可在肛门处使用开塞露来缓解便秘。

42 天健康坐月子

生完宝宝后，妈妈的身体会有如疲惫乏力、浑身疼痛、精神不振等产后虚弱的表现，也是正常的生理反应。在正常的生产过程中，胎儿以及胎盘娩出以后，子宫就要有所恢复，胎盘剥离的创面完全愈合需要 6 ~ 8 周的时间。这段时间是生殖系统恢复的一个过程，因此产后必须坐月子才能恢复健康。

产后 6 周巧保健

⭐ 生产当日

重点关注事项：即使没有食欲，也需要进食。

因子宫收缩而出现产后痛，产后 24 小时内出血不应超过 500 毫升，否则为产后出血，应及时告诉医生。孕妈妈在分娩过程中消耗了大量体力，非常饿，产后容易发冷，打寒战，所以就算没有食欲也得吃一点。如果不方便直坐用餐，可以躺着或斜靠着进食。

> **过来人的经验之谈**
> 非常累的情况下，需要充分睡觉。
> 体力急剧下降，容易发冷，最好将室温调高一点，盖上被子，保持安定。
> 吃比较容易消化的食物。
> 最好在分娩后 4 ~ 6 小时以内排尿。这样对宝宝通过产道时非正常地压迫膀胱起到恢复的作用。
> 用热水弄湿毛巾，以 2 小时为间隔清洁外阴。可以使用坐浴盆或让家属帮忙，清洁后垫上护垫。
> 产后 0.5 ~ 1 小时内给新生儿喂奶。鼓励按需哺乳。
> 回到产后休养室后，即使有产后痛，最好在 24 小时内用正确姿势走路，能帮助子宫收缩。

⭐ 产后第 2 天

重点关注事项：分泌初乳给宝宝喂奶。

新妈妈的状态比第一天好，但还有阵痛，尤其在哺乳时，经产妇的恶露更明显，红色恶露的量增多。新妈妈可以一个人去卫生间，但会阴部还疼，所以还是避免过度活动比较好。开始分泌乳汁时乳房变大、变硬，伴随疼痛。这时候要清洁乳头，让宝宝多吃初乳。产后最初的三天内频繁吸吮，不限制地吸吮，可以防止下奶时的乳胀和淤块。

过来人的经验之谈

定期排尿才能快点清除体内垃圾。

新妈妈最好能自己处理恶露。

乳头擦干净，用湿热毛巾温柔地按摩。开始做乳房按摩，能有效促进母乳喂奶。

做产褥期体操来放松肌肉，能促进血液循环，也能促进恶露的分泌。

新妈妈就算没有食欲也要食用高营养餐，每日可安排 4 ~ 6 餐，夜间喂奶辛苦，鼓励睡前加餐，每一餐都不要错过规定的时间。

⭐ 产后第 3 天

重点关注事项： 分泌乳汁，用按摩来缓解淤块。

正式开始分泌乳汁了，会出现乳房痛，这时候不能停止授乳，最好能坚持用温热毛巾来缓解淤块。在这一天，新妈妈子宫内开始重新生成黏膜，产后痛减少，会阴痛也减轻。脉搏和呼吸恢复正常，活动也更加自然了。自然分娩的新妈妈出院时最好适当地穿衣服，身体保暖，回家后立即休息。但需要注意勤换护垫和清洁外阴。不少新妈妈会冒冷汗，身体会不舒服，要多注意休息，也要学会调节自己的情绪。

过来人的经验之谈

出院时，最好穿上长袖衣服，不要将手腕、脚腕等露出来。

剖宫产的新妈妈这时候会排气，排气前可吃免糖奶的半流食，如粥、面条等，排气后可进正常餐。

用热毛巾擦洗身体，预防汗液流失过多造成的不适，条件允许的话可淋浴。

即使母乳分泌不多，也要每天授乳 8 次以上，每次在乳房上吸吮的时间不应少于 30 分钟，以利于下奶。这样能预防乳腺炎，加快子宫的收缩。

正常就餐，多食富含维生素的蔬菜、水果等食物，适当多喝汤水，能预防产后便秘和痔疮，使产后 3 天之内开始排便。

多走动，以帮助产后恢复。

🌟 产后第 4 天

重点关注事项：维持适当室温。

室温如果太低，新生儿的能量无法用于成长，只能用在维持体温上，所以成长会缓慢。母乳的分泌变多，食欲也会比较旺盛，为了授乳要注意营养的摄取。随着食物摄取量的增加，应该开始排便了，如过了 4 天也没有排便就要联络医院，向医生咨询。恶露的颜色渐渐变为褐色，量也减少，有酸味，所以要勤换护垫，清洁外阴。

过来人的经验之谈

即使活动自如也不要长时间抱着孩子。

会阴缝合部位还没有完全恢复，排便时最好不要太用力。

易出冷汗，被弄湿的衣服要快点换下来，在室内也要穿袜子，注意保暖。

最好不要长时间开门，使冷风进屋，用温度计和湿度计来调节适当的温度。

交换每天开始哺乳的那侧乳房，让宝宝先充分吸吮一侧乳房，再换到另一侧乳房，直到自动放弃乳房。下次从另一侧开始吸吮。

🌟 产后第 5 天

重点关注事项：多食富含蛋白质的食物。

为了促进乳汁分泌，新妈妈最好多食富含蛋白质的食物，尽量让母乳满足新生儿的发育需要。此外，最好保持乳头的清洁，可做乳房按摩。

子宫恢复到拳头大小，小便量开始恢复，褐色恶露的分泌明显减少。在这一时期，可能会出现产后抑郁症的症状。

过来人的经验之谈

确认恶露，每天需要清洗外阴 2 次以上。

坚持按需哺乳，可做乳房按摩。

多和亲友交谈，能预防产后抑郁症。

🌟 产后第 6 天

重点关注事项：给新生儿恰当的授乳量。

这一时期开始分泌母乳，新妈妈和新生儿也开始熟悉母乳喂奶。宝宝每天有 6 次小便，喂奶间隔宝宝睡眠安静即说明乳汁是充足的。

分娩时出血容易导致贫血，产后 5 周左右贫血症状逐渐消失，在此之前要服用怀孕时服用的补铁剂。在感到轻微的贫血症状时要躺着或蹲着，让头部尽可能往下。冲洗时，有感染和会阴部开线的危险，所以不要在浴室待10分钟以上。慢慢做产褥期体操，不要累着，多休息。

过来人的经验之谈
身体变好，也不能开始做家务，注意不要把手放在冷水里。
洗头发时不要弯腰，最好躺着让家人帮忙洗。
产后可以继续服用怀孕期间吃剩下的补铁剂，预防缺铁性贫血。继续喝牛奶，补钙。
睡饱觉。睡眠如不足容易延迟产后恢复。
通过阅读育儿书籍或请教有经验的长辈来熟悉照顾宝宝的方法。

⭐ 产后第7天

重点关注事项： 社区医生要来家访了。

社区医生来家访母婴，可向她咨询问题。

自然分娩的新妈妈这时候差不多进入了恢复阶段。逐渐消肿，妊娠纹变浅，恶露的分泌量也减少，但还没有完全恢复，最好保持情绪稳定，保持足够的睡眠。有时需要在半夜喂奶，所以白天最好能和宝宝同步休息。

过来人的经验之谈
开始做换尿布等简单护理。不要长时间抱孩子，不要过分劳累。
这时要开始积极地做产褥期体操了。
鼓励夜间喂奶，有利于产奶。有利于避孕。
剖宫产的新妈妈可以出院了。
宫颈内口已闭合，可以坐浴了。

⭐ 产后第2周

重点关注事项： 吃保养餐或补药。

母乳喂奶容易缺乏营养，所以要吃高营养餐。充分摄取蛋白质、无机盐丰富的食物和帮助乳汁分泌的鱼肉、鸡肉、鸡蛋等动物性食物。从生产当日开始就应多吃海带菜汤、芋头汤、骨头汤等，特别是海带菜汤要坚持吃到第4周。

这时孕妈妈的身体会更加舒服，可以运动自如了。皮肤会严重干燥，乳头也会干燥，要多加注意保湿。冲洗后可在乳头上涂抹乳汁。

过来人的经验之谈

洗澡后在妊娠纹处和乳头处抹乳液或保湿水，可以防止干燥。

可以正式做产褥期体操了。产褥期体操能帮助产后恢复，预防产后肥胖。

新妈妈房间最好一直铺着被褥，随时可以休息。

如无法很好地分泌乳汁，就先确认是否是睡眠不足，睡眠不足容易导致乳汁减少。或者是宝宝吸吮姿势有问题，或吸吮的时间和次数不足，可电话咨询生产医院的相关医生。

会阴愈合，恶露分泌量减少，可用护垫代替卫生棉。

慢慢增加坐着的时间，开始在家附近散步。

不要长时间站着，感到疲劳就躺下休息。

通过毛孔排出的分泌物增多，只须抹基础护肤品即可。

了解新生儿的睡眠规律，按照新生儿的规律生活，与新生儿一起同步睡觉才能得到充分的休息。

产后第 3 周

重点关注事项：可以做简单的运动了。

新妈妈恶露减少了，身体也舒服不少，可以进行适当的活动，但小心不要累着。可以照看宝宝或换尿布了，但给宝宝洗澡等消耗体力的事情还是要在家人的协助下完成。

过来人的经验之谈

剖宫产容易得子宫内膜炎，要非常注意会阴部的清洁。

虽然身体有所恢复，但还是要禁止长时间弯曲身体。

产后第 4 周

重点关注事项：产后初次月经。

若不是纯母乳喂养就可能会来产后初次月经了。怀孕时，因为胎宝宝使重心前移而出现腰痛，产后大部分的症状会缓和。由于分娩时经历的痛苦或照看宝宝的疲劳，仍会出现腰肌的疼痛。现在还不适合减肥，可以坚持做简单的热身运动或产褥期体操，不要为了下奶又过多地摄入营养，导致营养过剩，体重增加。

使用清扫机、洗衣机的家务可以开始做了，但不要承担全部的家务活。

社区医生要来做第二次家访了。

增加运动量，但要适度。

如果恢复顺利，产褥期就可以淋浴，但因为有感染的危险，尽量避开大众浴池。

恶露一般来说应该干净了，若仍未净则应就医。

⭐ 产后第5周

重点关注事项： 可做简单家务。

分泌白色恶露，身体恢复到孕前，可以回归到怀孕前的生活。可以正式做简单的家务和购物，大部分时间是在照顾宝宝，阅读关于育儿的书籍。

就算没有到接受检查的日期，只要身体感到异常就要去医院。

用按摩和面膜来管理干燥、无弹性的皮肤。

开始饮食调节和做产后体操。

⭐ 产后第6周

重点关注事项： 如恢复得较快，可以进行夫妻性生活。

恶露完全消失，产后复查子宫恢复正常。身体状态与孕前一样，可以稳定地过夫妻生活。就算没有月经也可能怀孕，所以要避孕。但会阴部切开或分娩中过度撕开的部位要注意防破裂和感染，否则会有严重的疼痛感。

积极照看宝宝，多带宝宝去公园。

就算没有到接受检查的日期，只要身体感到异常就要去医院。

骑自行车等简单的运动可以解除压力。

可以进行短途旅行了。

每天带宝宝出去呼吸新鲜空气。

改善乳房下垂的 7 大秘诀

1. 用胸罩矫正胸部形态

要选择尺码合适的胸罩，胸罩带宽为 2 厘米左右，带和罩竖直连接。旁边竖直的有金属丝的产品能有效地固定胸部。

即使在产褥期，就算闷也要坚持戴胸罩，这样才能有效预防胸部下垂。此外，吃太多药会导致胸部扁平，所以最好是在医生的指导下用药。

2. 不要洗桑拿浴

蒸桑拿浴长时间出汗，皮肤会失去弹性，下垂的胸部会更下垂。因此，新妈妈要避开桑拿浴和蒸汽房，冲洗时要用温水。

用淋浴洗澡时，可以打开淋浴器，从胸部下部往上喷水，这样能促进血液循环，提高胸部的弹性。

3. 多吃高蛋白食品

蛋白质可促进女性激素分泌，制造有弹性的胸部；维生素 B_1、维生素 B_2 能防止肌肉拉长；维生素 E 能有效地调节女性激素。常吃富含这三种物质的食品，可有效防治胸部下垂。

能帮助提高胸部弹性的食物有：金枪鱼、螃蟹、鸡胸脯肉、鸡蛋、豆奶、豆腐、低脂牛奶、酸奶、芦荟、玉米、豌豆、大豆、橄榄油、大马哈鱼、鲤鱼、牡蛎等。

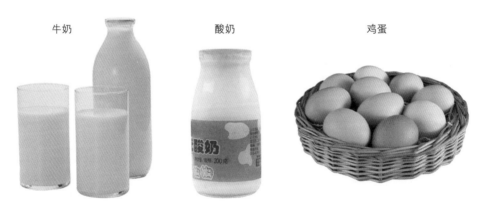

牛奶　　　　　　　酸奶　　　　　　　鸡蛋

4. 正确的姿势能形成漂亮的胸线

驼背姿势会放松支撑乳房的胸大肌，导致胸部越来越下垂。因此，在坐时，后背和臀部成直角、挺胸；走路时上体稍微往后倾，稍微挺出臀部。上体往前倾斜着走路，胸部的重心会往下。在抱宝宝时，不要让宝宝的屁股靠在胸部，要从下往上推着抱，让宝宝和胸部之间有点距离。

5. 一天做一次胸部体操

通过体操锻炼胸大肌，下垂的胸部会上挺，不过须坚持6个月以上才会有效。

动作：跪坐，两手贴在地上，间距比肩膀宽度大一点，手掌向里，先弯曲再伸直胳膊。伸直胳膊时，膝盖靠拢，后背要平。一次反复10遍。两手交叉，胳膊往上伸直等抬高两臂的运动也比较有效。

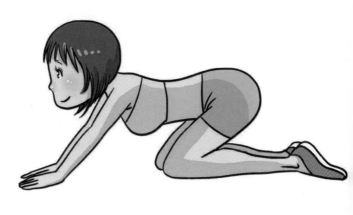

6. 新妈妈保护乳房措施

新妈妈分娩后要及时给新生儿喂乳，在哺乳期一定要注意乳房的保护，尤其是坐月子期间，要避免乳头损伤和乳腺炎的发生。

7. 每天进行的胸部按摩

喂乳前柔和地按摩乳房有利于刺激泌乳反射。

注意乳房卫生。经常用温水擦洗，不要用肥皂、酒精等擦洗，以免引起局部皮肤皲裂。

用正确的姿势喂奶。让宝宝含着乳头和大部分乳晕。每次哺乳，最好能两侧乳房交替进行。

喂乳结束后不要强行用力拉出乳头，以免引起乳头损伤，可按压宝宝下颌，待宝宝口松开后再取出乳房。

学会正确的挤奶方法，避免乳房疼痛和损伤。

哺乳期要戴合适的胸罩，来改善乳房的血液循环。

预防及治疗产后疾病

1. 产褥热

发热或发冷持续两天以上。

原因分析：分娩时，胎儿从产道出生，阴道或外阴部留下伤口，胎膜或胎盘脱落时在子宫壁留下大大小小的创面，细菌进入这些创面而出现炎症导致发热。

解决之道：持续高热时在医生的指导下服用抗生素、消炎剂或解热剂等。严重时要住院治疗。

护理要点：外阴部保持清洁。发热时补充养分，充分休息，增加对疾病的抵抗力。因为出汗较多，要充分摄取水分，可以继续哺乳。

2. 乳腺炎

乳房红肿、变硬，体温持续在 38℃以上，全身酸痛。严重时腋下的淋巴结肿大，乳头流脓。

原因分析： 乳罩或衣服太紧、乳腺管堵塞、乳头皲裂、出现乳房淤块、疲劳、免疫力下降时会出现乳腺炎。

解决之道： 一整天持续发热就要接受检查，服用抗生素和解热剂。

护理要点： 授乳前后用热的毛巾按摩乳房。首先吸吮发炎的乳房，充分有效吸吮，排空乳汁，有利于炎症的消退。并配合使用抗生素。用热水冲洗或用热水袋敷乳房可以减轻疼痛。

3. 尿失禁

打喷嚏或大笑、拿重物、做简单运动时身体用力会禁不住流出小便。

原因分析： 生产导致尿道括约肌松弛。自然分娩的初产妇比经产妇更容易出现这种现象。肛门或尿道周围的括约肌原本就弱或胎宝宝太大、难产时也会出现尿失禁。

解决之道： 一定要接受治疗。

护理要点： 做骨盆体操。用憋尿的感觉让阴道收缩 3 秒钟，再放松。一次10 遍，每天 5 次。要领是不动腿和臀部肌肉。从每天 50 遍到每天 400 遍，坚持 3 个月就会有效。

4. 膀胱炎

有的新妈妈产后排尿感觉迟钝，尿道肿胀，不容易排尿或出现尿频、尿急、尿痛感。一般过 2 周就好，但症状长时间持续或小便颜色呈白色或黄色的浑浊液体，可能是膀胱炎，需要接受检查和治疗。

原因分析： 分娩时，膀胱在胎儿的头部和骨盆之间受到严重压迫，伤口增多而小便积在膀胱无法排出。这时候，细菌特别是大肠菌繁殖，导致膀胱炎的出现。

护理要点： 注意外阴部的清洁，感到有尿意时不要忍着。用热毛巾敷着小肚子，趴着会好一点。多喝水，勤排尿，让身体里的细菌随着小便一起流出。

谨防产后抑郁症

为什么会得产后抑郁症

受激素和环境变化的影响。孕期女性的激素分泌会持续增加，但产后 48 小时内随着胎盘娩出，激素会急剧减少 90%~95%，激素变化会扰乱大脑神经传达系统，导致抑郁症出现。

亲朋好友们将注意力分给宝宝和新妈妈。在所有人高兴着祝福的同时，新妈妈也不好意思表现出抑郁的情绪。

压力大导致睡眠不足。育儿产生的压力和睡眠不足容易导致抑郁，刚经历生产的产妇身体尚未恢复，加上宝宝每隔 2 小时就要吃奶，使新妈妈睡眠不足，会觉得一切都不耐烦。如新妈妈不能很好地分泌乳汁而受到压力或家务不称心，都会使新妈妈感到抑郁。对自己是否能够当好妈妈而感到不安。

克服产后抑郁的方法

1. 冷静地观察自己

新妈妈回想一天中郁闷的时间是多久，从什么时候开始郁闷。如果几乎整天都郁闷，而且这种日子持续一周以上，就属于很难独自克服的状况。要将自己的状况告诉丈夫，寻求解决方法。

2. 坦诚告诉亲近的人实情

将自己的心情坦诚地告诉亲人是克服抑郁症的首要阶段。

3. 每天吃一点巧克力或糖果

吃点甜食，心情会变好。多准备点零食，心情低落时就吃一点。

4. 到户外转换心情

将孩子托付给亲友，自己一个人外出，或是跟朋友见面，看电影，让心情愉快。

5. 为了自己和宝宝最好接受治疗

如果症状得不到缓解，并有更加严重的趋势，应及时咨询精神心理科专家，必要时应接受治疗。可能会感到不好意思或觉得没那么严重，但抑郁症治疗不仅是为了自己，也是为了宝宝以后的健康成长。

产后坐浴好处多多

坐浴的功效

1. 缓和疼痛和瘙痒

泡热水时，会松弛括约肌，减少肛门疼痛，使肛门的静脉血管扩张、消肿，减少瘙痒感。当小便疼痛或恶露的一部分还带着血，或因为感染出现炎症时，坐浴有治疗效果。应在产后 7 天后进行。

2. 清洁肛门及周围

会阴部浸在热水中能去除肛门周围的异物，杀菌解毒，减少疼痛，帮助恢复。

3. 消除水肿

热蒸汽可扩张肛门周围的血管，促进血液循环，能缓和因生产出现的水肿，减少疼痛。

4. 缓解腰痛和关节痛

坐浴能促进下腹部血液循环和淋巴结循环，解淤血，缓和腰痛和关节痛。

5. 洁净皮肤

子宫或卵巢出现异常，脸上会出现痣等色素。坐浴能促进下腹部的气血循环，使子宫和卵巢保持健康，从而有助于洁净皮肤。

6. 减少腹部脂肪

坐浴能促进下腹部的血液循环，除去体内垃圾，还有助于分解和减少腹部的脂肪。

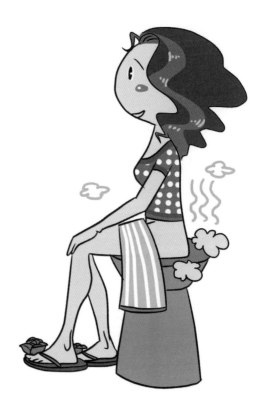

坐浴的方法

1. 每天 2~3 次，1 次 10 分钟

一般来说，恶露会持续到产后 4 周左右，侧切伤口一周愈合，但缝合线吸收要一个月左右。坐浴要坚持到恶露结束、伤口愈合好、无不适时为止。坐月子时，每天 2~3 次，每次 10 分钟左右比较合适。最好是在睡觉前或排便后进行。

2. 用煮开后放凉的水

坐浴用的水温度在 40℃~42℃ 最合适，水要煮开后适当放凉再使用。坐浴过程中，水温下降时需要继续补充热水来维持水温。具体用水量为，在可以浸没臀部的浴盆倒 2/3 左右的水。

3. 反复伸缩括约肌

将浴盆放在马桶上，侧切伤口浸泡在水中。反复伸缩括约肌，在脖子和后背围上小毯子，直至全身出汗，这可以促进气血循环。

4. 坐浴后用柔软的毛巾或吹风机吹干

坐浴后快点弄干才能预防伤口溃烂。会阴切开部位使用的是特殊的缝合线，所以要用柔软的毛巾轻拍着擦拭或用吹风机吹干伤口，才不会出现异常。用吹风机时，要在 30 厘米的距离用最弱的风吹干。

5. 使用药材

将适量的艾叶、益母草、蒲公英或蛇床子等药材与水一起熬煮，加在浓度为 1:5000 的高锰酸钾坐浴用水中，蒸汽升到会阴部会对子宫的恢复有帮助。

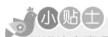 小贴士

坐浴注意事项

✿ 水里不要放盐或消毒剂。

✿ 出血严重的人要控制好时间。

✿ 不要超过 10 分钟。经常长时间坐浴会使肛门溃烂，有副作用，一般 10 分钟最适合。皮肤敏感或有溃烂时每次只能做 2~3 分钟。

重视产后营养

产后饮食原则

精——量不宜过多

产后过量饮食只会让新妈妈体重增加，因此要控制好量。如果是母乳喂养，奶水很多，食量可比孕期稍增，最多增加 1/5 的量；如果奶量正好够宝宝吃，食量可与孕期相等；如果没有奶水或是不准备母乳喂养，食量和非孕期持平即可。

杂——食物品种多样化

产后进食品种应多样。进食的品种越丰富，营养就越平衡和全面。

稀——水分多一点

乳汁分泌是新妈妈产后水的需要量增加的原因之一。此外，出汗较多，体表的水分挥发也大于平时，体内容易缺水。所以，新妈妈可多喝汤、牛奶、粥等。

软——食物最好以细软为主

新妈妈的饭要煮得软一点，少吃油炸、坚硬的食物，不少新妈妈因产后体力透支，会有牙齿松动的情况，过硬的食物对牙齿不好，也不利于消化。

用高蛋白食物增强体力

对新妈妈好的高蛋白食物有鲤鱼、黑鱼、黑豆、藕等。裙带菜和海带可以退热，净化血液，促进乳汁的分泌。特别是含碘、钙、无机盐多的食物，能帮助子宫收缩，还会使骨骼和牙齿坚实。鲤鱼和黑鱼能促进肾脏的机能，也对消肿有效。

避开冷硬食物

冷、硬、坚韧、油腻的食物不利于身体的健康，会使产后的恢复变得缓慢。特别是冷食，它会使身体变凉，妨碍血液循环和消化，对生理机能的恢复也不好。

多补充铁，预防贫血

分娩时，有 500 毫升左右的出血，为了补充血液，要充分吸收铁质。铁的不足容易引起产后贫血，也会对喝母乳的宝宝的发育有影响。因此，新妈妈可以多食谷类、肝、鸡蛋、肉类、鱼等富含铁的食物。

有利于产后保养的食物

整个产褥期：海带汤或裙带菜汤

多喝海带汤或裙带菜汤，对子宫收缩和止血比较好，能帮助安定神经。这两种汤中碘的含量比较高，能解淤血，补充母体的甲状腺激素。同时，其无机物质和维生素也很丰富，热量低，也不会造成肥胖。

产后：骨头汤

骨头汤中蛋白质和钙含量丰富，能促进乳汁分泌。产后就可以开始喝，坚持喝2个月左右，效果显著。

产后第2周：鲤鱼

鲤鱼中富含蛋白质和易消化的脂肪、维生素B_1、钙等，能促进乳汁分泌，预防贫血，帮助排除淤积在体内的淤血。鲤鱼加大米、大蒜和生姜熬煮，对产后的虚弱症状及消化障碍、关节痛、发热、冷症有很好的食疗功效。

产后第3周：老南瓜

老南瓜易消化，有消肿、养胃、安神、助眠等功效，也可缓解胸闷、口渴等症状。生产后，新妈妈体内的垃圾可适当地通过汗排出。若产后过3周左右排尿还是有异常或腿没有消肿，吃南瓜就会有作用，也能预防产后肥胖。

此外，还有其他一些有利于产后保养的食物，如下表所示：

食物	功效
小米粥	营养丰富，优于精粉和大米
面汤	可以用挂面、细面条或薄面片下汤，再加番茄、鸡蛋，很有营养
牛奶	蛋白质含量高，容易被人吸收利用，帮助新妈妈恢复，促进乳汁分泌
鸡蛋	含有脂肪和铁，有强身作用，还可促进乳汁分泌，帮助宝宝成长
醪糟	辛温，可驱寒助热、增加心率、扩张毛细血管、促进子宫收缩
红糖	含钙、铁、胡萝卜素、核黄素及微量元素等，可补益气血、健脾去寒
肉汤	刺激食欲，促进乳汁分泌。可以多喝牛肉汤、排骨汤和鸡汤等
鲤鱼	促进子宫收缩，撵淤血
鲫鱼	和中补虚，渗湿利水，温中顺气，有消肿胀、利水、通乳的功效

不同产妇的不同饮食要点

阴道分娩新妈妈饮食

选择阴道分娩的新妈妈要多喝水，在分娩的当天进食要清淡，多食容易消化的食物，来保证足够的热量和水分摄取，并帮助产后恢复。

剖宫产新妈妈饮食

选择剖宫产的新妈妈，在手术当日麻醉药物作用消失后即可进食些清淡、易消化的免糖免奶半流质饮食，如米粥、蛋汤、面汤、萝卜汤（一般在术后6小时以后）。到第二天，在肠道排气之前，可进食如藕粉汤、稀粥、煮得较烂的面条等半流质的食物，但注意不能吃甜食及牛奶等，以免引起肠胀气，并可开始下地活动。一般手术第三日，多数新妈妈的肠道已经排气了，可进食普通的清淡、易消化的产妇食物。

新妈妈饮食四忌

1. 产后忌滋补过量

分娩后比较重视产后的饮食滋补，但要控制好度。营养过剩会使奶水中脂肪含量增多，若宝宝肠胃吸收容易造成肥胖，还会影响宝宝的消化功能。

2. 产后忌马上节食

产后马上节食容易损伤身体。母乳喂养的新妈妈产奶会消耗大量能量和营养物质，这些能量和营养物质一部分来自每日的摄入，一部分要消耗妊娠9个月体内储存的脂肪。因此，每日饮食应适量，应合理搭配，不应节食而影响乳汁质量。

3. 产后忌喝高脂肪的浓汤

喝高脂肪的浓汤容易影响食欲和体形。而且高脂肪也会增加乳汁中的脂肪含量。新生儿、宝宝不能耐受和吸收，容易引起腹泻。

4. 产后忌吃辛辣温燥食物

辛辣温燥食物能助内热，使新妈妈上火，出现口舌生疮、大便秘结或痔疮等症状。因此，新妈妈饮食宜清淡。

产后巧妙恢复窈窕身材

许多新妈妈刚生下宝宝就开始节食塑身，这其实是很不科学的。即使再想恢复昔日的身材，也不能用节食的方法。不过，本节的消肿、瘦腰和塑臀的方法，简单有效，对身体也没有副作用，新妈妈倒是不妨一试。

产后腰背部自助减肥法

1. 俯卧于床上，按摩者将两手掌同时置于后背正中线两侧，用手掌缓慢用力，由内向外横推，自背至腰部反复推 5~10 分钟。按摩者用手在背部至腰部肌肉丰厚处提捏，反复操作 2~3 分钟，以局部发热肿胀为宜。

2. 俯卧，按摩者将两掌根一起放在其两侧肺腧（第三胸椎棘突旁开 1.5 寸处），用力向下推摩至腰骶，反复 5 次，以脊柱及两侧皮肤发热发红为宜。将两拇指置于两侧肝腧（第九胸椎棘突旁开 1.5 寸处）、胃腧（第十二胸椎棘突旁开 1.5 寸处）、膀胱俞（第二骶椎棘突旁开 1.5 寸处）上，用力点揉半分钟，以被按摩者感觉局部有酸胀感为宜。

3. 俯卧，按摩者将右手拇指放在大椎穴（第七颈椎棘突下凹陷处）。由轻渐重用力点按 1 分钟后，改为按揉，顺时针揉 100 次，逆时针揉 100 次，以被按摩者感到有气向下行为佳。

4. 俯卧，按摩者将两手掌放在腰背部，有节奏地拍击腰部，上下反复 3~5 分钟，以被按摩者感觉腰背皮肤灼热为宜。

5. 仰卧，按摩者两手掌分别置于其内踝尖上。由下往上推摩下肢内侧到大腿部，反复 3~5 分钟。同时沿经络点按三阴交穴（内踝尖上 3 寸，胫骨内侧缘后方凹陷处）、阴陵泉穴（小腿内侧胫骨内侧髁下凹陷处）、血海穴（股骨内上髁上缘，股内侧肌中间，髌骨内上缘 2 寸处），以被按摩者下肢内侧有酸胀感、皮肤发热为宜。按摩者将被按摩者双腿平直抬起与身体成直角，放手，被按摩者慢慢放下双腿，反复 10 次。

产后塑臀操

腿部运动

身体平躺，双手放平。双足配合呼吸轮流向上举起30°，吸气时脚上举，吐气时脚放下。

新妈妈在做该运动时，注意膝盖与脚尖均放平，不可弯曲，刚开始时速度宜放慢，再根据身体情况加速。

转臀运动

身体平躺，双脚合并，屈膝。肘平放在地上，双膝向左下压地板，再向右下压地板。

下压双膝时，脚尖应尽量定住不动，这样功效较佳。

爬行运动

双手撑起上半身，双腿屈膝，趴于地上，类似擦地状。

新妈妈做此运动时，可用护膝，以免膝部受伤。

臀部按摩

站立时，将手置于臀部，由上往下推臀部，或由下往上推。由上往下推有助于活化局部细胞，可增进肌肉弹性；由下往上，能美化臀部曲线。适宜双向进行。

美臀运动

双手抱左膝，将左膝靠向腹部，再换右膝。再以手抱双膝，同时靠向腹部。两腿可以交替做，也可以同时做，能美化臀部，并收缩小腹。

瑜伽帮你秀出小蛮腰

梨式

1. 平直仰卧，腿并拢，手放在体侧，掌心向下（见图1）。

2. 吸气，屈膝抬腿，与身体垂直（见图2）。

3. 呼气，将双腿向后摆至双脚伸过头后，臀部、下背会自然离地，如身体柔软，脚趾会碰到地面。保持10～15分钟，缓慢规律地呼吸（见图3）。

4. 恢复时，膝部弯曲，感觉脊椎一节一节地展开卷曲的身体，直到臀部再次贴回地面（见图4）。

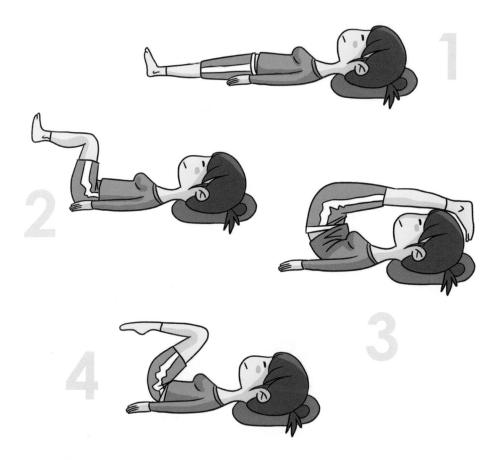

三角式

1. 站立，双腿分开，稍宽于肩。

2. 右脚向右侧转 90°，左脚向左侧转一点，脚跟成一条直线，双臂两侧平身，与地平行。

3. 呼气，向右侧弯腰，过程中保持双臂与身体成 90°，侧弯时避免腰部以上身体同时向前倾；右手放在小腿前侧，双臂成直线，扭头向上看。保持 20 秒，舒适呼吸。

4. 吸气，慢慢回到开始的姿势，左边做同样步骤。

站式

1. 双腿分开，稍宽于肩，右脚内旋，双臂侧平举。

2. 呼气，右脚向右转 90°，左脚稍向右转 15°~30°。屈右膝，直至大腿与地面平行，小腿垂直于地面，大腿、头部向右转，眼睛注视右手指尖，保持30 秒。

3. 吸气，伸直右腿，恢复起始姿势，向左侧重复以上动作。

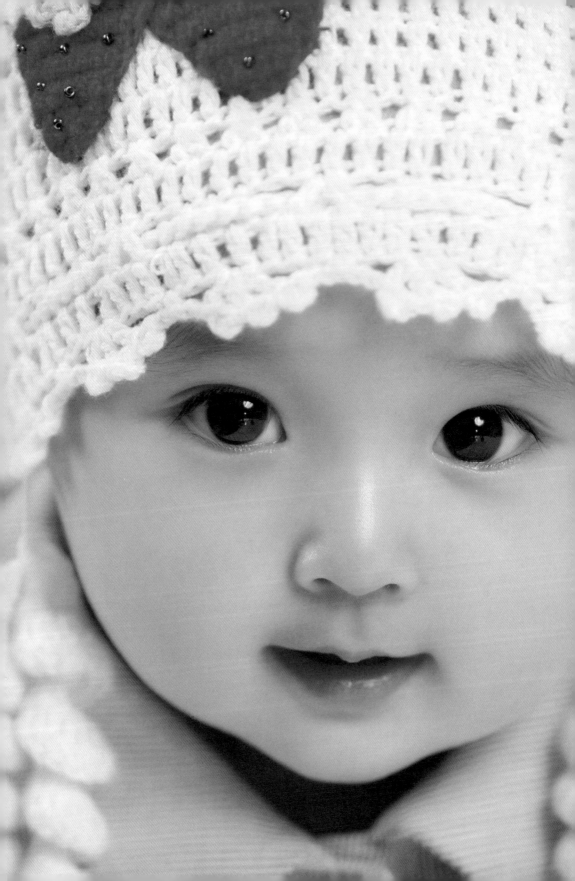

第二篇
育儿篇

第 **1** 章
新生儿
(0~1 个月)

第 **2** 章
婴儿期
(0~1 岁)

第 **3** 章
幼儿期
(1~3 岁)

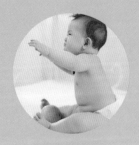

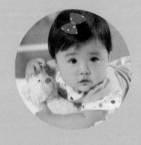

新生儿
（0～1个月）

第 1 章

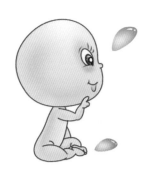

从现在开始，我就要开始美妙的人生了，特别是这段时期对我是很重要的。由于我还小，所以需要爸爸妈妈的悉心照顾，比如洗澡、穿衣、睡觉等。你们放心，我会努力做一个乖宝宝的。

——小宝宝寄语

了解新生儿

正常新生儿的身体特征

在医学上，将宝宝出生后的头4周称为新生儿期。在这段时间，宝宝会发生许多生理性的变化，不用担心，这都是正常表现。

1. 身高、体重

刚出生时的新生儿平均身高是：男孩约50厘米，女孩约49厘米。平均体重是：男孩约3200克，女孩约3100克。但有一半左右的新生儿都没有达到这些数值，所以不用过于担心。

另外，若出生时的体重未满2500克，则为低出生体重儿。这种情况应咨询医生，在医生的指导下合理哺育。

2. 头围、胸围

新生儿的头围大约平均为33厘米，胸围大约平均为32厘米，呈现头围大于胸围的独有特征。其头部与身体的比例是1:3。

3. 前囟门、后囟门

在头顶部略前方有一凹陷部位，称之为前囟门。这是包住头部的4块头骨尚未完全接合所形成的间隙。在头部后方的间隙，称之为后囟门。

后囟门在出生后不久（约6~8周时）就会自行闭合，但前囟门则要到1~1.5岁才能闭合。

4. 头部的肿块

分娩时，胎儿的头部由于受到产道压迫、胎头吸引等情况，会造成胎头水肿，宝宝出生后，也不用对它做任何处理，一般在产后2~3天即会消失。

另一种类似胎头水肿的软性肿块，称之为胎头血肿。小的血肿会在1个月左右消失，大的血肿则约3个月才会消失，不用太担心。

新生儿的生理特征

1. 体重减轻

出生后的前5天，新生儿的体重会减轻10%～15%。这是由于新生儿刚开始无法充分地摄取奶水，又因呼吸、排尿、排便等行为减少了体内的水分，所以才会产生这种现象。但这只是暂时性的，等到新生儿学会吸奶、妈妈乳汁大量分泌时，体重便会以每天30~40克的速度增加。

为了更好地检测新生儿的发育状况，最好购买一个体重秤，经常对新生儿进行测量。

2. 出现黄疸

刚出生后的2~3日，新生儿的皮

肤可能会呈现黄色，这是生理性黄疸，约有4/5的新生儿会发生这种现象。黄疸现象在出生后1周内表现得最明显，但在10~14天之后会自然消失。

但是，出现黄疸现象也有可能是因为Rh因子和A、B、O血型不合等因素，所以请务必注意。如果是新生儿严重黄疸，有时会出现眼睛如夕阳的核黄疸，可引起脑性麻痹。同时，若黄疸现象持续2周以上而且颜色越来越浓，就表示已呈病态，应立刻去看医生。

3. 脐带脱落

新生儿的脐带具有黏性，但几天之后就会干燥，且在4~10天内脱落。脱落之后要经常消毒并保持干燥清洁。

4. 饥饿热

在新生儿体重减轻期间，有时会出现38℃以上的高温，称之为"脱水热"。这是由于乳汁摄取不足，再加上新生儿体温调节功能尚不完善，保暖过度所致。这种现象会在下奶之后消失。

5. 皮肤的变化

新生儿的皮肤呈现红色，这是由于皮肤薄、皮下毛细血管显露所致。而到产后3~4日皮肤会开始发白，并且一碰触就会产生脱皮现象。这是所谓的生理上落屑，可视为掉落的体垢。

6. 排便、排尿

这是宝宝消化、排泄系统健康的表现。新生儿在吸奶以后会排泄出黄色的软便。尿液在出生后不久可能会呈茶褐色，那是因为含尿酸盐的缘故，不用担心。

7. 呼吸、脉搏

宝宝的呼吸方式以腹式呼吸为主，因一次吸入的空气量太少，故呼吸次数多于成年人。脉搏也和呼吸一样，次数比成年人多，每分钟跳动130~140次。

8. 低体温

新生儿的体温调节能力尚未成熟，故体温容易下降到35℃以下。此外，新生儿皮下脂肪少，体表面积相对较大，皮肤很薄，血管较多，易于散热，所以较容易被室温所影响。建议保持室温在20℃~25℃，以使宝宝维持在正常的体温范围内。

9. 眼屎

早上醒来，新生儿眼睛部位会积存眼屎。如果是白色的，就不用担心，用消毒棉花擦拭掉就可以。若是眼睑水肿，眼睛充血并流出脓样、黄绿色的分泌物，就很有可能是新生儿结膜

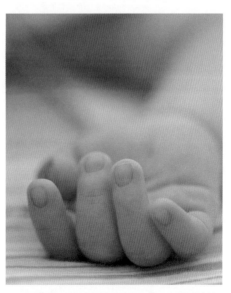

新生儿的生活就是吃了睡，睡了吃，睡觉的时候手掌自然摊开，手指稍弯曲。

炎，应找医生治疗。

10. 鼻塞

新生儿的鼻道狭窄，容易引起鼻塞。由于宝宝不能用口呼吸，故会发生"哽——哽——"的痛苦声音。此时应尽量保持室内空气的温暖和干燥。

11. 髋关节脱臼

是指新生儿大腿髋关节已经脱臼或者即将脱臼的状态。髋关节脱臼多见于女婴，其发生率约为男婴的5~6倍。这种情况最好能早点发现，若过迟发现和治疗，可能会残留下步行障碍的症状。在出生后2个月内要尽可能检查出来，最迟也要在3个月之前发现并接受治疗。

初期症状，可利用束带来治疗。另外，包尿布的方式或背抱新生儿时，采取特殊体位（双腿呈蛙式）纠正。

新生儿常见问题及应对策略

1. 吐奶

孩子吃奶后吐奶是常见的症状。周岁以前的宝宝贲门（连接食道和胃的地方）括约肌不发达，贲门容易打开，胃内的食物容易通过打开着的贲门出来，所以每天会吐2~3次。

应对策略：如果宝宝正常成长，体重也正常增加，就没有什么问题。但如果宝宝不喝奶，持续呕吐还伴随着腹泻，这就得接受治疗了。

2. 暗绿色的胎便

宝宝出生后1~3天拉黏黏的暗绿色便，不用害怕，这是胎便。

应对策略：宝宝出生后1~3天拉的胎便是黑绿色的，这是在妈妈肚子中积在肠里的羊水、细胞、胎脂和汗毛等，随着母乳分泌量的增加，大便逐渐变为淡黄色。宝宝及早频繁的吸吮母乳初乳，有利于胎便的排出。

3. 体重减少

宝宝出生后2~4天，体重会稍微减少。

应对策略：这不用担心，吃的量少，排出了胎便和水分，皮肤和肺的水分也蒸发掉了，所以体重才减少，低体重儿的体重减少更严重。一般来说，宝宝在好好吃奶时体重开始增加，过1周就可以恢复出生时的体重，以后会每天增加30克以上，满月时增加600克，以后每月增加750克即为正常。

4. 皮肤角质

宝宝出生后2~3天皮肤上会有白色角质出现。

应对策略：待宝宝变胖就会慢慢消失，所以不要因为角质看起来不干净就故意扒下，否则会刺激皮肤。最好等其自然脱落。

5. 女宝宝阴道出血

女宝宝在出生后3~4天阴道会有白带甚至会出血。

应对策略：这是因为受胎盘分泌的激素的影响，会有少量出血或白色阴道分泌物。看到血，不少爸爸妈妈会害怕，但这是正常现象，不用担心。不过，如出血量增多或时间长就需要接受检查了。

6. 脐炎

分娩时切断的脐带过段时间会变硬、变黑，一般出生7~10天会自己掉落，但10天以上没有掉，脐带下面会出现炎症。脐带痂下出现肉芽，变得黏黏的，还会流脓，严重时会流血或二次细菌感染导致炎症。

应对策略：一般是在给宝宝洗完澡后，提起脐带结扎线，用75%酒精棉棍给肚脐消毒，保持清洁就能治愈。脐带流脓性分泌物时用75%酒精消毒后，可涂擦消炎软膏，若周围皮肤发红，应及时就医。

7. 新生儿黄疸

新生儿的肝无法充分发挥其功能，所以无法去除胆红素，胆红素就积蓄在皮肤，这就会引起黄疸。最初几天宝宝吸吮母乳初乳不足，胎便排出延迟，增加早发型黄疸的发生。

应对策略：75%左右的新生儿是在出生后几天出现黄疸症状，早开奶、早吸吮，按需不限制地吸吮，有利于胎便排出，减轻黄疸的发生。早发现、早治疗、早期蓝光治疗，可以降低胆红素。

8. 绿便

宝宝的便便根据肠的状态而不同。便便之所以是黄色，是因为胆汁的色素。胆汁的色素与空气接触就呈绿色。宝宝呼吸的空气与肚子里的便便接触而变色，就成为绿便，沾着黄便的尿布放在空气中会变绿也是如此。

应对策略：以前拉绿便会说是消化不良，但没有伴随其他症状就不用担心。一般来说，吃母乳宝宝的便便呈黄褐色，味儿小，稀到误以为是腹泻，次数也比较多。吃奶粉的宝宝的便便呈浅黄色，味儿重，易成干球状。

9. 赤尿

新生儿时期会有砖红色小便。

应对策略：这是在排出体内的尿酸盐成分，不用担心。一般来说，男宝宝出现的赤尿会比女宝宝多。

10. 婴儿腹绞痛

新生儿会突然哭得非常厉害，特别是在晚上哭一两次，可能是婴儿腹绞痛。

应对策略：婴儿腹绞痛又叫"百日腹痛"。出现腹绞痛一般没有明显原因，可能因消化能力降低而无法吸收母乳或奶粉的蛋白质而出现腹痛。这种情况一般在出生后3个月就会自然好转。

11. 新生儿眼屎

新生儿出生后1~2周泪腺没有充分发育，眼屎多且经常流泪，所以很多孩子在出生后几天睁不开眼睛。

应对策略：虽然经常出现，但过了2周眼屎还多或白眼珠充血则会发展成结膜炎，需要接受检查。此外，在摸宝宝的脸时，要先洗手，眼屎多时要用生理盐水擦眼睛。可在医生指导下应用抗生素眼水。

12. 胎热

有的新生儿会出现皮肤干燥、粗糙、红肿或出现疹子，非常痒，严重时还会出现水泡，一挠会结痂。

应对策略：要每天温柔地冲洗一次。室内环境要保持清洁，不要养狗等宠物。需要注意，这种状况在干燥的冬季或潮湿的夏季更为严重，宝宝情绪不安或压力太大也会恶化其症状。

13. 头血肿

宝宝的头部在通过产道的过程中受到挤压，头盖骨和围住头盖骨的骨膜之间有出血，因此出现包。

应对策略：大部分是在出生后3个月以内消失，出生后1个月包周围或整个包变硬，不会导致头部形状变形，也不会有副作用。若血肿表面的皮肤上有伤口，可抹抗生素软膏后轻轻盖上消毒的纱布，以防引起炎症。

14. 腹泻

宝宝经常拉稀便。

应对策略：稀便不等于腹泻，要确认便的浓度是否混着黏液，同时注意每天的次数。便有点稀或每天排便2~3次或更多，只要宝宝是纯母乳喂养状态好、食欲好就不用担心。如混合喂养，若宝宝腹泻且高热，没力气，大便混杂着黏液或血等，则须速到医院就诊。

15. 便秘

宝宝排什么样的便比排便次数更重要。喝母乳的宝宝有的是只要吃了就排便，有的是好几天都不排便，这都可以看作是正常的。但宝宝在排便时表情很不舒服且便非常硬，就可以说是便秘。一般吃母乳的宝宝排的便不会是硬球。

应对策略：没有好好吃奶或因呕吐等原因严重影响食物摄入或人工喂养的宝宝会出现便秘。可坚持用纯母乳喂养宝宝6个月，但喂养时要适当注意补充水分。

16. 新生儿痤疮

新生儿有黄色油光的皮脂痤疮。

应对策略：这是因为妈妈体内生成的性激素传达到胎宝宝身上，出生后还在宝宝的体内，所以才会出现痤疮。这是一时出现的，所以不能挤疙瘩。最好在医生的指导下用温水清洗干净，再涂上药膏。

17. 尿布疹

有的小宝宝的臀部常会出现红色的小疹子或皮肤变得比较粗糙，这称作"尿布疹"或"红屁股"。

应对策略：因一直戴着尿布，所以新生儿的屁股一直沾着小便或其他排泄物。小便的主要成分是氨，容易引发氨性皮肤炎。使用没洗干净的尿布，会使宝宝的皮肤受到刺激。出现疹子时，要偶尔拿下尿布，清洁皮肤后，在空气中干燥皮肤，也可以抹尿布疹乳霜。为了预防尿布疹，要经常换洗尿布。

0~1个月宝宝启智训练

新生儿抚触

广义地说，与宝宝的肌肤接触都可以称之为亲子抚触，随时随地都可以进行，如给宝宝洗澡的时候，换尿布的时候，都可以抚摸宝宝的肌肤，与他进行目光上的亲切交流。而现在我们要说的亲子抚触法，则是指一种比较正式、全面的抚触方法。

亲子抚触体现了父母对宝宝的热切关怀，是新生儿的基本需要。它可以促进宝宝感觉智能的全面发展，促进宝宝的身体健康，更能增进父母与宝宝的感情交流，是一种简便而行之有效的亲子方法。

准备工作

若宝宝情绪很好，也不饿不渴，此时就是最佳的亲子抚触时机了。刚开始，宝宝可能还不怎么适应，可以少做一会儿，每个动作做2~3次就可以了。等到宝宝慢慢适应并喜欢上之后，就可以多做几次，适当延长点时间。

接下来，还需要做些必要的准备：

1. 选择一个温暖、舒适、安静的环境，室温为25℃~28℃，光照柔和。

2. 放些轻柔的音乐，可以选择怀孕时听过的胎教音乐，宝宝可能会熟悉，也比较喜欢。

3. 准备好干净的衣服、尿布、袜子等，待抚触结束后就给宝宝换上。

抚触顺序

抚触的顺序一般是从宝宝的头部开始，然后再到身体的其他部分，最后是四肢。具体顺序是：前额、下颏、头部、胸部、腹部、上肢、下肢、背、臀部。当然，也可以按照自己或宝宝喜欢的顺序进行，只要宝宝不反感，并且能达到亲子抚触的效果就行了。

◆ 前额

宝宝仰卧，妈妈（或爸爸）的拇指指腹从宝宝的眉心处向外侧滑动，止于两侧发际，从眉心处开始抚触全部的前额皮肤。

注意事项：如手部有润肤油，千万不要揉到宝宝的眼睛里。

💢 下颌

妈妈（或爸爸）的双手拇指指腹从宝宝的下颌中央向外，向上滑动，止于耳前。

💢 头部

妈妈（或爸爸）一只手托宝宝的头，另一只手从宝宝一侧的前发际抚向后发际，到耳后部停止，再换另一侧照此动作开始。

注意事项：托宝宝的头部时，要注意他的脊柱和颈部的安全。

💢 胸部

妈妈（或爸爸）的双手指腹分别由宝宝的胸部外下侧抚向对侧外上方（似 X 形），到肩部停止。

注意事项：不要对宝宝的关节处施加压力。

💢 腹部

妈妈（或爸爸）的手掌自宝宝的左上腹滑向左下腹，然后自右上腹滑向左上腹，再滑向左下腹。最后自右下腹经右上腹、左上腹滑向左下腹。

注意事项：按照顺时针的方向对宝宝进行抚触，可以促进宝宝的消化。如果宝宝的脐带还未脱落，就尽量不要触碰。

💢 上肢

自上臂至腕部轻揉，然后抚触宝宝的手掌、手背和各手指。

注意事项：在抚触上肢时，妈妈（或爸爸）要自如地转动宝宝的手腕、肘部、手指等处的关节，否则宝宝会感觉疼。

💢 下肢

妈妈（或爸爸）自宝宝的大腿根部至足踝轻揉，然后延至足底、足背及脚趾。

注意事项：不要在宝宝的关节部位施加压力。

💢 背部

使宝宝俯卧，自颈部至骶尾部沿脊柱两侧向外侧做横向抚触，然后再做纵向抚触。

注意事项：不要在宝宝的关节部位施加压力。

💢 臀部

妈妈（或爸爸）的双手在宝宝的两侧臀部同时做环形抚触。

母乳喂养攻略

母乳喂养的好处

（1）母乳是宝宝必需的理想食品，能满足宝宝出生后 4 ~ 6 个月生长发育所需的全部营养，从第 6 个月起，在母乳喂养的同时应适当添加辅食。

（2）母乳中含有丰富的抗感染物质，能降低宝宝患腹泻和呼吸道疾病的概率。

（3）可帮助宝宝预防过敏性疾病，如疹、哮喘和龋齿等。

（4）可减少新妈妈产后出血量。

（5）可延长新妈妈的闭经时间，这就有利于避孕和计划生育。

（6）可以减少新妈妈乳腺癌和卵巢癌的发生率。

（7）可以增进新妈妈和宝宝之间的感情。

（8）母乳喂养方便、经济、无菌，非常适合宝宝。

母乳喂养宜按需喂养

当宝宝饿了或新妈妈感到奶胀时就应该喂奶，至于喂奶的持续时间、间隔时间，这是没有具体限制的。一般来说，每日喂乳达 8~12 次。当进食的乳量增加后，宝宝的睡眠时间逐渐延长，进食规律也就自然形成了。随着宝宝月龄的增大，母乳的分泌量也增多，两次喂乳的间隔时间会逐渐延长。

妈妈给宝宝喂乳时，两侧乳房要轮流来，先从一侧开始，这侧乳房排空后，再喂另一侧。每次喂乳时应尽量让宝宝吸奶吸到满足，自己放开乳头为止。

宝宝吐奶了该怎么办

吐奶是很多新妈妈遇到的头疼事儿，其实防止吐奶的方法很简单，就是每次吃完奶后就要拍嗝，帮助宝宝把吸入的空气吐出来。

需要掌握的拍嗝要领：

● 头枕肩上。将宝宝竖抱起来，让他的头自然地趴在你的肩膀上，一只手揽着他的臀部，另一只手轻拍他的后背，直到听到他的打嗝声。

● 如果宝宝吐奶比较频繁，妈妈可以试着在宝宝吃到一半时，让他停下来，先拍拍嗝，等宝宝打出嗝后再继续喂。

新生儿日常保健

让宝宝睡好

刚刚出生的宝宝，每天除了吃奶或啼哭外，几乎整天都在睡觉，其睡眠时间每天大约有 20 个小时，这是一种最自然的保护方式。否则，宝宝的大脑容易过度接受外界刺激，使睡眠不足，从而引起生物钟发生紊乱，并导致身体的抵抗力下降，不愿吃奶，容易生病。

因此，为了让宝宝睡好，身体健康，新妈妈应做以下工作：

1. 为宝宝营造一个安静舒适的环境。

2. 每次宝宝睡前都要喂饱，在喂完后抱起并轻拍小后背，使胃里的空气排出，以免吐奶。不要让宝宝饿肚子睡觉。

3. 每次给宝宝清洗小屁屁后，应换上干净的尿布。宝宝只有身体舒服了，才会睡得好。

4. 若宝宝整日沉睡或在睡眠中发出尖叫，则是身体有疾病的表现，应该马上去看医生。

给宝宝换尿布

宝宝从出生后即开始排尿，乳汁充足时每天小便在 6 次以上。因此，新妈妈要给宝宝勤换尿布。下面我们就来一起学习换尿布的方法吧。

1. 从宝宝屁股下面伸进手，用手掌托住宝宝的腰部稍微抬起屁股，在屁股下铺上新尿布。屁股放在尿布中央的前面。

2. 调节尿布的高度，不要盖住肚脐，留下一点空间左右对称地贴。男宝宝的阴囊下面容易潮湿，要往上推阴囊，再带上尿布。

3. 肚子要留点空间，后背要刚好戴上尿布，这样宝宝会感觉舒服。

4. 大腿的尿布没有褶或集中在一侧的话，大小便很容易漏出。最后需要检查一下尿布是否太松或太紧。

须注意的是，在换尿布时，不要过分拉宝宝的腿，否则会导致脱臼，最好是抬起宝宝的屁股来换尿布。

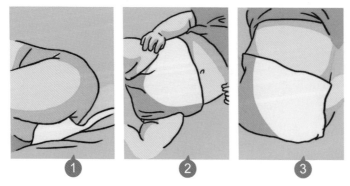 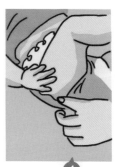

① ② ③ ④

给新生儿洗澡

洗澡的注意事项

每周 2~3 次最好，洗澡的时间以 10 分钟为好，最好在上午 10 点至下午 2 点之间。新生儿出生后 1 周还有肚脐感染的危险，所以要做部分洗澡，脐带全部掉后再洗全身。

宝宝洗澡时，室温宜为 24℃ ~ 26℃。洗澡水温度控制在 38℃ ~ 40℃，以妈妈的肘部浸在水里感到暖和为宜。

准备好洗澡水和洗浴用品，不要让新生儿的体温降低。

作好给宝宝肚脐消毒的准备，纱布毛巾等要放在够得到的地方。洗完澡后换的衣服以上衣、尿布兜、尿布的顺序叠放。

不要用香皂洗脸，最好用清水。

洗完澡穿好衣服，要开始做肚脐护理了。消毒结束后，要露出肚脐待其变干。

洗完澡后喂热的奶或水。

全身洗澡的方法

洗澡准备

1. 测洗澡水的温度。在浴盆中准备洗澡水，洗脸盆里准备最后冲洗的水，用手肘测水温。

2. 抱起宝宝。给宝宝脱完衣服就放在水中会吓到宝宝，所以要围着毛巾，一手托着脖子，肘部夹屁股，另一只手洗。

3. 堵住耳朵。耳朵里进水会导致中耳炎。用托着脖子的手的拇指和中指分别在两耳后方将耳廓压向前方，盖住外耳道，阻止耳朵里进水。

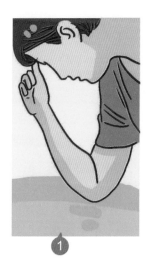
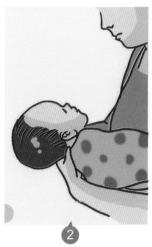
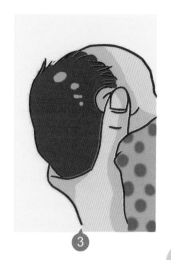

① ② ③

💗 擦脸、洗头发

1. 擦脸。以眼睛、鼻子、嘴巴、耳朵的顺序擦脸。在闭眼时从里往外擦眼屎。

2. 洗头发。弄湿头发，用手弄出泡泡后，从前往后地抚摸着洗头发。用手指温柔地按摩头皮。耳朵只擦外耳道部分。

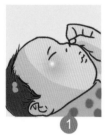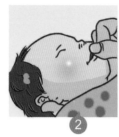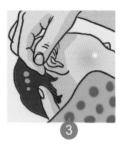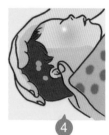

💗 全身洗澡

1. 放入浴池。拿下围着孩子的毛巾后从脚慢慢地放入水中，让宝宝坐在一边。

2. 洗澡。若是右撇子就用左胳膊，若是左撇子就用右胳膊托着孩子的后背和脖子。按脖子、腋下、肚子、胳膊、手、腿、后背的顺序来洗。

💗 冲洗、擦干

1. 冲洗。洗完澡后，小心地把冲洗水倒在宝宝的肚子上冲洗。最后全身浸在干净的水里10秒钟左右再拿出来。

2. 擦干。把宝宝放在毛巾上，用毛巾围住全身，轻拍擦干。胳膊和腿要按摩着擦洗，手指一个个张开着擦。

新生儿被褥的选择

在给新生儿选择被褥时，不仅要注意美观，更重要的是要实用和安全，这样才不会对新生儿较嫩的身体造成伤害。

新生儿的被褥应单独准备，要选用质地柔软、保暖性好、颜色浅淡的棉布或软布制成，不宜用合成纤维或尼龙织品，因为其吸水性、透气性较差，易导致新生儿汗疱疹或皮炎。棉被不宜过厚过大，最好选用方形被，用棉花和软布制成。早产儿的被子，应选用羽毛或羊毛等保暖性好的材料缝制。被子须备两条，也可用小被套代替，最好都是用全棉布制作的，以便换洗。此外，最好再准备一条小毛毯，因为毛毯比较透气、轻薄，保暖性强，很适合包裹新生儿。

新生儿的床单最好也用全棉制品，尺寸应比小床略大，以便四周可以压在床垫下面，这样可以防止宝宝活动时将床单弄成一团。床单可以多备几条，方便换洗。

第二篇 育儿篇

新生儿的垫被也是很重要的，因为新生儿的骨骼较柔软，正处于生长发育阶段，所以垫被不能太软。若用过软的弹簧床垫或海绵垫，会使他们的脊柱经常处于弯曲状态，可能引起脊柱变形，甚至发生驼背。因此，最好用旧棉胎折叠起来做成床垫，上面再铺一层薄的棉胎就行了。而且，可以再套上一层厚的塑料套，使垫被有防水的作用。

给宝宝穿衣服

给宝宝穿衣服和脱衣服要有速度，避免使宝宝受凉。在给宝宝穿衣服时，要托住屁股和脖子，让宝宝觉得舒服。

穿衣服前

1. 剪下新衣服的商标。新生儿的新衣服需要将商标剪下来，如果是贴在里面的更要彻底剪下来。商标接触皮肤会使皮肤红肿。

2. 新衣服用清水漂洗。新生儿的衣服特别是内衣，最好用干净的水漂洗后再穿，去掉可能附着在上面的灰尘或异物等。不要用洗涤剂，就用清水漂洗，这样接触的感觉会更清爽，也容易吸汗。

3. 室温升高后再脱衣服。在确定温度升高后，再迅速脱掉或换下宝宝多余的衣物。有的宝宝在脱衣服时会吓一跳，但这是 0~4 个月宝宝的反射反应，可以抓住宝宝的手或胳膊让宝宝安心。

穿衣服的要领

1. 最好是领子宽的衣服。宝宝的头比身体大，不能从前面打开的 T 恤形上衣不便穿脱。最好选择领子宽的，或可从前面或肩膀方向打开的。

2. 开胸衣服翻过来穿。给宝宝穿开胸衣服时要提前把衣服翻过来。将孩子的手通过翻过来的袖子，从妈妈的胳膊移动到宝宝的胳膊上，即翻成正面了，把衣服反过来就能容易地穿上了。

3. 将内衣和外衣重叠后一次性穿上。内衣和外衣分着穿会比较辛苦，重叠内衣和外衣一次性地穿上更简单。外衣和内衣的袖子重叠，这样宝宝的胳膊能更容易地通过后一次性穿上。

4. 妈妈的手最好放在扣子下面扣扣子。穿着衣服扣扣子容易压迫到宝宝娇嫩的皮肤，所以，妈妈的手指要伸到宝宝的衣服下面或往前拉衣服再摁扣子。

不同月份的穿衣法则

1. 0~3 个月。宝宝在温暖的被窝里度过，只穿产衣或是用围巾围住就可以了。

2. 4~6 个月。宝宝不停地动，睡觉时也动，所以要穿怎么动也不会露肚子的衣服，如连体服等。

3. 7~12 个月。宝宝爬或走的动作明显增多，所以宝宝会出很多汗。妈妈要注意经常给宝宝换衣服。可分着穿上衣和下衣。

抱宝宝的方法

从床上抱起时

1. 托住脖子和屁股。一只手伸进脖子下方，用全部手掌托住脖子，另一只手伸进屁股下面。

2. 妈妈的腰部要稍微弯曲，将宝宝拉向妈妈的方向抱起来。妈妈要维持弯曲腰部的姿势。

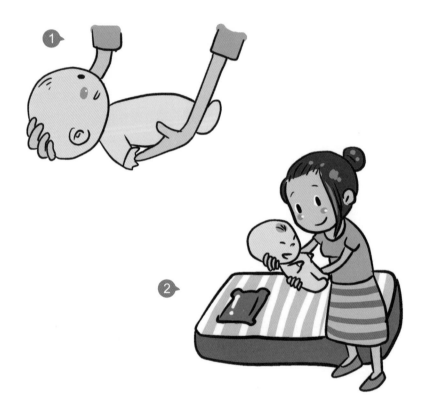

喂母乳时

1. 摇篮抱法。这是授乳的基本姿势，将宝宝放在大腿上，用手肘的内侧托住头部，让宝宝侧躺后拉过来抱着。

2. 胁抱。适合于奶多的妈妈。用宝宝含住的乳房一侧的胳膊垫住宝宝的屁股，用另一只胳膊托住头部。

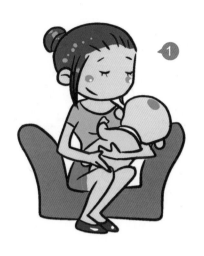
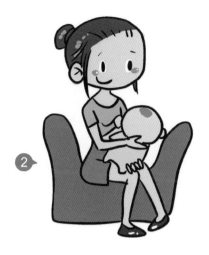

❦ 放下睡着的宝宝时

1. 抱着孩子坐。为了不让宝宝醒来，抱着宝宝弯曲两膝盖，坐在地上。

2. 让宝宝躺下。身体前倾，将宝宝的屁股放在床上。

3. 将宝宝的头再放在枕头上。

4. 整理。放下宝宝后为了不让宝宝的后背硌着，抚摸着后背整理衣服。

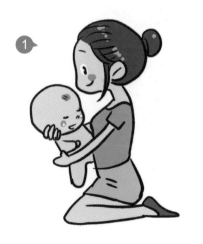
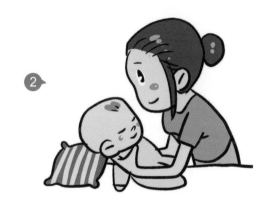
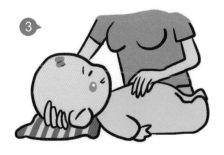
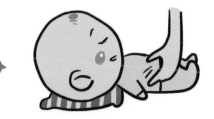

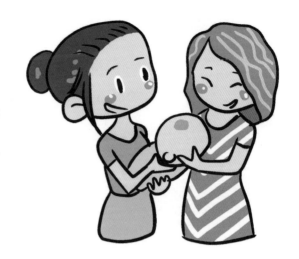

❧ 将宝宝递给对方时

一只手放在宝宝两腿间托住屁股，另一只手托住宝宝的脖子和肩膀。从宝宝的头开始慢慢放在对方手上。

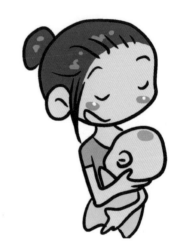

❧ 哄宝宝或让宝宝睡觉时

一只手托住脖子，另一只手托住屁股，竖着抱宝宝。跟宝宝对视着轻轻拍屁股，轻轻向两侧晃动。

新生儿的日常护理

新生儿期是宝宝脱离母体后独立生活的初始阶段，因此，新妈妈要为他作一些必要的准备，使其尽快适应新的环境。

1. 新生儿房间的室温应保持在 18℃～22℃，洗澡时可达 26℃，湿度则宜保持在 60%～65%。

2. 保持新生儿房间阳光充足，空气新鲜。每天应该开窗通风换气两次，每次 30 分钟，以确保室内空气的清新。

3. 新生儿的卫生也非常重要，故衣服要勤换勤洗，最好是每天给他洗一次澡，不过要注意的是，洗澡时要关闭门窗，防止受凉。

婴儿期
(0~1岁)

第2章

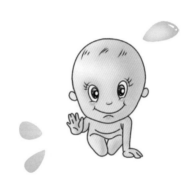

　　这段时间，在爸爸妈妈的悉心照料下，我的身体，如体重、身高、视力、听力和智力等都发育得飞快，快得我自己都不敢相信。而且，在这个过程中，我不仅会抓东西了，还学会了爬行、走路、吃饼干等，原来长大了是这么美好，我实在是太高兴了。

——小宝宝寄语

婴早期 (1~3 月)

1~3 个月宝宝的身心发育

1. 婴儿的体重、身长、头围和胸围

婴儿出生后头 3 个月是生长发育最旺盛的时期。小儿体重增长是不等速的，年龄越小，增长越快，头 3 个月是体重增长的第一个高峰，体重增长为 700~800 克 / 月，其中第一个月的增重可达 600 克，3 个月时体重增长至出生时的 2 倍，约 6000 克。出生时身长约为 50 厘米，至满 2 个月时约为 60 厘米。

正常男婴 2 个月时发育标准	身长平均为 59.6 厘米，体重平均为 5.59 千克，头围为 37.4 厘米，胸围为 35.7 厘米
正常女婴 2 个月时发育标准	身长平均为 58.4 厘米，体重平均为 5.49 千克，头围为 36.3 厘米，胸围为 35.1 厘米
正常男婴 3 个月时发育标准	身长平均为 62.3 厘米，体重平均为 6.27 千克，头围为 38.8 厘米，胸围为 38.2 厘米
正常女婴 3 个月时发育标准	身长平均为 60.9 厘米，体重平均为 6.23 千克，头围为 37.8 厘米，胸围为 37.3 厘米

2. 婴儿的视觉和听觉

1 个月的婴儿已经有视觉集中的表现，能够注视大人的脸和鲜艳明亮的物体。开始有头眼协调，头可跟随移动的物体在水平方向转动。有初步的颜色分辨能力，可区分白色和红色。但视觉距离很近，最佳视距为 25 厘米左右。听觉有了发展，对听到的声音能作出反应。

2 个月的婴儿视觉集中现象越来越明显和频繁，特别喜欢集中看活动的物体和大人的脸，并能跟随追踪物体。1 个半月到 2 个半月会有眨眼反射，将手掌慢慢逼近他眼前，他就会眨眼。听觉有了加强，能辨别声音的方向，能安静地听较轻快、柔和的音乐，喜欢大人和他说话，对噪音表示不快。

3 个月的婴儿视觉功能较完善，头眼协调良好，视线能跟随鲜明的物体移动，逐渐能够集中看距离较远的带有声音、色彩鲜艳、活动的物体，最远视距可达到 4~7 米。听觉也有了明显的发展，头可转向声源，听到悦耳声时会微笑。可以分辨妈妈的声音，如正在哭闹时听到妈妈的声音，可停止哭闹，显出专心听的神态。

3. 婴儿的运动功能

1 个月的婴儿的活动是全身无规律的活动，头稍能转动，尝试着抬头数秒，腿脚喜欢弯曲。

2 个月的婴儿竖抱时，头稍能挺直，并能随视线转动。婴儿的双手活动也很频繁、有力。经常本能地将手伸到头部，抓挠眼睛、耳朵，并将手伸进口中吸吮。情绪愉快时，手臂和腿能做较大幅度的舞动。

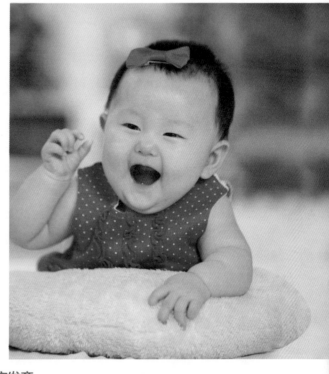

3 个月的婴儿头能挺直，能更灵活地随视线转动。俯卧时能稳固地抬头。手能抓起身旁的衣被，常把手放在嘴里，吸奶时能用手扶奶瓶。蹬腿动作比较有力，常把腿举高又放下。新生儿期的拥抱反射经 3~4 个月消失。

4. 婴儿早期的社会行为与语言发育

新生儿对大人的声音和触摸可产生反应，包括看、听，表现安静和愉快等。2~3 个月时，小儿以笑、啼哭、伸手等行为以及眼神和发声表示情绪变化。2 个月的婴儿有愉快或不高兴的面部表情。3 个月的婴儿，当感到愉快时可有意识地微笑，并可以发声大笑。有意识地微笑是婴儿社会行为的表现，称为"社会性"微笑，它是婴儿智能发育的重要标志，这一阶段是人生"社会化"的开始。

婴儿期是语言发育的准备阶段和开始阶段。1 个月是反射性发声阶段，由生理上的需要作出哭喊反射。1 个月后出现条件反射性发声，用不同的声音表示不同的意思。2~3 个月开始"咿呀"做语，以发声为快乐，可以发"啊"、"咿"、"哦"等音。

1~3 个月宝宝启智训练

1. 婴儿按摩操

第一节：让婴儿仰卧，妈妈用左手轻轻握住孩子的脚，用右手从内向外、从上往下轻轻按摩孩子的腿，两只脚交替按摩。然后，轻轻地揉腿上的肌肉。

第二节：让婴儿俯卧，妈妈用手顺着孩子脊椎骨从头部往臀部按摩，然后再从下往上按摩。

2. 婴儿俯卧练习

婴儿睡醒后活动时，可让他俯卧在床上，两臂屈肘在胸前支撑身体。大人在婴儿面前用温柔的声音和他谈话，摇晃着鲜艳的、带响声的玩具逗引他抬头。这样能训练婴儿抬头，增强颈部和背部肌肉的力量，对呼吸、血液循环也有好处。而且，趴着可以扩大婴儿的视野，使他能更好地熟悉环境。婴儿从低头俯视到抬头的这个过程中，所看到的距离会越来越远，这有助于培养出婴儿观察事物的兴趣，从而进一步促进大脑的发育。

3. 婴儿抓握练习

手的动作是小肌肉群的活动。2个月的婴儿能拿住放在手里的东西，3个月时，当手触到玩具时，偶尔能抓住。大人可用带响声、色彩鲜艳的玩具，如摇铃、响圈儿等，来训练婴儿的抓握动作。开始可将玩具放在婴儿手中让他握住，慢慢地再用玩具的声音和色彩逗引他注意，同时触碰他的手，吸引他去抓握，每天可做多次练习，通过手的动作来发展婴儿的感知、认识事物的能力。

4. 婴儿直立蹬脚练习

将婴儿抱起，放在大人腿上或手掌上扶他站起，让其小腿自然绷直，然后扶他上下自然地蹬脚蹬腿。同时，大人可用亲切、柔和的声音与他说话，如说"宝宝跳跳、宝宝跳跳"。开始时每天练习 4~5 次，以后可慢慢地增加次数。此练习能促进宝宝腿脚肌肉的发育。

5. 婴儿视觉刺激

在 1 个多月的时候，可在婴儿的摇篮上悬挂可移动的鲜红色或鲜黄色的气球或纸花等，让孩子一醒来就能看到它们。大人应隔一定的时间去摇动一下气球或纸花，以激起孩子的注意和兴趣，这是一种视觉刺激的好方法。此时的婴儿对鲜艳的色彩已有较强的"视觉捕捉"力了，只是注意悬挂的物体不要长时间地固定在一个地方，以免婴儿的眼睛发生对视或斜视。

此外，大人也可将婴儿竖抱起，在房间布置鲜艳的、大的图片及脸谱，边让婴儿看边与其说话，以训练婴儿的视觉感知能力。

6. 婴儿听觉练习

听觉是学习语言、运用语言的基础，听觉的发展对语言能力的发展有重要意义。可在婴儿醒着时用亲切、温柔的语调面对面地和婴儿说话，吸引他听，还可定时给他听轻快、柔和的音乐，或母亲唱歌给他听，这不仅可以发展婴儿的听觉，还可从小培养孩子对音乐的兴趣。另外，还可以用摇哗啦棒、响圈等能发出响声的玩具训练孩子的听觉。大人可把玩具慢慢地移开，往各个方向移开去，让孩子寻找声源。由近及远逐渐移动，用各种发声体从各方向来训练婴儿的听觉。

7. 多与婴儿说话

婴儿出生后2~3个月是语言发展的自发发音阶段，是婴儿学习说话的准备阶段。大人应多和婴儿说话，用亲切的表情，愉快、柔和的声音对婴儿说话，诱发他产生良好的情绪，引逗他自发地发声。如2~3个月的婴儿，大人可用"呃、啊"的声音来与其应答，并且要表现得愉快。大人的表情、声调、态度等都能使婴儿产生安全感，利于婴儿情感的健康发展。

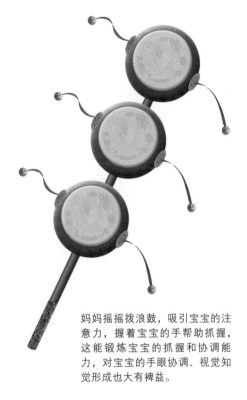

妈妈摇摇拨浪鼓，吸引宝宝的注意力，握着宝宝的手帮助抓握，这能锻炼宝宝的抓握和协调能力，对宝宝的手眼协调、视觉知觉形成也大有裨益。

母乳喂养方法及哺乳误区

给宝宝哺乳时，妈妈全身肌肉要放松，保持体位舒适、精神愉快，这样才有利于乳汁排出。同时，宝宝的胸腹部要紧贴妈妈的胸腹部，下颌紧贴妈妈的乳房。

母乳喂养时，妈妈可先将拇指和四指分别放在乳房的上、下方，托起整个乳房。再将乳头触及宝宝的口唇，在婴儿口张大、舌向外伸展的一瞬间，将婴儿进一步贴近妈妈的乳房，使其能把乳头及乳晕的大部分吸入口内，这样，婴儿在吸吮时既能使乳汁排出，又能很好地刺激乳头上的感觉神经末梢，促进泌乳和喷乳反射。

至于哺乳时间与次数，他们是没有严格限定的，奶胀了就喂，宝宝饿了就喂，直到吃饱，坚持夜间哺乳。若妈妈的乳汁过多，宝宝不能吸空，不必将余乳挤去，让体内自动调整，不再产生过多的乳汁，以达到供需的平衡。

常见哺乳误区：

1. 自己奶水量少，担心宝宝吃不饱长不壮，就断掉母乳，改喂牛乳或其他代乳品。

母乳是六个月内的婴儿最适宜的食品，产后2周、4周、3个月，因婴儿生长发育的需求，出现暂时性母乳不足，只须让宝宝频繁吸吮，刺激乳汁再产生，以达到一个新的日产水平，以满足婴儿的需要。

此外，只要休息充分、合理饮食并按需哺乳，妈妈就一定有足够的奶水喂养宝宝。

2. 妈妈严格按书本上的要求，每隔2~4个小时给宝宝喂一次奶。

哺乳时应按需哺乳，只要孩子想吃，就应该喂，这样更有利于宝宝的身体发育。宝宝多吸吮，可以促进泌乳量的增多。

3. 哺乳的妈妈要多吃鸡鸭鱼肉、多喝汤。

其实哺乳的妈妈并不宜食用油脂过大的食品，特别是动物脂肪。否则会导致小儿消化不良性疾病。

4. 宝宝长牙后总爱咬妈妈的乳头，于是妈妈就给宝宝断乳了。

宝宝咬乳头是常见现象，因此，最好坚持到小儿1岁到2岁后再断乳。

至于这种行为，可通过一些措施（如堵鼻子、捏下颌等）来纠正。

5. 妈妈生病了，就应该对宝宝进行断乳。

应根据病情而定。若是轻微的伤风感冒等，根本不必中止喂奶，只须戴上口罩，注意呼吸隔离就行。即使是急性乳腺炎等，仍可继续哺乳，而且先吃患侧，充分吸完再吸健侧，可配合消炎药，有利于炎症的尽快消退。具体情况应咨询医生。

6. 对于混合喂养的宝宝，若母乳吃不饱，就再喂一些牛乳。

喂养宝宝时，不要同时喂两种奶，这样会导致小儿消化不良。正确的方式是先喂一次母乳，再喂一次牛乳，或白天喂牛乳，晚上喂母乳，总之是要保持一定的时间间隔。

培养 1~3 个月宝宝良好的生活习惯

宝宝良好生活习惯的形成，必须从婴儿期开始培养。

1. 培养良好的睡眠习惯
1~2 个月的宝宝还没有建立昼夜

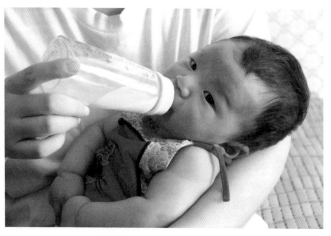

不管是母乳喂养还是混合喂养，不提倡定时定量，而应按需喂养、每天8次以上。

生活规律，因胃容量小，可夜间哺乳1~2次。鼓励夜间喂奶，喂奶间隔是随婴儿长大、乳汁成分变化自然而然形成的！

同时，要逐渐培养宝宝按时睡眠的好习惯，不可轻易干扰婴儿的睡眠时间，也要养成宝宝良好的睡眠习惯，如不拍、不摇、不依恋、不含奶头入睡，让其主动入睡。

2. 训练把尿

从2个月开始就应该训练宝宝把尿。宝宝越小，排尿间隔就越短，可在睡前、睡醒时、哺乳后15~20分钟把尿。把尿时，抱宝宝两腿稍向外展，同时大人发出"嘘嘘"声，使宝宝形成排尿的条件反射。若在解开尿布时宝宝排尿，宜做"嘘嘘"声，使其将尿意及排尿联系起来。此外，要训练宝宝把尿的习惯，就应该掌握好宝宝排尿的规律，不可频繁地把尿，否则会造成宝宝对把尿反感，或者发生哭闹、尿频等现象。

1~3个月宝宝体格锻炼

1. 婴儿的户外活动

新鲜空气中的氧气多，可以提高呼吸功能和抗病能力。经常进行户外活动，可增加婴儿对冷空气的适应能力，提高机体免疫力，减少呼吸道疾病的发生。根据婴儿的具体情况，可从出生后1~2个月开始，选择温暖的季节，风和日丽的天气，室外温度在20℃以上，抱婴儿到人少、空气新鲜的地方。夏天婴儿只穿背心即可，每日3~4次，每次20~30分钟。冬天可先在室内开窗，然后在保暖情况下到户外，户外活动时仅暴露出小脸、手部，抱到背风向阳处2~5分钟，每日1~2次。

2. 婴儿日光浴

日光浴可促进婴儿的血液循环。阳光照射皮肤，可促进皮肤合成维生素D，利于钙质吸收，可以预防和治疗佝偻病。日光浴对机体的作用较空气浴强，进行日光浴时必须注意婴儿的反应，在开始日光浴前可先进行空气浴7~10天，待婴儿适应户外环境后再进行。

根据婴儿的身体情况，可从出生后2个月左右开始进行日光浴。在风和日丽且气温高于20℃的天气里，每天最好是在上午9~11点或下午3~5点，抱婴儿出去晒太阳。尽量让婴儿少穿衣服。开始先晒手和脸，每日1~2次，每次5~10分钟。以后慢慢让婴儿身体更多的部分暴露在外面晒太阳，时间逐渐延长至每日1小时。

3. 婴儿被动操

婴儿被动操可促进婴儿大运动的发育，改善身体的血液循环，使精神振奋，适合2~6个月的婴儿做。最好是每天做1~2次，由父母给婴儿做四肢伸屈活动。

婴中期（4~6月）

4~6个月宝宝的身心发育

1. 婴儿的体重、身长、头围和胸围

4~6个月的婴儿生长发育十分迅速。正常男婴6个月时发育标准：身长平均为68.1厘米，体重平均为8.22千克，头围为43.9厘米，胸围约为43.9厘米；正常女婴6个月时发育标准：身长平均为66厘米，体重平均为7.62千克，头围为42厘米，胸围为42厘米。

2. 婴儿的运动功能

4~6个月的婴儿运动功能发育很快。

4个月的婴儿，俯卧时能用前臂支撑抬头，上肢能把上身支撑起来。手能抓握周围物体，握持反射消失，递给玩具能拿，会玩自己的手。看到感兴趣的东西时全身会乱动，并企图抓住。竖抱时头能保持平衡。能从仰卧位转到侧卧位。

5个月的婴儿，能比较熟练地从仰卧位翻到侧卧位，再翻到俯卧位，可以坐在大人腿上玩，能拿着东西往嘴里放。

6个月的婴儿，可以双手向前撑住独坐一会儿，大人扶着站立时，两腿会做跳的动作，有爬的愿望，能用一只手抓东西，会双手同时握物，出现换手、捏、敲等探索性动作，能摇发声的玩具，能抓悬挂的玩具。

3. 婴儿的心理、视觉及语言功能

婴儿出生的前半年，主要是通过各种感官的发展来认识事物，从而发展了各种心理活动。随着婴儿月龄的增长，4~6个月的婴儿心理功能有了很大的发展。

4个月的婴儿，视觉功能比较完善，能逐渐集中于较远的对象，开始出现主动的视觉集中，并开始形成视觉条件反射。如看到奶瓶时会手舞足蹈，高兴时会大笑、"咿呀"做语，会玩自己的小手，听到声音能较快地转头，能注意镜子中的自己。

5个月的婴儿，开始认人，能认识妈妈，开始认生，不喜欢生人抱，能辨别出妈妈的声音，听到熟悉的声音表示高兴并发音回答。能发出喃喃的单音节，如"b、m"。在视觉发展的基础上，注意的范围扩大了，那些能直接满足自己需要的物品，如奶瓶、小勺等，能引起他的注意。能做简单游戏，如藏猫猫、看镜子等。

6个月的婴儿，开始无意识地发出"爸"、"妈"等音，同时能发出比较复杂的声音，如"a"、"e"、"i"、"o"、"u"等，好像要说话，会发不同的声音，表示不同的反应。开始能理解大人对他说话的态度，并开始感受愉快、不愉快等情感，要东西时，拿不到就哭。开始对陌生人表现出惊奇、不快。

4~6个月宝宝启智训练

1. 婴儿爬行练习

爬行对婴儿的智能发展和健康有着重大作用。爬行是一种很好的肌肉锻炼方法，它是一种全身协调动作，可以很好地刺激中枢神经，还能扩大孩子的接触面和认识范围，利于智能发展。婴儿6个月时，已能自如地翻身俯卧，当婴儿俯卧时，大人可将他最喜欢的玩具摆放在前面，吸引他爬过去抓取。当他撑起身体跃跃欲试时，大人可用手掌顶住婴儿的脚掌，帮助他用脚蹬着大人的手向前爬，可以每天进行多次练习。

2. 婴儿直立练习

婴儿6个月左右时，大人可双手抱在婴儿腋下，帮助婴儿在膝头或床上练习站立。每次应该练习1分钟左右，每天可练习1~2次。这种练习是学习站立的准备，它可以使婴儿获得站立的体验，让婴儿对学习站立充满兴趣，从而更快地学会站立。

3. 婴儿被动操

2~6个月的婴儿运动功能发育较差，身体好多部分还不能充分活动，因此须由大人帮助婴儿做体操。做体操可以促进婴儿大运动的发育，改善身体的血液循环及呼吸功能，使精神振奋，促进婴儿体力和智力的发育。大人在帮助婴儿做操时，注意动作要轻柔而有节律。最好每日做1~2次。

4. 大人与婴儿一起玩

4~6个月的婴儿醒着的时间逐渐变长了，玩的时间也变多了。婴儿醒着时，不会躺着不动，他会看看周围环境中他感兴趣的东西，或玩玩自己的手，或翻翻身。大人应利用这时间多和他一起玩游戏，如玩捉迷藏、玩玩具等，和他交谈的同时拿玩具给他看、听、玩，而且有意识地让婴儿模仿。在一起玩的过程中，发展他的动作及感、知觉等心理能力。

5. 教婴儿自己玩

4~6个月的婴儿，手的动作有了一定的发展，会抓握玩具，并对有响声的玩具表现出兴趣。但此时婴儿还不能独立地玩玩具，需要大人教婴儿玩。婴儿在自己玩的过程中看看、摇摇、摸摸、听听，不仅可以发展视觉、听觉、触觉、注意力及手的动作，而且会对客观事物产生初步的认识和感受，并激发对玩具的兴趣，也为从小培养其独立活动的能力打下基础。

6. 婴儿语言训练

语言是人类特有的高级神经活动，语言的发展要经过发音、理解和表达三个阶段。婴儿期正是小儿语言的发生期，大人要多对婴儿进行语言训练，为日后的语言发展奠定基础。

婴儿的口语能力都是在生活中学来的，若生活局限在一个小范围内，语言也就限制在了一个小范围内，因此，一定要让他多看多听。在生活中可多对婴儿说话，并将说话与教婴儿认识环境的活动结合起来。同时，要教婴儿认识物品，如起床时教他认识衣服和被子，开灯时教他认识灯，坐车时认识车，戴帽子时认识帽子等。也要多带婴儿外出开阔眼界，认识大自然，如大树、花草、小动物等。

在与婴儿一起玩耍时，可利用婴儿喜爱的玩具和活动来教婴儿，如大人扮作小狗"汪汪"叫，把娃娃藏起来让他找。玩的时候多和他说玩具的名称及活动的名称。在生活中要多叫婴儿的名字，使他逐渐确认自己的名字，并教他认识家庭成员，如妈妈、爸爸、奶奶等。

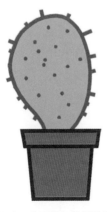

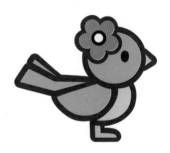

看，多么可爱的小鸟，头上还戴着红色的小花呢。

宝宝看，这是绿色带刺的仙人掌，可不要随便摸哦。

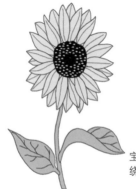

宝宝，这是向日葵，它会绕着太阳转哦。

宝宝需要添加辅食了

对于 6 个月以上的宝宝来说，单纯的母乳喂养已不能满足其生长发育的需要了，即使是人工喂养的宝宝，仅靠增加牛乳（或奶粉）的量也是无法满足营养所需的。加辅食不是以食量而定，是以儿童生长发育的阶段对营养需求而定，以及母乳中营养对儿童生长的满足量度而定！宝宝 6 个月时，他的体内已能分泌足够的淀粉酶，因此，可以添加一些淀粉类辅食（如奶糕、米粉、饼干等）、动物性食物（如肝、蛋、鱼等）、果蔬类及植物油。可根据不同月龄宝宝的需要和消化能力加喂辅食，使其逐渐适应，为顺利过渡到断奶创造条件。

辅食的添加原则：

● 从少到多。使宝宝有一个适应过程，如添加蛋黄，宜从 1/4 开始，5~7 天后如无不良反应可增加到 1/3~1/2 个，以后慢慢增加到 1 个。

● 由稀到稠。如从乳类开始到稀粥，再逐渐过渡到软饭。

● 由细到粗。如从菜汤到菜泥，乳牙萌出后可试着喂些碎菜。

● 由一种到多种。应该在宝宝习惯一种食物后再加另一种，不宜同时添加多种。

● 在婴儿健康、消化功能正常时逐步添加。另外，添加辅食不宜在两次哺乳之间进行，否则增加了饮食次数。由于婴儿在饥饿时比较容易接受新食物，在刚开始加辅食时，可先喂辅食后喂奶，待婴儿习惯辅食之后，再先喂奶后加辅食，以保证其营养的需要。6 个月时，两次辅食可以代替两次哺乳。加喂辅食的同时要观察婴儿的大便，了解其消化情况，若有腹泻等不良反应可酌情减少或暂停。

鸡蛋

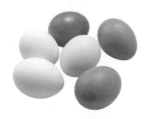

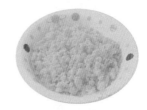

4~6 个月，不喂

7~9 个月，将鸡蛋完全煮熟后，取蛋黄压碎成粉末状

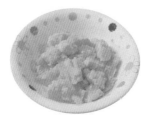

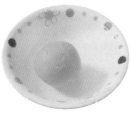

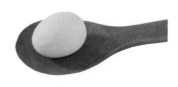

10~12 个月，将鸡蛋完全煮熟后将蛋黄压碎

1~2 岁，鸡蛋完全煮熟后取蛋黄

2~3 岁，蛋清和蛋黄同时喂

牛肉

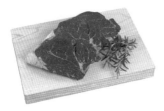

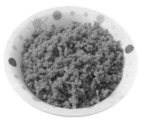

4~6 个月，将牛肉切片后在沸水里烫一下，再切成小块后剁成粉末

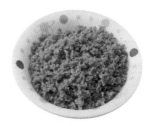

7~9 个月，将牛肉切片后在沸水里烫一下，再切成小块后剁成粉末

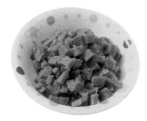

10~12 个月，将牛肉切片后在沸水里烫一下，切成 3 毫米大小的丁

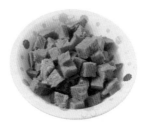

1~2 岁，将牛肉完全煮熟后切成 5 毫米大小的丁

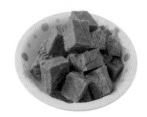

2~3 岁，将牛肉完全煮熟后切成小块

4~6 个月宝宝体格锻炼

1. 婴儿户外活动

在好的天气里，大人应抱婴儿到室外活动，进行日光浴、空气浴等锻炼，使其逐步适应外界环境的变化，以增强婴儿身体的耐受力及适应能力，减少疾病的发生。如果不带婴儿到户外活动，婴儿就会弱不禁风，遇到外界环境变化，身体因不能适应而生病。所以，大人应尽可能每天安排一定时间带婴儿到室外活动。

室外活动还可开阔婴儿的眼界，增长见识，对婴儿智力的开发大有益处。

2. 擦浴

擦浴是用最温和的水锻炼，适合于体弱儿及 6 个月以上的婴儿。在擦浴之前最好有 2~4 周干擦的准备阶段，可从 5 个月开始用柔软的干毛巾轻轻摩擦全身，到发红为止，必须手法轻柔，防止擦伤皮肤。6~12 个月婴儿擦浴时室温须保持在 18℃ ~20℃，水温从 34℃ ~35℃开始，以后逐渐降低水温至 26℃左右。先用毛巾浸入温水，拧半干，然后在婴儿的四肢做向心性擦浴，擦完再用干毛巾擦至皮肤微红。这样做可使皮肤和黏膜得到锻炼，增强体质，预防感冒。

婴中后期（7~9 月）

7~9 个月宝宝的身心发育

1. 婴儿的体重、身长、头围和胸围

6 个月以前的婴儿的体格发育最快，6 个月以后体格发育较前稍有减缓。6 个月以后，体重平均每月增长 500 克，身长平均每月增长 1 厘米。此阶段胸围比头围略小。

正常男婴 9 个月时的发育标准：身长平均为 72.3 厘米，体重平均为 9.18 千克，头围为 44.8 厘米。正常女婴 9 个月时的发育标准：身长平均为 70.4 厘米，体重平均为 8.6 千克，头围为 44.3 厘米。

2. 婴儿的牙齿

婴儿出牙的时间差异较大。正常情况下，出生后 4~10 个月乳牙开始萌出，一般婴儿在 6~7 个月萌出第一颗牙。出牙的顺序为：出中间的 2 颗下门牙，然后出 4 颗上门牙，1 岁左右出齐以上 6 颗牙。出牙时婴儿可伴有焦躁不安，吮吸大拇指、玩具或家具。此时，可以给孩子玩能促进牙齿萌生的磨牙玩具或给予固体食物（如饼干等）刺激牙床，有助于牙齿的萌出。若 12 个月仍未长牙，可能是缺钙或其他疾病引起的，应该找医生检查。

3. 婴儿的运动功能

6~7 个月的婴儿可以独立坐稳，此时婴儿会爬行，爬行可以使婴儿活动范围扩大，接触和观察到更多的事物，有利于婴儿智力发展和体格发育。婴儿学爬行的差异很大，有的婴儿未经过爬行训练，不会爬行。未经过爬行这个阶段，对于婴儿的身心发育来说是无法弥补的缺憾。

6~7 个月的婴儿已开始有目的地玩玩具，会摇有响声的玩具，也可学着玩套叠玩具。9 个月时手更加灵巧，可以用拇指、食指捏起小物体，如米粒、纸屑等。

4. 婴儿的心理功能

此阶段的婴儿对周围环境的兴趣大为提高，能注视周围更多的物体和人。对不同的事物表现出不同的表情，会把注意力集中在他感兴趣的事物上。7~9 个月的婴儿认生情绪更为突出，在陌生人面前表现出不安和啼哭。依恋母亲，当妈妈暂时离开时表现出不安和哭闹。知道不在眼前的物休并没有消失，开始寻找当面被藏在枕下的玩具，所拿的玩具落地后知道寻找，喜欢反复扔东西让大人拾起。有初步的模仿能力，可以模仿简单的动作，如模仿乱画、摇铃，模仿大人摇手表

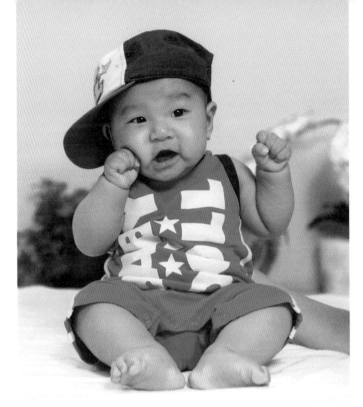

宝宝刚开始时手掌不能完全打开，握着小拳头也能作出"再见"的动作来。

示再见，模仿拍手等动作。

自我意识初现。此时期出现了最初的自我意识萌芽，可以认识自我，也能识别出自己与别人的不同。如让婴儿对着镜子照一会儿，然后将红颜色涂在他的鼻子上，婴儿看到镜中鼻子上的红颜色时就会去摸自己的鼻子，说明他认出了镜中的自我。此阶段的婴儿喜欢表现自我，不高兴时会以叫喊、扔东西表示愤怒。

语言有了进一步发展。7~9个月的婴儿对语言有初步的理解，可以理解简单的词句，如听到"再见"就作出摇手动作，听到"欢迎"就作出拍手的动作，听到"上街"就会表示高兴并倾身指着门要大人抱出去。

7~9 个月宝宝的喂养

1. 断奶过渡后期

断奶的具体月龄无硬性规定，通常在1~2岁左右，但必须要有一个过渡阶段，在此期间应逐渐减少哺乳次数，增加辅食，否则容易引起婴儿不适应，并导致摄入量锐减、消化不良，甚至营养不良。世界卫生组织提倡纯母乳喂养6个月，以后加辅食，并可继续母乳喂养到2岁或2岁以上。

具体断奶时间，要根据母亲乳汁的质量、季节的情况来决定。在夏天，天气炎热，婴儿易得肠道疾病，不宜断奶；婴儿生病期间不宜断奶。

断奶时，母亲可暂时与婴儿分开。如果喂养得合理，能适应多种多样的食物，1~2岁左右的婴儿就可以不吃母乳了。断奶后，每天除了给婴儿保证500毫升左右配方奶外，还应增加其他辅食。

2. 辅食的添加

7~9个月的婴儿多已出牙，所以应及时添加饼干、面包干等固体食物以促进牙齿的生长和培养咀嚼、吞咽等习惯。最初可在每天傍晚的一次哺乳后补充淀粉类食物，以后逐渐减少这一次的哺乳时间而增加辅食量，直到该次完全喂给辅食而不再吃奶，然后在午间依照此法给第二次，这样可逐渐过渡到三餐谷类和2~3次哺乳。人工喂养的婴儿，7个月时还应保证每天500~750毫升的牛奶供给。在喂粥和烂面的基础上，可以添加碎蔬菜、肝类、全蛋、禽肉、豆腐等食品，以使菜肴丰富多彩、形式多样，增加婴儿的食欲。此外，继续给予水果和鱼肝油。

从9个月开始，可以让婴儿练习用杯子喝水。让婴儿自己用手扶着杯子，大人可帮助拿着杯子，教婴儿用杯子喝水。练习用杯子喝水，可以培养婴儿手与口的协调性，促进婴儿智力发展。

3. 婴儿营养不良的表现

营养不良是由于营养供应不足、不合理喂养、不良饮食习惯及精神、心理因素而导致厌食、食物吸收利用障碍等引起的慢性疾病。表现为体重减轻，皮下

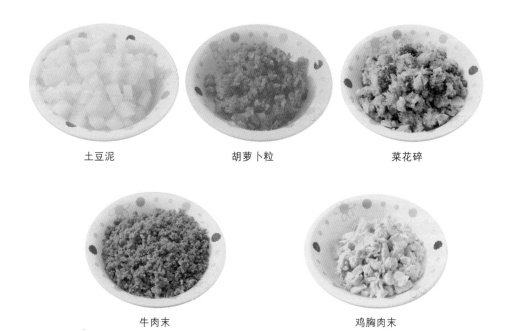

土豆泥　　　　　　胡萝卜粒　　　　　　菜花碎

牛肉末　　　　　　鸡胸肉末

适合8个月宝宝吃的食物

脂肪减少、变薄。腹部皮下脂肪先减少，继之躯干、臀部、四肢，最后两颊脂肪消失而似老人，皮肤干燥、苍白松弛，肌肉发育不良，肌张力低。轻者常烦躁哭闹；重者反应迟钝、消化功能紊乱，可出现便秘或腹泻。

在治疗上，轻者可通过调节饮食使其恢复，重者应送医院进行治疗。

4. 婴儿食欲缺乏怎么办

在一般情况下，婴儿每日每餐的进食量都是比较均匀的，但也可能出现某日或某餐进食量减少的现象。不可强迫孩子进食，只要给予充足的水分，孩子的健康不会受损。

婴儿的食欲可受多种因素的影响，如温度变化、环境变化、接触不熟悉的人及体内消化和排泄状况的改变等。短暂的食欲缺乏不是病兆，如连续 2~3 天食量减少或绝食，并出现便秘、手心发热、口唇发干、呼吸变粗、精神不振、哭闹等现象，则应注意。不发热者，可给孩子助消化的中药和双歧杆菌等菌群调节剂，也可多喂开水（可加果汁、菜汁）。待婴儿积食消除，消化通畅，便会很快恢复正常的食欲。如无好转，应去医院进一步检查治疗。

5. 婴儿腹泻时应如何喂养

婴儿腹泻时，饮食要进行调整，原则上是首先减轻胃肠道负担，轻者不必禁食和输液；重症者可禁食 6~8 小时，静脉输液纠正脱水及电解质紊乱。脱水纠正后，先用口服补液和易消化的食物，由少到多，从稀到稠。原为母乳喂养的，每次吃奶时间要缩短；原为混合喂养的，可停喂牛奶或其他代奶品，单喂母乳；原为人工喂养者，牛奶量应减少，适当加水或米汤；原来已加辅食的，亦可减量或暂停喂辅食。患儿腹泻经治疗，病情逐渐好转，大便每日 2~3 次，水分减少，身体基本恢复正常时，再逐渐添加辅食，以免再次导致腹泻。一般需 1~2 周才能恢复到原来的饮食。

7~9 个月宝宝的日常护理

1. 婴儿在家抽风怎么办

惊厥（抽风）是婴儿时期常见的急症。孩子突然抽风时，作为孩子的父母首先要冷静，要知道，抽风必须迅速得到控制，因为抽风一旦超过 30 分钟，就会进一步引起脑细胞的损伤。

● 孩子抽风时全家人不要乱动孩子，先把孩子的头偏向一侧，防止呕吐物、分泌物吸入气管。

● 用勺子把或筷子缠上纱布放在孩子的两牙之间，以免咬伤舌尖。

● 用手捏患儿的人中、合谷、涌泉等穴，刺激使其惊厥停止。

● 一旦发生窒息，必须马上清理呼吸道分泌物，行人工呼吸或口对口呼吸。

●如果家中有氧气袋，可给孩子吸氧气。

●当孩子发热时，先将衣服脱掉，但注意把肚子盖好，用酒精进行物理降温，切不要把孩子裹起来给孩子发汗。

●最重要的是速去医院或拨打120，请医生治疗。

2. 婴儿患外耳道疖肿怎么办

在炎热的夏天因出汗较多、洗澡不当或因泪水进入外耳道等原因可致婴儿外耳道疖肿。一旦外耳道皮肤发炎，化脓形成疖肿，随疖肿的加重，外耳道皮下的脓液渐增多，其产生的压力直接压迫在耳道骨壁上，此处神经对痛觉尤为敏感，所以婴儿感到特别疼痛，且在张口、咀嚼时疼痛加重。哺乳期患儿往往有拒乳、抓耳、摇头、夜间哭闹不能入眠等表现。若外耳道疖肿明显肿胀，睡眠时压迫患儿侧耳朵，会因疼痛加剧而哭闹。

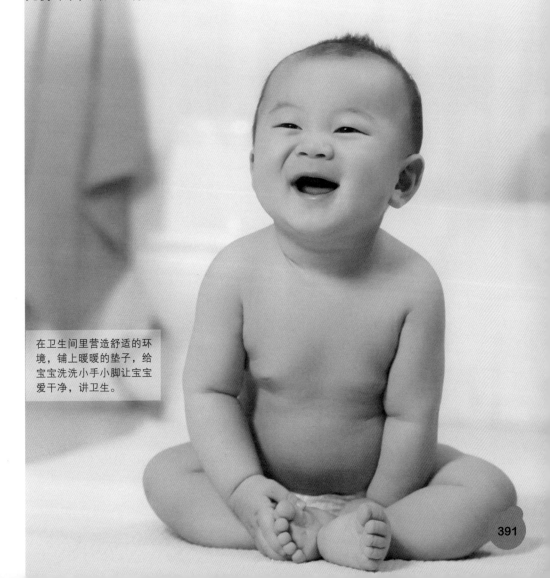

在卫生间里营造舒适的环境，铺上暖暖的垫子，给宝宝洗洗小手小脚让宝宝爱干净，讲卫生。

发生疖肿时应用抗生素控制感染，给氯霉素、甘油滴耳液或 1% ~3% 酚甘油滴耳，一日 3 次。若外耳道有分泌物，必须用 3% 双氧水洗净后再用氯霉素或酚甘油滴入。若疖肿有波动，应到医院进行手术，切开排脓。

3. 从入睡状态看婴儿的健康

婴儿的健康状况或疾病的潜伏，都可以从婴儿的睡眠状态中观察得到。婴儿正常的睡眠是安静入睡，呼吸平稳，头部略潮，时有微汗，面目舒展，时而有微笑的表情。

若婴儿出现以下睡眠异常现象，常常是某些疾病的潜伏或发病的征兆。

● 睡眠不实，时而哭闹乱动，不能沉睡。

● 全身干涩发烫，呼吸急促，脉搏较正常者快（新生儿 140 次 / 分，婴儿 120 次 / 分）

● 睡后不安宁，头部大汗，湿了枕头，出现痛苦表情；睡时抓耳挠腮，四肢不时抖动，有时惊叫。

经常仔细观察婴儿睡眠可以及时了解婴儿的健康状况，早期发现病症，及时排除或就医诊治。某些婴儿睡眠的异常现象是婴儿白天过度兴奋或暴饮暴食而致。如婴儿入睡时突然滚动或哭闹，则可能是排尿的表示，对这些现象应针对性处理。每个婴儿都有自己的睡眠规律和睡眠表现，应具体情况具体对待。要为婴儿创造良好的睡眠环境并督促其养成良好的睡眠习惯。

培养 7~9 个月宝宝良好的生活习惯

1. 培养良好的卫生习惯

应从婴儿期培养良好的卫生习惯。从出生开始就要注意清洁面部。每次吃完饭后要擦嘴，早晨起床后及晚上睡前都要洗脸、洗手。要经常洗澡，勤换衣服，定时理发，剪指甲。从小培养婴儿乐于接受盥洗的好习惯，稍大后自己就会主动要求讲卫生了。

2. 培养入睡的好习惯

7~9 个月的婴儿白天一般睡 2~3 次，夜间睡 10 小时左右，共计 14~15 小时。充足的睡眠可以保证婴儿的生长发育。婴儿的睡眠是生理的需要，当他身体能量消耗到一定程度时，自然会入睡，不要为了让婴儿入睡而养成抱着或拍着来回走、啃手指、吸奶头等不良习惯。如果暂时没有睡意，可以让他睁着眼在床上躺着，不要逗他，也不要抱他、拍他，培养他自己入睡的好习惯。

3. 大小便的训练

周岁前的婴儿还不会控制自己的大小便，大人可定时给婴儿把尿、把屎，一般在喝水后 15~20 分钟把尿一次。要让他在固定的地方大小便，不要随地大小便。8~9 个月的婴儿可以让他坐便盆，每次坐便盆的时间不宜超过 5 分钟，时间过长会造成脱肛，不要养成坐在盆上吃食物和玩耍的习惯。

4. 培养良好的进食习惯

8~9 个月的婴儿开始有主动进食的要求，可先训练他自己抓取食物的能力，尽量让小儿学习自己用勺进食，以促进手眼协调动作，并促进手指肌肉发育，同时也使儿童的独立性、自立性得到发展。

5. 禁止婴儿做的事情

此阶段的婴儿可以感受大人的态度并对语言有了初步理解，对婴儿的一些不良行为大人应及时纠正并禁止。婴儿喜欢把东西往口中塞、咬，应及时制止，凡是有危险的物品一定要远离婴儿，并禁止婴儿去抓。可让婴儿用手试摸烫的杯子后立即移开，以后凡是看到冒气的碗和杯子，他自己就知道躲开，不敢去碰。

如果婴儿偶尔打了人，大人立即笑了，还让他打，就会埋下打人的祸根。因为大人的笑对婴儿是一种鼓励，婴儿在大人的鼓励下形成了习惯，以后不管见谁都打。所以，在他打人时，大人应给他不高兴的脸色看，及时禁止。错误的行为不能得到强化，以后会逐渐消失。

7~9 个月宝宝启智训练

1. 婴儿主动操

6~12 个月的婴儿大运动神经开始发育，可训练婴儿爬、坐、仰卧起身、扶站扶走、双手取物等动作。通过运动可以促进婴儿肌肉、骨骼的发育，增强体质。同时，还可促进神经运动的协调性，利于婴儿智能的发展。

2. 婴儿爬行练习

爬行可以促进婴儿的体格发育和智能发展，利于婴儿健康情绪的发展，此阶段，爬行练习是非常重要的一课。大人可以用玩具引导婴儿做爬行运动，必要时大人可用手推动婴儿的脚掌，帮助婴儿向前移动爬行。

3. 让婴儿学习迈步

8~9 个月的婴儿能在大人的扶持下站立，并能迈步向前走几步，在大人的帮助下可以学习行走。把婴儿放在学步车中坐下，然后他自己会用手扶着站起来，大人帮助推他一下，让他学着迈步，学会后大人即不必帮助。在学步车里的时间不宜过长，每次以 10~15 分钟为宜，若时间过长，婴儿累了容易形成驼背，且双下肢负重过大也易影响婴儿的下肢发育。

4. 婴儿手的精细动作练习

9~10 个月婴儿，手的动作更加灵巧，可以用拇指、食指准确地将小的物品捏起。"捏"，这种精细动作的出现是此阶段婴儿智能发展成熟的重要标志。此阶段大人可利用一些小型玩具（如乒乓球、小方木、小纸屑等）让婴儿做拾物练习，还可以做套环游戏，以练习手的精细动作、促进智能发展。

5. 游戏和玩具

玩具是游戏必不可少的东西，玩具可以发展婴儿的动作、语言，并使他们心情愉快，也能培养婴儿对美的感受力。根据此阶段婴儿智能发展的特点，可给7~9个月的婴儿提供下列玩具：

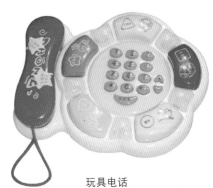

玩具电话

● 动物玩具是婴儿最喜欢的玩具，是婴儿生活中最贴近的、最熟悉的形象，动物玩具可以作为教具，可以使婴儿认识动物的名称。

● 生活用品，如小碗、小勺、小桌椅等，可以使婴儿认识物品的名称、用途。

● 运动性玩具可发展婴儿动作及感、知觉和运动觉，如软球、摇铃、套环、套杯等。

● 还可购置一些彩色积木、小汽车等。

一次给婴儿的玩具不必太多，两三样即可，但要经常更换，以提高婴儿的兴趣。

经常和婴儿一起做游戏，可以使婴儿情绪愉快，和大人建立良好的感情，有利于接受教育。大人与婴儿做游戏的内容多种多样，如运动性游戏，把球扔在盆里，捡回来交给婴儿再扔。此阶段的婴儿自我意识加强，可以有意识地支配手的动作，并对手和手臂的活动感兴趣，他要试验自己的力量，喜欢通过扔东西来表现自己。可提供彩球、乒乓球、羽毛球让婴儿练习扔东西或者大人扶着婴儿练习踢软球。大人可以一边唱歌一边做动作，开动机械玩具和接插玩具。

6. 语言训练

7~8个月的婴儿对大人发出的声音能作出反应，开始有理解语言的能力。当大人说到一个常见的物品时，婴儿会用眼或手指该物品，此时，婴儿能将感知的物体与动作、语言建立起联系。大人应经常使婴儿保持良好的情绪，多与婴儿说话。此阶段，婴儿不仅喜欢听大人说话，也喜欢看大人说话，看大人怎样说话，是婴儿学习语言的一种方法。大人要对着婴儿说话，使他看见口型，如说"啊"时，嘴巴张开，他发"啊"音时，嘴巴也张开，让婴儿模仿口型发音。平时大人要多带孩子到大自然中去，去公园看动物、看树、看花草，观察自然现象，如刮风、下雨、树叶摇动等。在看的同时，大人应多说，尽可能地给予语言刺激与训练，培养婴儿对事物的认识能力和对语言的理解能力。

婴晚期（10~12月）

10~12 个月宝宝的身心发育

1. 婴儿的体重、身长、头围和胸围

10~12 个月的婴儿体重增长较以前减慢了，但身高增长较快。到满周岁时，体重约为出生时的 3 倍，身长约为出生时的 1.5 倍。胸围比头围稍大些。

骨骼的发育也较快，此时前囟门已闭合得非常小，部分婴儿甚至已完全闭合。由于婴儿在 3 个月时，抬头动作形成了脊椎颈段的前凸，6~7 个月坐立时，形成胸椎的后凸，10~12 个月站立及行走时，形成了腰椎的前凸，所以，此时脊柱变成了微微弯曲的"S"形，运动较前更稳定了。12 个月时牙齿已萌出 6~8 颗。

2. 婴儿的运动功能

10 个月的婴儿已学会扶着栏杆站起来，并开始沿着栏杆迈步。11 个月时婴儿能独立站立一会儿，能由大人牵着一只手走路。到 1 岁时能独立走路，但步态不稳。15 个月时可独自走稳。

3. 婴儿的心理功能

● 有一定的记忆能力：10 个月的婴儿对大人的语言有了初步的理解能力。1 岁时能认识自己的衣帽，能指出自己身上的器官。那些常见面的人和熟悉的东西，若间隔几天不见，再见到时，当说出东西及人的名称时，能够很快指认，这说明婴儿有了记忆。

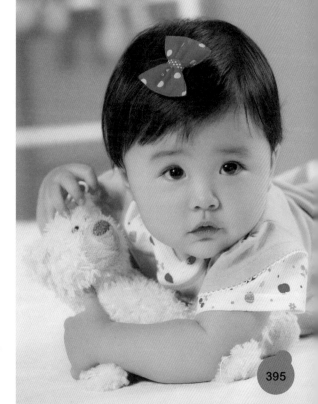

宝宝在床上玩翻滚游戏，为走路作好准备。

● 个性的雏形：10 个月的婴儿已显出个体特征的某些倾向性。例如有的婴儿不让别人拿走他手中的玩具，想要的东西若不给他就马上大哭大闹，乱扔东西；而有的则不声不响，或显出恐惧和啼哭。对大人的逗引，不同的婴儿表现出不同的反应。有的报以热情的微笑；有的则绷着脸不理睬；有的见人就打，以打人为乐。这就是个性的雏形。这时大人要注意婴儿良好个性的培养。

● 语言发展：9~10 个月的婴儿能够听懂一些话语，已发展到能听懂语言的词义，可以模仿大人简单地发音。接近 1 岁时，词对婴儿来说不仅只是音调的刺激，他能听懂词句的意思，对大人的语言指示能作出反应，如当听到大人说"把饼干给妈妈吃"时，他会拿着饼干往妈妈口中送。发音早的孩子大约在 10 个月就开始讲话，迟的大约到 1 岁才开始说话。1 岁左右的婴儿会有意识地叫"爸爸"、"妈妈"，但更多的还是讲些"啊啊"、"呜呜"等令人费解的乱语。

10~12 个月宝宝的喂养

1. 开始断乳

10 个月左右婴儿的饮食已固定为早、中、晚一日三餐，主要营养的摄取已有乳类转向辅助食物，变辅食为主食了。虽然有的婴儿还要哺乳，但已可以换成配方奶了。此时，如若继续哺喂母乳，则会影响婴儿的食欲，甚至晚上不吃母乳不睡觉，弄得妈妈也身心疲惫，对母婴均不利。所以，11~12 个月时就可以完全断乳了。断乳时，孩子会哭闹几天，妈妈应采取断然措施，可暂时与婴儿分离，坚持数天，就可以保证断乳成功。

2. 婴儿饮食

婴儿处于生长发育较快的时期，为婴儿提供的食物要从易于婴儿消化吸收、有利于生长发育及安全等方面考虑。不宜喂婴儿的食品有：

● 刺激性太强的食物。如姜、山芋芽、咖喱粉及香辣料较多的食品。

● 饮料、浓茶不能饮用。因浓茶和咖啡中所含的茶碱、咖啡因等会使神经兴奋，影响婴儿的神经系统的正常发育；太甜的饮料和果酱中，碳水化合物含量过多，其营养价值很低，可造成婴儿食欲缺乏和营养不良，不宜多喂。

● 不易消化的食物。如糯米制品、油炸食品、花生米、瓜子、炒豆、水泡饭、肥肉等，最好不喂。

● 太咸的食物。如腌鱼、酱油煮的鱼、虾和咸菜不宜给婴儿吃。

10 个月后婴儿的饮食可以多种多样，可逐渐添加瘦肉、猪肝泥、米面、粥、豆腐等食品。因这时婴儿的咀嚼功能较差，食物须做得烂些，以利于消化吸收，不可由大人嚼碎食物喂婴儿，这样容易传染疾病，而且不利于婴儿养成自己进食的习惯。牛奶可以逐渐减少到每日 500 毫升左右，要让婴儿练习用杯子喝奶。

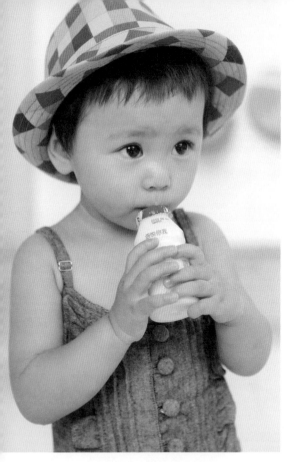

水果可制成果泥（如刮苹果）喂婴儿，应在饭后吃水果，不要在饭前吃水果，以免影响食欲和进餐。

3. 养成好的进食习惯

婴儿进餐时要有固定的座位，吃东西时不打闹、不说笑。吃饭前不要给婴儿吃零食，以免影响食欲，使婴儿产生厌食情绪。

要训练婴儿自己吃东西。10~12个月的婴儿还不能自己拿匙吃东西，但大人在喂他时，可以给他一把匙子，让他自己舀着试试，大人可以扶着他的手，把食物送到嘴里。有时可以给他一块饼干或馒头片，让他自己用手拿着吃。大人要逐渐培养婴儿自己吃饭的习惯，不能因为怕弄脏而不让婴儿自己动手，否则到了3~4岁时他也不会自己动手吃饭的。

4. 婴儿不要偏食、挑食

我们日常吃的饭菜中，含有多种营养成分，如孩子偏食、挑食，则易缺乏某些营养素，不利于身体健康。如果加以引导，就能逐渐改变孩子偏食、挑食的习惯。不要随便允许孩子剩饭，某些孩子不喜欢吃，可先少给他吃一点，以后逐渐增加，但不应轻易答应孩子不吃某些食品。也可用孩子的某些心理来进行引导，如果女婴不爱吃蔬菜，但她非常喜欢漂亮，你就告诉她，多吃蔬菜长得更漂亮，经过一段时间，她偏食的习惯会渐渐改变。

5. 婴儿应少吃冷饮

在炎热的夏天，冷饮有消暑解渴之功，但冷饮含糖量较高，还含有食用色素，故婴儿不宜饮用。

一是吃过多的糖，肠内发酵产生胀气，孩子有饱腹感，同时利于细菌生长繁殖，易致婴儿腹泻；

二是冷饮与体内温差较大，婴儿的消化器官不适应，能引起胃肠功能紊乱，降低食欲，影响婴儿的生长发育。因此，婴儿最好少吃冷饮。

6. 婴儿不宜吃过多巧克力

巧克力香甜可口，婴儿较喜欢，但巧克力不是婴儿的最佳食品。巧克力是一种以可可油脂为基本成分的含糖食品，它的脂肪含量为30%~40%、糖含量为

40％～60％、蛋白质含量为 5％～10％。巧克力因含较高脂肪，热量较高，是牛奶的 7~8 倍。但对婴儿来说，巧克力并不适应，因巧克力含蛋白质较少，钙、磷比例不合适，糖及脂肪太多，不符合婴儿生长发育的需要；其次，吃过多的巧克力往往会致食欲低下，影响婴儿的生长发育。偶尔吃点巧克力并不会引起不良后果，只不过别把巧克力当作营养的佳品即可。

10~12 个月宝宝的日常护理

1. 多到户外玩

多带婴儿到户外玩耍，呼吸新鲜空气、晒太阳，可增强体质，防止佝偻病。到了 11~12 个月这个阶段，多去户外玩耍可以增长婴儿的社会知识，开阔眼界，促进运动功能和智力发展。在户外玩耍中，大人可边指实物边教婴儿认知和说话，如见了小狗就叫"汪汪"，见了小汽车就叫"嘟嘟"，这样，婴儿有了感性认识，他会很快记牢的。

2. 掌握婴儿的肥胖度

1 岁以内的婴儿标准体重简易测量方法为：

1~6 个月婴儿体重（千克）＝ 足月数 ×0.6＋3

7~12 个月婴儿体重（千克）＝ 足月数 ×0.5＋3

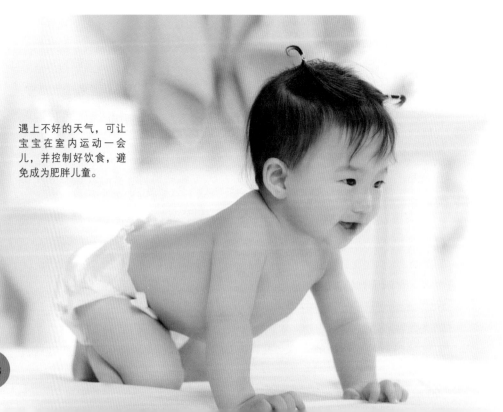

遇上不好的天气，可让宝宝在室内运动一会儿，并控制好饮食，避免成为肥胖儿童。

$$婴儿肥胖度 = 婴儿体重 / 标准体重 \times 100 - 100$$

其结果在 20 以上可能为肥胖，低于 20 为正常体重。一般婴儿体重高于 20，尚不可以定为肥胖儿，低年龄婴儿的体重发育比较快，待学会走路后，身体发育趋于稳定后，才可以判定是否肥胖。10 个月以后，如婴儿特别胖，应引起家长注意，需 10 天称一次体重，如每天体重增长大于 20 克，则属于过胖。

3. 肥胖的危害及预防

要知道肥胖会伴发许多疾病，将来可能发展成高血压、糖尿病、冠心病以及肝胆疾病等。肥胖的婴儿，一般懒于活动，食量较大。

如果婴儿体重每天增长大于 20 克，必须控制饮食，从减少牛奶量入手；如体重仍然增长过多，应限制糖、肉、鱼的摄入量，使婴儿的体重增长控制在每天 10~15 克为度。此外，还要让孩子在就餐时细嚼慢咽，多做户外活动，不要过多睡觉。

4. 宝宝患溃疡性口腔炎怎么办

溃疡性口腔炎俗称口疮，多见于婴儿期，以夏秋季节多见，是一种常见病。表现为在开始时，口腔黏膜上呈现米粒大小的圆形小泡，继之破溃呈黄白色溃疡，轻者数粒，多则数十粒，有的可蔓延到咽喉部。患儿往往疼痛难忍，哭闹，不思饮食，进食困难，甚至拒食，每逢进食哭闹不止，家人甚为苦恼。

对患有溃疡性口腔炎的婴儿应做如下护理：

多给婴儿饮温开水，可少量多次，吃一些无刺激性的流质或半流质食物。

溃疡面上可涂思密达，以保护口腔黏膜及止痛，一日数次。

5. 哪些情况可引起婴儿入睡后打鼾

婴儿入睡后偶有微弱的阵阵鼾声，这种偶然的现象并非病态。如婴儿每在入睡后鼾声较大，应引起家长的注意，及时去看医生，检查是否有增殖体肥大。增殖体是位于鼻咽部的淋巴组织，如果病理性增大，婴儿入睡后会引起鼻鼾、张口呼吸，增殖体肥大严重影响呼吸时可手术摘除。另一种情况为先天性悬雍垂过长，可以接触到舌根部，当婴儿卧位睡时，悬雍垂可倒向咽喉部，阻碍咽喉部空气流通，可发出呼噜声，亦可引起刺激发生咳嗽，可手术切除尖端过长的部分。

6. 不要让宝宝形成"八字脚"

"八字脚"是一种足部骨骼畸形，分为"内八字脚"和"外八字脚"两种。造成"八字脚"的原因是婴儿过早地独自站立和学走。

小贴士

锡类散：可解毒化腐，用于咽喉糜烂肿痛，将药粉少许涂于口腔糜烂处，每日 2 次。

六神丸：有清热解毒、止痛消炎的作用，每日 2 次，每次半粒到 1 粒口服。

牛黄解毒丸：有消炎解毒作用，口服每口 2 次，一次 1/4~1/2 片。

因婴儿足部骨骼尚无力支撑身体的全部重量，从而导致婴儿站立时双足呈外撇或内对的不正确姿势。

为防止"八字脚"，不要让婴儿过早地学站立或走，可用学步车或由大人牵着手辅助学站、学走，每次时间不宜过长。如已形成"八字脚"，可通过做双脚内侧或双脚外侧的动作练习，进行矫正。

7. 1 岁还不开口说话不必惊慌

孩子开始说话的年龄差异较大，通常婴儿 1 岁时会发简单的音，如会叫"爸爸"、"妈妈"、"奶奶"、"吃法"等。但也有的孩子在这个年龄段不会说话，甚至到了 1 岁半仍很少说话，可是不久突然会说话了，并且一下子会说许多话，这都属于正常。孩子对词语的理解应该说在出生后的第一年就已经开始了。婴儿在 5~6 个月时，如唤其名字就会回头注视；7~9 个月的婴儿叫其名字就会做寻找反应，大人叫婴儿做各种动作（如欢迎、再见），他都能听懂，并能作出相应的动作，这些都是婴儿对语言的理解和反应。婴儿语言的发展是从听懂大人的语言开始的，听懂语言是开口说话的准备。

若 1 岁左右的孩子能听懂大人的语言，并作出相应的反应，发出声音及简单的音，这就可以放心，他能学会说话的，只是时间迟早的问题，应积极创造听说条件，促使语言的发育。

影响语言发育的因素中，除婴儿的听觉器官和语言器官健全外，还有外在的因素。大人要积极为婴儿的听和说创造条件，在照看孩子时多和孩子讲话、唱歌、讲故事，这都会促使婴儿对语言的理解和开口说话。

8. 宝宝开窗睡眠益处多

当你走进关门、关窗的房间时，你会闻到一种怪味，这是由于室内长时间不通风，二氧化碳增多，氧气减少所致。若在这种污浊的空气中生活和睡眠，对孩子的生长发育大有害处。开窗睡眠不仅可以交换室内外的空气，提高室内氧气的含量，调节空气温度，还可增强机体对外界环境的适应能力和抗病能力。婴儿新陈代谢和各种活动都需要充足的氧气，年龄越小，新陈代谢越旺盛，对氧气的需要量越大。因婴儿户外活动少，呼吸新鲜空气的机会少，故以开窗睡眠来弥补氧气的不足，增加氧气的吸入量，在氧气充足的环境中睡眠，入睡快、睡得沉，也有利于脑神经充分休息。

10~12 个月宝宝启智训练

1. 游戏

10~12 个月婴儿的智能发展比以前成熟，可以进行多种游戏了。大人要给婴儿提供适宜的玩具，如球、不倒娃娃、塑料或绒毛制的小动物、小人、小块积木、有盖的盒子、玩具小车等。要经常清洗玩具，防止传播疾病。

可以玩的游戏有搭积木、涂画、开汽车、小画册指认、扔球、踢球、将小东西从有盖的盒中取出和放入等。多做游戏可以锻炼婴儿的神经运动协调能力，有利于婴儿的身心发育。

2. 个性的培养

10~12个月的婴儿已经出现个性的雏形，大人对婴儿的行为要区别对待。如果这时父母无原则妥协，久而久之，孩子慢慢地就会认为有求必应而变得骄横任性。好的行为要加以强化，如点头微笑、拍手叫好；不好的行为要严肃制止，要板起面孔表示不满意。让孩子学会自制、忍耐，不能做的事情，就是哭闹，也不能答应他，他哭闹后如见无人理睬，自然就会平息的。要防止婴儿发生意外，若他想把手指往电器插座里伸或乱动煤气开关等，要反复多次说明，使他明白这些是不能乱动的，慢慢地就不会乱来了。10~12个月的婴儿喜欢模仿，为了使婴儿形成良好的个性，大人的榜样非常重要。

大人要多让婴儿与外界接触，克服"怕生"的情绪。从小要培养礼貌行为，如有食物让婴儿分给别人吃，学会表示感谢等。

要从小培养婴儿的独立性。如培养婴儿自己拿饼干吃，学会自己抱奶瓶吃奶，拿杯喝水，并开始培养婴儿独立坐盆大小便，培养婴儿独立爬行、去捡扔掉的玩具。培养婴儿的独立性，克服依赖性，这对发展婴儿智力、形成良好的个性有很大作用。

3. 语言训练

此阶段的婴儿可以理解、听懂语言，要为婴儿创造一个良好的学习语言的环境。在日常生活及玩耍中，大人要多用语言解说。抱孩子在户外活动时，用语言伴随婴儿观察周围环境中的人或物。要为婴儿发音示范，使他模仿大人的口型练习发音，并鼓励、强化婴儿学习语言。良好的语言环境可使婴儿更多地听到语言、熟悉语言和理解语言，也可促进婴儿更积极地说出语言，这些是语言发展的重要准备。

可利用儿歌、看图讲故事来进行语言训练。可以经常给婴儿看图讲故事，边看图、边讲、边让婴儿指认。如"这是姐姐，她在跳舞"、"这是小兔，它在吃草"等。这是最初的阅读，对发展婴儿的语言、培养认知能力有重要的作用。

婴儿期常见问题解答

宝宝总吃手指怎么办？

虽然不能强行阻止宝宝吃和咬的习惯，但是，如果宝宝喜欢吃手指，就需要引起注意了。吃手指不仅不卫生，时间长了不容易纠正，还会让牙齿或手指变形，所以一定要想办法阻止这个不良习惯。

转移注意力。可以拿别的东西或玩具给宝宝玩，以及时让他放下口中的手指头。

多做关于手的游戏。比如拍手歌、手指歌谣等，让宝宝发现小手的其他乐趣，而不仅仅是吃。

随时准备能吃的食物。如磨牙棒、水果条等，让他的口和手没有机会凑到一起去。

宝宝需要穿鞋吗？

➥ 光脚好处多

在宝宝尚未走路前，是没有必要给孩子穿鞋的，虽然有时他的小脚丫摸起来凉凉的，但是光着脚对他没什么影响。即使当他能站立和行走后，光着脚对他也有很多好处，宝宝的脚底生来是平的，如果在站立和行走时有力地使用双脚，会逐渐使脚底略拱起来，以利于他在粗糙的表面行走，还能促进脚部和腿部肌肉的使用。如果总把脚裹在鞋子里，特别是鞋底过硬的鞋子，那就会使宝宝的脚底肌肉松弛，变成我们常说的平足。

如果以后也能让宝宝继续光着脚在室内走动，或者在室外，比如在温和的海滨、沙滩或其他安全的地方光着脚走路，那对他是十分有益的，脚底得到丰富的刺激，会促进全身的健康。

➥ 半软底的鞋更合适

如果室内温度低或是地板特别凉，就有必要给宝宝穿上一双鞋子，在这个时候，鞋子主要具有保暖、保护还有装饰的作用。

鞋子要略大一些，大得不使脚趾感到挤压，但也不能大得几乎一抬脚就掉下来，这一点非常重要。如果穿袜子，袜子也要略大一点。

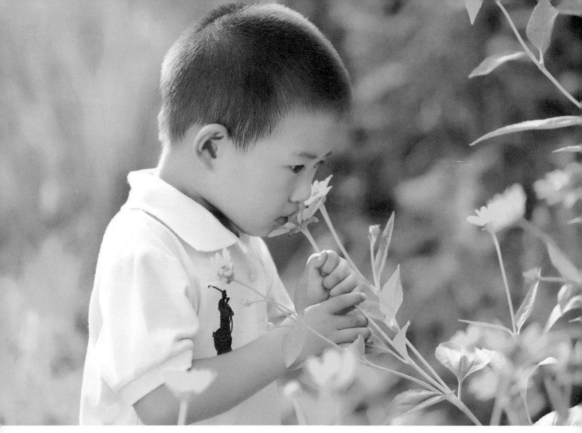

多让宝宝参加户外活动、晒晒太阳，能促进钙质的吸收。

宝宝的脚长得非常快，因此妈妈应该每隔几周就要摸摸宝宝的鞋子，看看到底还能不能穿。

注意让宝宝穿防滑鞋，方便宝宝练习站立和行走。如果鞋底较滑，可以用粗砂纸磨一磨。

宝宝什么时候开始补钙？

婴儿是特殊人群，无论是母乳喂养还是混合或人工喂养，奶类是饮食的主体。0~5 个月的婴儿，每天对钙的摄取量为 300 毫克，只要每天饮母乳或配方奶600~800 毫升，补充维生素 D，就可以满足婴儿对钙的需要。

到了 6 个月时，婴儿开始添加辅食，每天的喝奶量逐渐减少，这个阶段的婴儿对钙的摄取量每天增至 400 毫克。因此，从这时起开始补充钙剂。

宝宝在补钙的同时还要注意补充维生素 D，才可以促进身体对钙的吸收。无论母乳喂养，还是人工喂养的宝宝，在出生 2 周后就要开始补充维生素 D。

钙剂和维生素 D 的补充应持续到 2~2.5 岁。宝宝在 2 岁半后户外活动增加，饮食种类逐渐多样化，这时就不需要补充维生素 D 和钙剂了。此时，宝宝要注意饮食上多摄取含钙丰富的食物，奶及奶制品仍是饮食中不可缺少的成分。每天最好饮奶 400 毫升左右，同时注意安排奶制品、骨头汤、小虾皮、鱼类等富含钙的食物。

宝宝什么时候开始长牙？

4~6 个月的时候，是宝宝的乳牙已经悄悄地萌出了。不过，如果你没有发现也不必着急，因为只要在出生后 4~12 个月内长出都是正常的。牙齿有乳牙和恒牙之分，2 岁半左右出齐的是乳牙，6~8 岁时乳牙逐个脱落，换成恒牙。一般情况下，婴儿 6~8 个月开始萌出乳牙，11 个月宝宝应出 5~7 颗牙，1 岁时长 6~8 颗牙，2 岁左右出齐，共 20 颗。一般牙齿是成对萌出的，并有一定的时间和顺序。最先萌出的乳牙为下面中间的一对门牙，叫乳中切牙。然后是上面中间的一对门牙，随后再按照由中间到两边的顺序逐步萌出。依次长出侧切牙，乳磨牙、乳尖牙，最后长出第二乳磨牙。

有的宝宝进入出牙期并没有什么异常的反应，但是也有的宝宝可能会出现一些状况，如低热、流口水、烦躁、睡眠不安等。所以，还需要妈妈细心地做好宝宝出牙前后的家庭护理工作。

宝宝为什么会认生？

几乎每个宝宝都会在出生五六个月之后经历这个所谓的"认生期"。到 1 岁左右会表现得最为强烈。这是因为 6 个月以后，宝宝视觉和听力都有了很大的发展，开始对陌生人和亲人有了分辨能力，已经对父母产生了信任和依恋，害怕与他们分离，而对于陌生人则感到警惕和恐慌。所以，认生说明宝宝的社会认知开始发展了。

一般来说，内向、安静的乖宝宝比活泼好动的淘宝宝更容易认生。平时在家里时间长，接触人少的宝宝比喜欢在户外、接触人多的宝宝更容易认生。此外，如果某类人对宝宝有过强烈的刺激，如打针的医生等，那他会对这类特定人群表现出害怕。

你可以帮助宝宝度过这个认生期，同时，这也是与宝宝形成巩固的亲子关系的关键期。我们一定要给宝宝安全感，不要长期离开他，同时不要对他过度保护，引导他熟悉周围的人，慢慢接近陌生人，教他学会称呼不同的人，参加一些宝宝社区活动等，消除它怯生害怕的心理，这些都有利于养成宝宝活泼开朗、乐于与人交往的性情。

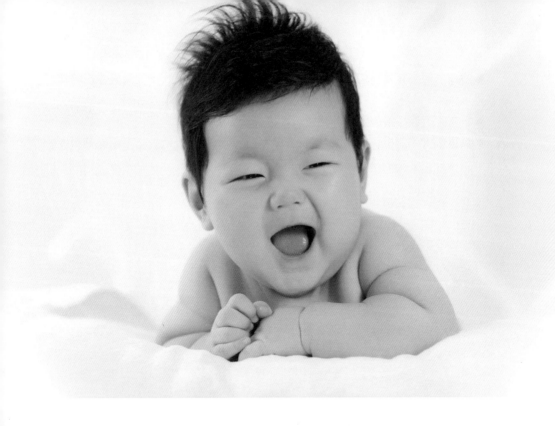

宝宝生病了要注意什么?

1. 打针还是吃药

宝宝生病,就要上医院,医生会对症下药,一般情况下,医生会根据具体情况来决定该吃药还是打针。其实,能吃药尽量吃药,实在不得已才考虑打针。口服药物是一种最简单、方便的用药方法,一般的轻度腹泻、感冒等都可以通过口服药解决问题。打针虽然吸收快,但是每次都会增加宝宝的痛苦。另外,经常打针,还有可能引起臀肌萎缩,影响宝宝行走。

2. 输液好不好

静脉输液,可以使药物立即进入血管内,血流循环至全身各处,起效很快,使用于急救或重症病人。但缺点是,如果每天仅输一次,输液在药物滴入时血浓度很高,停止滴入后药物浓度迅速下降。

另外,如果经常输液滥用抗生素,也会使细菌产生耐药性,破坏和杀死正常有益菌群,降低宝宝自身的抵抗力。

3. 喂宝宝吃药注意事项

● 看清楚药物标签,了解药物用途及用量。因为宝宝服药是根据体重计算用量的。切勿服用过量,以免发生药物中毒。另外,还要掌握用药次数及天数。

● 喂药水时应首先摇匀，粉状药物要用温开水调匀了，片状的最好先压碎成粉剂再服。

● 喂药时，最好抱起宝宝，防止药物呛入气管内。

● 如果宝宝不愿吃，扶住宝宝的头，用拇指和食指轻轻地捏宝宝的双颊，使宝宝的嘴张开，盛药的小勺紧贴嘴角，压住舌头，当宝宝完全吞咽药液后再把勺子抽出。

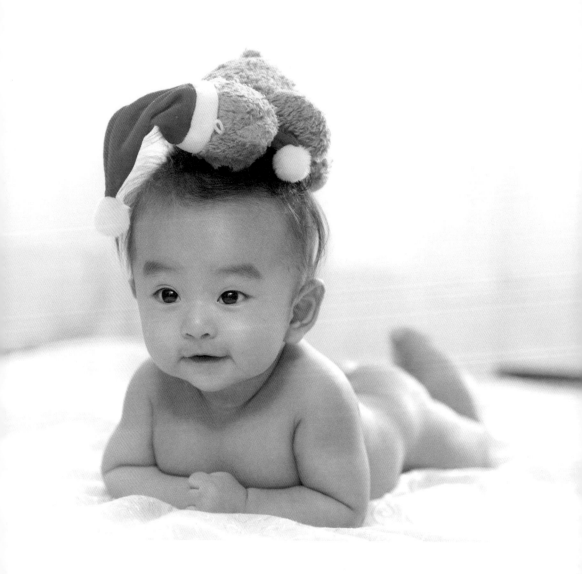

幼儿期
（1～3岁）

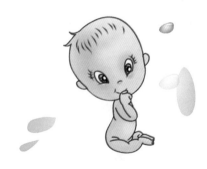

不知不觉中，我都是个小大人了，所以，这段时间我要学习好多知识，也要培养自己的兴趣爱好，还要养成良好的生活习惯，总之，我要好好学习，天天向上。不过，这时候的我身体其实很脆弱，容易生病。不过没关系，有疼我爱我的爸爸妈妈在，我就什么也不怕。

——小宝宝寄语

幼儿的日常饮食与生活指导

适合婴幼儿的食物

幼儿吃哪些食物较好？这既要了解孩子在这一时期生长发育较快，对营养需求相对较多的特点，又要掌握此时期的孩子胃肠道消化、吸收功能尚未发育完善的特点，所以膳食以细、软、烂、易于消化、易于咀嚼为主。

1~3岁宝宝对谷类食物的消化吸收已没有什么问题，因此诸如米饭、馒头等主食对孩子是适宜的，带馅的包子、馄饨、饺子等食品更受宝宝的欢迎，但应避免油炸食品。辅食中，鲜鱼、奶制品及各种肉、蛋类均能够提供优质的蛋白质、脂溶性维生素及微量元素，尤其是鸡蛋，营养价值高，易于消化，是婴幼儿的首选辅食。豆制品是我国的传统食品，富含营养，是实惠的优质蛋白质来源。

蔬菜类富含无机盐与维生素，如油菜、白菜、菠菜、芹菜、胡萝卜、土豆、冬瓜等均具较高的营养价值。水果类，如西瓜、苹果、橘子、香蕉、花生、核桃等，不仅营养价值高，还颇受孩子们喜欢。

培养孩子安静入睡

1岁半以上的孩子睡眠时间较前减少，每昼夜需13小时左右。由于孩子接触外界的机会增多，活动量增加，睡前比较兴奋，常常不能安静，有时还会闹着爬起来。

先要合理地安排孩子睡觉的时间。夜间睡眠释放出的生长激素比白天多得多，可促进孩子的生长发育，所以，夜间睡眠不足对孩子的成长不利，平时要遵守睡眠时间，一般晚上不要超过九点，早上七点起床，中午睡2~3小时为好。只有养成按时睡眠的好习惯，孩子才容易安静入睡。

在孩子睡觉前，要作好准备工作。如睡前半小时不要给孩子讲恐怖、惊吓的故事，不要看电视或听刺耳的音乐等，以免使孩子兴奋。把孩子的手、脚、脸洗干净，或洗个澡，换上宽松的衣服。白天光线太亮时，可拉上窗帘，晚上要关灯，营造安静的睡眠环境。

逐渐培养孩子独立安静入睡的习惯。睡前好吵闹时要找原因：有的是白天睡得太多，还不困，可以晚些睡；有时家中有客人或外出回家比较兴奋，可以静一下再睡；有的孩子有夜间喝奶的习惯，随年龄增长要逐渐改掉；有的孩子喜欢抱着自己心爱的玩具或小毛巾、小袜子等才睡得着，可以顺其自然，使孩子愉快入睡。

如厕训练

1 岁半以后的宝宝神经系统已经成熟，可以控制大小便了，这时只要父母注意培养孩子定时大小便的习惯，到了 1~3 岁时，孩子坐盆排便就不成问题。

1. 绝大多数宝宝 1 岁半左右就可以独立行走了，这可以让他们自己寻找便盆来训练大小便了。但需要注意，便盆要放在固定的地方，让宝宝知道并随时可以自己找出来使用，免得想要排便时找不到便盆。便盆口径要与宝宝臀部合适，不要让他因坐盆不舒服而产生反感。

2. 便盆最好也放在厕所里，不要放在玩耍、起居场所，这样有利于宝宝树立正确的如厕场所的观念。

3. 每次坐盆时间不要太长，五六分钟即可，否则易使宝宝脱肛。坐盆时不要玩玩具或吃东西，让宝宝知道坐盆是为了排便，不能坐在这里玩耍。

4. 虽然宝宝这时已经可以独立坐盆排便，但家长也要密切观察动向，看是否需要帮助，或者是否宝宝坐在便盆上玩耍，随时纠正。排便后教他将手洗干净，养成良好的卫生习惯。

5. 年龄大一点的宝宝，大便要定时，最好在早餐后。只要坚持训练，一般 1~2 岁的宝宝就能有控制大便的能力，3~4 岁时就能独立去厕所了。

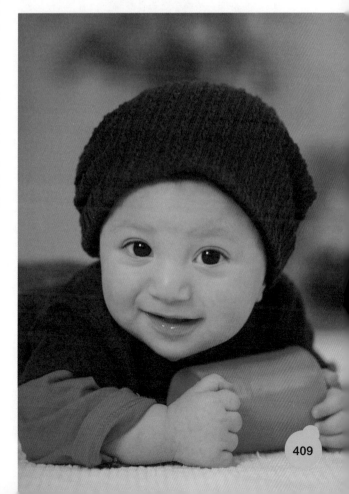

培养孩子入托的欲望

孩子到1岁半或2岁时就要考虑送托儿所。从家庭到托儿所，生活环境发生了巨大变化。对新环境、新脸庞、新的生活制度，孩子往往感到无所适从，哭闹拒睡，食欲下降，甚至患病。不少孩子不肯再去托儿所。遇此情况父母焦虑不安，无法应对。

如何解决这一困难呢？

首先，在入托前，家长应经常带孩子去托儿所玩耍，熟悉环境和老师，消除孩子对新人、新环境的陌生感，增加安全感。对依赖性比较强的孩子，要给他创造接触陌生人的机会。

其次，要了解托儿所的制度和规定，使家庭环境尽快适应新环境的要求。给孩子讲一些托儿所里有趣的事，培养孩子对托儿所的好感，产生去托儿所的愿望。

此外，应主动向老师介绍孩子的习惯和脾性，以便使老师尽快了解和熟悉孩子。家长应坚持天天送孩子入托，不要断断续续、停停送送，要按时接送。

家长接孩子时最好和孩子在托儿所玩一会儿，增加孩子与老师以及托儿所的感情。对个别入托后长时间不适应托儿所生活，引起抵抗力下降而生病的宝宝，最好延迟到3岁以后入托，因为3岁以后，宝宝对父母的依赖感逐渐减弱，适应新环境的能力逐渐增强。

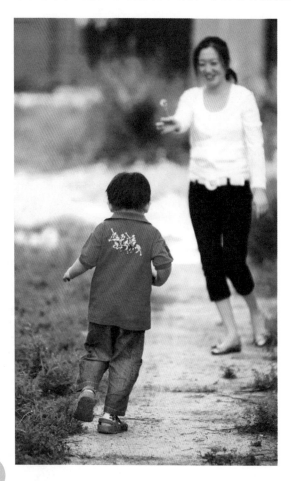

入托后的宝宝虽然对父母的依赖性减弱，但在见到妈妈的时候仍然很激动，会跑上去拥抱下。

早早开始教养宝宝

培养孩子良好的性格特质

细心的家长都会发现，孩子在平时的生活、玩耍、游戏、学习中，可表现出一些比较稳定的特点，如有的孩子比较合群；有的比较任性、自私；有的比较大胆、勇敢；有的比较胆小、怯懦；有的孩子能自己做的事自己做；有的处处依赖于家长等。这些孩子在生活和活动中表现出来的特点，就是心理学上所说的性格。

孩子的性格与其日后成长有着十分密切的关系。幼儿时期是培养孩子性格的最佳时期之一，应从以下几个方面抓起：

1. 教育孩子做一个诚实的人

● 给孩子树立诚实的榜样。幼儿模仿性强，家长平时的言行对孩子诚实性格的形成至关重要。

● 正确对待孩子的过错。孩子做错事是很自然的，家长要态度温和地鼓励孩子说出事情的真相，承认错误，帮助孩子找出做错的原因，鼓励孩子改正错误。

● 满足孩子的合理要求与愿望。对孩子提出的合理要求家长要尽量满足，如一时无法满足，也要向孩子说明原因。相反，如一味地拒绝或迁就，容易造成孩子说谎和背着家长干坏事的情况发生。

2. 培养孩子的自信心

● 创造和谐、愉快的家庭氛围，建立良好的亲子关系，这可以给孩子带来安全感和家庭的爱护。

● 帮孩子获得成功的体验，家庭应提供能发展孩子独立能力的学习机会，如系扣子、搬椅子等。

● 对孩子的优点和进步要及时给予表扬和鼓励。

3. 培养孩子勤奋的品质

● 多让孩子从事一些力所能及的劳动，根据孩子身体发育的情况安排简单的劳动，让孩子逐步认识到劳动的价值与乐趣，懂得尊重家长和他人的劳动成果，避免孩子养成无所事事的不良性格。

● 用人物传记、历史故事中勤奋的例子启发、教育孩子，让孩子向勤奋者学习。

● 家长以身作则，给孩子树立勤奋的榜样。

合理培养孩子的兴趣爱好

现在越来越多的家长都重视自己孩子素质的培养，不惜钱财和精力，让孩子学音乐、练书法等。家长们的这种重视孩子早期特殊才能培养的愿望和行动，应当予以肯定，但如不根据孩子的兴趣爱好和接受能力，而只凭家长的主观想法进行引导培养是不正确的。

如何培养、引导孩子的兴趣爱好？首先要善于识别孩子的兴趣爱好。孩子最初的兴趣爱好往往是寻常的、不引人注目的举动，甚至是淘气、顽皮的行为。这就要求家长平时要深入细致地观察孩子的日常活动，并从以下几个方面加以确定：

主动性： 在没有其他人要求、督促下，孩子经常主动地从事某一方面的活动，具有自发、积极和主动的特点。

伴有愉快的情感： 孩子经常带着愉快的心情从事自己感兴趣的活动，乐此不疲。

坚持性： 孩子能较长时间集中注意观察或从事自己所喜欢的活动。

看到孩子经常主动、愉快并较长时间地从事某一活动，家长就可以确定孩子对该方面有较浓厚的兴趣。发现孩子的某种兴趣后，就要精心加以培养。在培养孩子兴趣爱好的过程中，家长不必操之过急，要遵循规律，循序渐进，适当安排。例如孩子对数学很感兴趣，应首先了解孩子目前的心理发展和知识水平，确定孩子学些什么，如果学习太难，远远超出孩子的接受能力，就会挫伤孩子学习的积极性；学习内容太容易，无须努力就会，就激发不起孩子的求知欲，不能引起学习兴趣，也不利于孩子智力的发展。

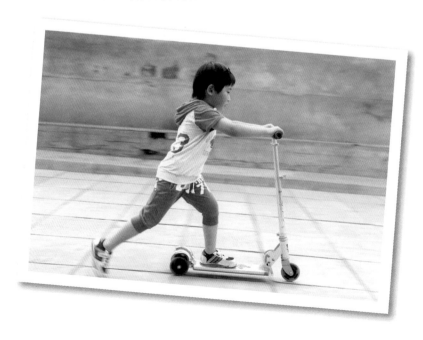

幼儿期常见问题&应对举措

发烧

发烧是育儿中最常遇到的难题之一，特别是晚上宝宝突然高烧不退，这令许多新手爸妈束手无策，情急之下就乱用退烧药，其实，这是非常不科学的。

要知道，发烧并非总是生病的警讯。最新的医学研究证实，发烧是身体对感染的免疫反应中很重要的一部分。也就是说，发烧不是病，而是身体努力战胜疾病的象征。在所有发烧的宝宝中，大约有80%~90%的宝宝和自身性病菌感染有关——不须治疗便可逐渐好转。现在大部分的医生都不推荐为6个月以上的宝宝做退烧处置，除非其体温已超过39℃。

何时就医

当发烧的宝宝出现下列情形时，必须尽快采取就医：

● 2~6个月大的宝宝肛温超过38℃，或6个月以上的宝宝肛温超过39.2℃（或医生认为应该就医的体温）。记住，较小的婴儿若发烧超过37.9℃必须立即治疗。

● 宝宝有慢性疾病，如心脏、肾脏或神经上的毛病，或是镰状细胞性贫血或其他慢性贫血症。

● 宝宝出现抽筋现象，而且以前发烧时也曾出现抽筋现象。

● 宝宝有脱水现象。

● 宝宝很虚弱，行为异常，十分爱睡但又睡不着，对灯光敏感，比平时爱哭，不吃东西，会揪扯自己的耳朵。

● 宝宝轻微发烧已经有好几天，但突然转剧；或宝宝本来已感冒好几天了，却突然开始发烧。

● 经药物治疗发烧症状仍未改善。

● 轻微感冒引起的低度发烧（肛温38.9℃以下），或流行性感冒症状持续三天以上。

● 持续发烧24小时却又查不出原因时。

发烧的处理

1. 保持凉爽。室内温度宜保持在 20℃~21℃，同时应让宝宝穿得轻便一点，可以让身体充分散热。

2. 增加流食的摄取。对于较小的宝宝来说，可以多喂几次母乳或配方奶；而对于较大的宝宝，可以多供应一些流质食物，如稀释的果汁或多汁的水果。另外，还可以多喂一些水、清汤等，不要强迫宝宝。若宝宝已经有好几个小时拒绝喝流质食物，则必须尽快通知医生。

3. 若有必要，服用退烧药。要不要服用退烧药，以及何时服用，得由医生决定。

4. 使用温水擦浴。体温在 38.5℃以下时，应给予温水或 40%~50% 的酒精擦颈下、腋窝、大腿根部等处，避免擦胸、腹部，以免着凉，诱发腹痛或腹泻。

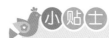

小贴士

发烧时不能做的事

❀ 不要强迫宝宝休息。一个真的生病的宝宝绝对会想要休息的。如果宝宝想要出去，那么适量的活动也没什么问题，但是避免让宝宝做剧烈的活动，因为这会使得宝宝的体温进一步升高，尤其是在温暖的室内。

❀ 不要给宝宝穿太多衣服或裹得太暖。

❀ 不要给宝宝盖上湿毛巾，因为这会妨碍皮肤散热。

❀ 及时喂食。宝宝发烧时热量的需求会提升，所以事实上，宝宝虽然生病了，但却需要更多的热量，而非节食。

❀ 如果宝宝有中暑迹象，要立即采取措施，如用一大块浸过冰水的毛巾包住身体，立即送宝宝到最近的急诊室寻求支援。

哭闹不止

哭是婴儿表达情绪的唯一方式，因此，无论采取何种方式都无法制止宝宝的哭闹时，表明宝宝有某方面需求。一般情况下，宝宝哭闹，只要妈妈抱抱、哄哄便可停止，但若这样宝宝仍痛哭不止时，便应找出哭闹的原因。

应对举措：

宝宝啼哭，抱他、喂他仍哭不停，且脸色不好、想吐或发现粪便混有血液或黏液时，有可能是肠套叠，要带孩子去医院治疗。

夜啼原因很多，如太热、太冷、口渴、皮肤痒、异物刺痛皮肤等。此外，由于宝宝边吃奶边睡觉，吸进大量的空气，嗝打不出来也会哭。佝偻病、肠痉挛、蛲虫病也是宝宝夜啼常见的原因。

宝宝哭闹时把脚朝肚子里缩，像虾一样弓着身体哭。通常提示肚子痛，如肠痉挛、肠套叠、肠道蛔虫等，应去医院请儿科医生诊断治疗。

发热、摸到耳朵就哭、摇头或吐奶时，可能是中耳炎，应去医院。突然痛哭后停止呼吸几秒钟，起初脸色红润渐变成紫色，精疲力竭时，是剧哭晕厥。这种发作只是一下子，常见于情绪不稳的婴儿。

发热、分开大腿换尿布时大哭，则可能是股关节炎，应就诊。卧床不哭，抱起即哭（拒抱）和移动肢体时哭，应考虑肢体疼痛，如骨关节脱位、维生素C引起的坏血病、扭伤等。如排便时哭闹应注意结肠炎、尿道炎、肛裂、便秘等疾病。

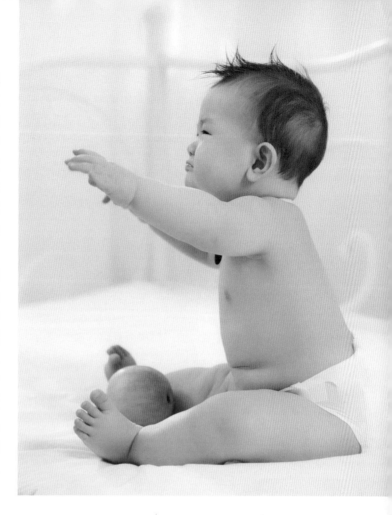

边吃边玩

有些孩子食欲尚好，但却有边吃边玩的坏习惯，不肯坐着吃，喜欢四处走动。这是因为孩子爱动，有引起他兴趣的东西，他就会去碰它。所以吃东西时，要给他好的环境，不要把会引起他注意的东西放在旁边。当宝宝真正肚子饿时，应该不会乱动，既然边吃边玩，也许并不是真正饿了，父母可试着把一天三次的辅食时间延后看看，让孩子在真正饥饿时吃也许会好一些。

孩子很少能端端正正、专心地吃东西。当孩子的肚子有某种程度的满足后，会马上开始玩，这是很自然的事情。至于吃到什么程度才让他去玩，这必须由父母作适当的判断，不可追逐喂食。

偏食及挑食

宝宝在喂养过程中，随着年龄的变化，对食物经常会产生好恶感，导致偏食，多为心理因素所致。偏食严重时会导致营养素失调，影响生长发育，如果不严重，父母就不要过于理会，因为在生长发育过程中会改变。

　　每个孩子的偏食各有不同，如果对某些事物感到厌恶，只要以其他食品代替，如厌恶鱼，却喜欢肉、蛋、牛奶等，这在蛋白营养上就不会构成太大问题。

　　下面介绍几种容易厌恶食品的烹调法：

　　●厌恶鱼：鱼所具有的腥味及鱼刺最容易令孩子厌恶和父母担心，尤其当鱼刺卡在喉咙时，会使宝宝再也不肯吃鱼。

　　烹调法：添加番茄酱或咖喱，可以消除腥味。在蒸熟的鱼上，加点沙拉，也是种好方法。油炸也是除腥的妙方。

　　代替食品：不吃鱼时，不可勉强，可用其他食品代替，如鸡肉、猪肉等富含蛋白质的食品。

　　●厌恶蔬菜：蔬菜含有纤维，宝宝味觉大多对其不敏感，因此会厌恶，尤其是胡萝卜类蔬菜。

　　烹调法：把蔬菜切细，加蛋、豆腐，做成肉丸，让孩子感觉不出蔬菜的味道即可。此外，也可将擦碎的胡萝卜和苹果汁混在一起，还可以把蔬菜和肉一起煮烂，亦可用咖喱加以变化。

　　代替食品：厌恶某种蔬菜，只要喜欢其他蔬菜就不必担心。常用代替蔬菜的食品是水果，大部分孩子都喜欢水果，十分方便。

　　●厌恶肉：肉质坚硬，难以咀嚼，或是油脂较多、味道特殊，这些都是令孩子讨厌的原因。

　　肉类中最令孩子厌恶的是鸡肉，大概是因为鸡肉有腥味，而且肉色呈淡白色，丝质多，塞牙等。

　　烹调法：加咖喱、番茄酱消除腥味，也可炸或红烧炖熟。还可切碎添加土豆或南瓜泥，再与豆腐、蒸蛋混合，孩子多能接受。

　　若厌恶牛肉、羊肉、猪肉的话，可把肉绞碎或切细，加少许蔬菜做成丸子或包子等。

　　代替食品：可用富含蛋白质的豆制品、蛋类替代，大部分孩子喜欢蛋，可用蒸蛋、荷包蛋方式补给。

　　●厌恶牛奶：牛奶的膻味令一部分孩子生厌。可在煮牛奶时添加些鱼肉、鸡肉、胡萝卜片、葱等一起煮熟。有时，在牛奶中加少许糖，或加入切碎的草莓以代替食品为奶油、乳酪、酸乳酪。

不会咀嚼

　　有些孩子到了 3~4 岁，仍不会咀嚼，只是直接吞咽或立即吐出。这大都与父母过分溺爱宝宝或断奶过晚有关。当然断奶时父母有时过分急躁，供给超过宝宝咀嚼能力的食物也可导致这种现象的发生。

克服这一现象的方法是可按时添加适当辅食，先从较软的食品开始，逐渐让孩子习惯固体食物，父母不可过于急躁，让孩子自由发展。

便秘

母乳喂养的新生儿很少会发生便秘，因为他们的肠蠕动从来都是恪尽职守地"工作"着，而喝配方奶的宝宝却可能会发生便秘的情形。

症状：

● 肛门有裂缝，便中带血——用力将坚硬的粪便排出体外的结果。

● 胃痛和腹痛。

● 过敏。

婴幼儿便秘主要看质和量以及对宝宝有无不良影响，而不是以大便的次数来确定。况且，每个宝宝排便的情况都不一样。肠子很少蠕动，粪便很硬，常常是一小粒一小粒的，且很难排出，这些症状很少单独出现，但这不一定就是便秘的征兆，也许你的宝宝平时就是这样。

应对技巧：

● 饮食调理。丰富饮食结构，力争多样化，多喝水，多食含膳食纤维较多的水果汁、蔬菜汁或蔬菜泥，如梅子汁、胡萝卜汁等。

● 增加运动量。若你的宝宝移动有困难，可试着帮助他移动双腿做踩脚踏车式的运动。

● 生活规律。让宝宝养成早晨起床后大便的好习惯。

● 治疗。便秘发生时，可用纸蘸上少许香油或液状石蜡，插于肛门约 1 厘米处以刺激肛门使粪便排出。必要时可在医生指导下用开塞露或生理盐水灌肠。

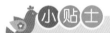

小贴士

若排便时比较困难，且宝宝异常烦躁、哭闹，甚至害怕排便，这都属于病态。便秘原因：消化系统蠕动缓慢、生病、饮食中缺乏膳食纤维、饮水少、运动量少，或肛门有缝裂使得排便疼痛；严重的疾病，如甲状腺功能低下、巨结肠等。

幼儿常见疾病的预防及治疗

消化系统疾病

口角炎

口角炎主要为维生素B$_2$缺乏、真菌感染以及缺牙致牙床间距离过短所致，也与小儿口水过多及有舔唇或口角、咬手指或铅笔头等不良习惯有关系。

发生口角炎时，主要表现为口角双侧对称性湿白糜烂，重则有裂口。往往同时伴有唇炎或舌炎，唇部干燥、裂口，舌部充血、光滑，有时会有灼热感。

照料方法：

● 给予维生素B$_2$或B族维生素。真菌感染时，口角可涂抹1%甲紫及制霉菌素鱼肝油液。

● 保持口腔清洁卫生，多吃蔬菜、水果，去除不良习惯。

鹅口疮

鹅口疮俗称白口糊，是由真菌传染，在黏膜表面形成白色斑膜的疾病，年龄越小越容易发病。主要由儿童抵抗力低下（如营养不良、腹泻及长期使用广谱抗生素等）造成，也可能由被真菌污染的食具、奶头、手等传染造成。

发病时，幼儿口腔内壁充血和发红，有大量白雪样、针尖大小的柔软小斑点，不久即可相互融合为白色或乳黄色斑块。斑块不易擦掉，若用干净的纱布擦拭会出血或出现潮红色的不出血的红色创面。

照料方法：

● 幼儿因疼痛而不愿吃东西时，应耐心地喂其流质或半流质食物，以保证营养摄入。同时应给患儿多喂水，以清洁口腔，防止感染。

● 在医生的指导下，对患儿口腔内局部用药也能有效治疗鹅口疮。

● 注意饮食卫生，餐具洗净后再消毒。哺乳期的妈妈应注意清洗乳晕，并且要经常洗澡、换内衣、剪指甲，抱宝宝时要先洗手。

● 宝宝的被褥要经常拆洗、晾晒，洗漱用具要尽量和大人的分开，并定期消毒。

● 要带宝宝经常做户外活动，以提高其抵抗力。

先天性肥厚性幽门狭窄

此病是由于胃下端与十二指肠相连接的幽门内环肌肥厚、增生，使幽门管腔狭窄而引起的不全性、机械性梗阻，为新生儿常见病。主要临床表现是呕吐，多发生于生后2~3周，呈喷射性，几乎每次喂奶后即刻或数分钟后即吐。随年龄增长呕吐次数减少，但每天呕吐量反而增加，呕吐物为奶和胃液，无胆汁，吐后仍有很强的食欲。由于长期呕吐，可有营养不良或脱水表现，有时在右肋下可以触及橄榄形包块。做上消化道B超，可见幽门管狭窄、排空延迟。

照料方法：

本病一经确诊，应尽早手术，手术简单，效果好。

如患有其他疾病短期内无法手术，可喂稠厚奶汁（奶内加1％糕干粉或米粉），食后不易吐出；镇静解痉，即用1:1000阿托品溶液于喂奶前15分钟滴服，每次2~3滴。

纠正脱水、酸中毒，预防感染。

腹股沟疝

有的宝宝在哭闹或活动剧烈时，会在其大腿根部或阴囊处发现一光滑、圆钝稍带弹性的肿物，于平卧或不用力时复位消失，也可用手指由下向上轻顶压肿物还纳入腹腔，还可听到咕噜声，此种情况称腹股沟疝，即疝气。

照料方法：

任何年龄均可手术，但6个月以下体力弱，对麻醉药物耐力差且小型疝有自愈的可能，故手术时间以6个月~6岁为宜。若发生嵌顿性肠梗阻，则必须即刻手术。

脱肛

脱肛又称肛门直肠脱垂，是指肛管直肠向下移位，外翻脱出于肛门外。初期小儿排便时有肿物自肛门脱出，便后自动缩回。反复动作后，每次便后须用手托回。

照料方法：

从小养成良好的排便习惯，不要长期坐在便盆上玩耍。

加强运动锻炼，增强营养，强化体质。

训练小儿半立位或卧位排便2~3周，可预防复发，并可能自愈。

复位困难、嵌顿者需外科手术。

肠炎

肠炎分为病毒性肠炎和细菌性肠炎。幼儿患的肠炎大部分是病毒性肠炎，常见的是被称为假性霍乱的病毒性肠炎，多发于秋冬季节。肠炎一般是通过沾染细菌的手、玩具等感染的，传染性极强，也可能通过呼吸系统感染。1周左右以后，大部分幼儿病情都会逐渐好转。

通常，患了肠炎以后首先会发烧，接下来还会发生腹泻和呕吐。一开始吐的是吃下去的饮食，情况严重的话，还会把掺有胆汁的青色胃液吐出来，甚至一喝水就会吐。腹泻的话，母乳喂养的宝宝的泻物就如白色的淘米水一样。

照料方法：

● 幼儿若发高烧，应先让他服用退热剂；若腹泻和呕吐，则要经常喂淡盐水。同时，为了补充营养，可以喂母乳、米汤、大麦茶等，也可以在医生的指导下服用适合于肠炎患者的特殊奶粉。

● 要积极预防肠炎。在抚摸宝宝时，一定要先洗手，尤其是替换尿布后要把手洗干净，杜绝细菌感染。

⭐ 腹痛

通常来说，宝宝吃太多凉的食物，或睡觉时把肚子露在外面等，都容易导致腹痛。

腹痛时，除了腹部疼痛，还常伴随着腹胀等症状，严重时还会发生腹泻和呕吐，甚至会引发胀气或痉挛等。但是，腹痛又跟肠炎不同，它一般不会有发烧的现象出现。

照料方法：

● 睡觉时，注意给宝宝盖好被子，别让其露着肚子睡。

● 若宝宝发生腹泻，要多喂水。腹泻症状稍有好转之后，可以喂稀的米糊来代替水。腹泻期间，可以继续母乳喂养。

⭐ 小儿便秘

宝宝大便时总是比较吃力，或3~4天内不大便，即可认为是便秘。新生儿每天大便4~8次，周岁前后每天2次，4周岁起每天3次到每周3次，都属于正常情况。

大便时肛门疼痛，或者因大便干硬导致肛门出血，这都是便秘的症状。症状严重的话，还会出现一连好几天的溏便。幼儿便秘分为功能性便秘和器质性便秘，大部分幼儿便秘属于功能性便秘。其病因有饮水不足、肛门发炎、饮食不当、压力过大、服用药物等。

照料方法：

● 尽量少用灌肠的方式解决便秘，否则一旦养成习惯，幼儿就难以自行调节肛门括约肌，严重的话，会使肛门括约肌变得松弛。

● 把体温计的端部插入幼儿肛门后立即拔出，可以助其排便。若大便太过干硬，可以让幼儿把臀部浸泡在冷开水中。若幼儿的大便带血，则须到医院进行检查。

呼吸系统疾病

⭐ 感冒

感冒主要是因为鼻子和咽喉周围出现了炎症，也被称为咽鼻炎，多发生于气温变化较大的季节。幼儿感冒后，易引发中耳炎、支气管炎、肺炎等并发症，因此，须尽快治疗并积极预防。

感冒的常见症状有发烧、喉咙肿、流鼻涕、咳嗽等，还可能伴随有呕吐和腹泻等。一旦得了感冒，不仅会食欲减退，还会因呕吐和腹泻而导致脱水、无力等。

照料方法：

● 若幼儿体温超过38℃，应该喂退热剂，也可以用温热的毛巾擦拭全身或放在盛有温水的浴缸里，以助其退烧。

● 咳嗽和多痰时，可常喂温热的大麦茶，不仅能减少咳嗽，还有助于排痰。无食欲或者腹泻和呕吐时，可喂米糊等易消化的食物。

● 要积极预防感冒，可以让幼儿适当地多穿些衣服，外出回家时，要将其手脚洗干净。此外，还要保持室内通风、清洁。

⭐ 肺炎

肺炎是肺部产生炎症而引发的疾病，主要是由病毒感染，也有可能是寄生性细菌引起的。大部分幼儿的肺炎是由感冒、流行性感冒、麻疹等并发症引发的。

肺炎的常见症状是发烧和持续咳嗽。和感冒不同的是，严重时，高烧还可能造成呼吸困难。另外，呼吸会快到1分钟50次以上，且每次呼吸时，身体多部位往往会由青转白。咳嗽严重时，年龄越小越易出现呕吐、多痰、类似腹泻等现象。即使病因相同，患儿的状态也各不相同，因此，须根据发病原因和幼儿的状态来进行治疗。

照料方法：

● 一定要根据医生开的处方用药，而且要坚持喂到底。若病情稍有好转就停止喂药，再次严重时再喂药的话，就可能产生耐药性。一般来说，病毒性肺炎经治疗后很容易好转。

● 由于肺炎预防接种只能预防由肺炎球菌引起的肺炎，因此，不能指望预防接种可以一劳永逸，而应该从生活的细节方面积极预防。

支气管炎

支气管炎是支气管发生炎症而引发的疾病，多发于2周岁以内的幼儿身上，特别是3~6个月的宝宝。支气管炎是传染性极强的病毒性疾病，主要由感冒并发症引起，常在变化季节的时候和冬季时流行。

支气管炎的主要症状为多痰、咳嗽、呼吸困难、食欲缺乏等，偶尔还伴有发烧。一旦患病，会在2~3天内病情加重。此外，支气管炎引发的呼吸困难会使体内水分流失，食欲缺乏则会引起脱水，甚至会因并发症而引起肺炎。因此，幼儿发病后应及时送医院治疗。

照料方法：

● 要重视感冒引起的咳嗽，否则不仅影响治疗，还可能引发慢性哮喘或肺炎。要多喂水，用加湿器增加空气湿度等，这样可以有利排痰，减少对支气管的刺激，使咳嗽减轻，从而有助于治疗。

● 宝宝出现呼吸困难的情况时，可让其以平稳的姿势坐起，使头部与胸口成45°或脖子后倾。因咳嗽严重或多痰等原因造成呼吸困难时，也可采取轻轻拍打后背的方法。

急性扁桃腺炎

急性扁桃腺炎主要分为细菌感染和病毒感染两类，多发于变换季节的时候，1周岁以上的幼儿常患此病。此外，幼儿若是患上热感冒的话，喉咙肿就会引起扁桃体腺发炎，而且易发展成急性扁桃腺炎，会出现突然发烧达39℃~40℃、头痛、肌肉痛等症状。

经常发生扁桃腺炎，会造成扁桃体增大、鼻塞、用嘴呼吸，以及不能入睡等症状，也有可能会延缓宝宝的成长。随着宝宝年龄的增大，扁桃体会慢慢变小，到了3~4周岁以后，也可以动手术切除。

照料方法：

● 在儿科进行治疗后，一定要做到及时让幼儿服药，经常喂水，好好休息。

● 为了不刺激喉咙，可以给幼儿喂柔软的食物。如果喉咙肿胀严重，可喂宝宝吃冰激凌等凉的饮食，这不失为一个好办法。

眼鼻口耳疾病

中耳炎

幼儿与大人相比，耳朵内的耳咽管短而宽，更易发生炎症。据统计，80%的宝宝在3周岁之前都曾患过中耳炎，而且这一人数还在不断增加。

一旦患中耳炎，发烧达39℃以上，宝宝会哭闹得十分厉害，特别是晚上。喂奶后会立即吐出，手经常会去摸耳朵，并且边摸边发出刺耳的哭声。鼓膜破裂或转化为慢性病时，耳朵里会化脓并流出脓水，还有可能出现弱听的症状。

照料方法：

● 患急性中耳炎的话，应立即送医院进行治疗。治疗一般需要半个月到1个月的时间，而且一定要坚持治疗，直到痊愈为止。

● 发烧会导致耳朵疼痛，可以用湿毛巾冷敷耳后，以减轻疼痛；平时擤鼻涕时，轮流使用两侧鼻孔，也是很好的预防方法。

● 躺着喂奶的话，奶会流入中耳，因此，最好是用半坐起的姿势来喂。

● 流行性感冒接种也有助于预防中耳炎。因为患流行性感冒比患一般感冒更容易得中耳炎。

疱疹性口腔炎

由疱疹病毒产生的传染性疾病，通过孩子之间的接触或空气进行传染。幼儿很容易患此疾病，尤其是1~2周岁的宝宝。它可分为水泡性、溃疡性、疱疹性等种类，幼儿易患的是疱疹性口腔炎。

该病毒进入人体后，会使人发烧至38℃~39℃，或者只是发低烧。出现症状后经过2~3天，口腔黏膜和喉咙等部位会出现红肿，口腔和舌头上还会生成斑点，而且唾液突然增多，导致食欲缺乏。用手触摸红肿的牙龈或口腔黏膜，会有血渗出，并伴有气味。但过了一定的时间会慢慢恢复，4~7天以后逐渐好转。

照料方法：

● 可以在医生的指导下利用镇痛剂、退热剂、消炎剂等进行对症治疗。出现2次感染的情况时，也可以使用抗生素。

● 由于该病会传染，所以宝宝的物品一定要单独使用。最重要的是要充分休息和正常饮食，身体免疫力弱的话，更容易患病。

● 平时要经常漱口，以预防该病。若患病后口腔疼痛，且无法吃东西，则可能会导致脱水，所以要常喂宝宝喝温水。

口疮

口疮是由白色真菌引起的疾病，常表现为口腔内长出白苔。一般来说，未成熟儿或身体免疫力低下的宝宝更容易患此疾病。口腔内不干净，或妈妈的乳头、奶瓶等不清洁的话，也容易使宝宝患口疮。

得了口疮后，两颊内侧黏膜上会粘有奶垢般的物质，触摸会感到疼痛，脱落时还会出血。护理时要与奶垢区别开来，用柔软的纱布等轻轻擦拭，能脱落的是奶垢，不易脱落且出血的就是口疮。口疮常因症状不明显而难以发现，而且不严重的话，会自然好转。口腔内的真菌进入肠子，可能会引发腹泻。

照料方法：

● 可以将青黛散或珠黄散等药物搽于患处。

● 每次洗澡时，可用柔软的纱布轻轻擦拭口腔。口疮严重的话，会使舌头疼痛而无法吃东西，可以喂稍凉的饮食。

● 平时注意使奶瓶和妈妈的乳头、手等部位保持清洁。如果是体重增加缓慢，经常患病的宝宝患口疮的话，最好接受专科医生的诊疗。

结膜炎

结膜指包裹着眼皮内侧和眼睛表面的透明薄膜，该部分出现的炎症叫作结膜炎。根据发病原因，它可分为细菌性、流行性、过敏性等。

虽然结膜炎的种类有多种，但它们也有共同的症状，如眼睛充血、多眼泪、瘙痒、异物感、眼皮红肿、长黄色眼眵等，严重时还会化脓。有可能只有一只眼睛患病，也有可能两只眼睛都患病。

根据感染细菌的不同，细菌性结膜炎的表现症状也不同，故治疗方法也有差别。为了查出是何种细菌，可做细菌培养检查。春夏在公共场所易感染流行性结膜炎，会出现咳嗽、流鼻涕、发烧、腹泻等与感冒相似的症状。过敏性结膜炎是由于结膜对灰尘、真菌、宠物毛发等产生敏感反应而引起的，表现为眼睛流泪、瘙痒、充血等。

照料方法：

● 刚开始的1周内尽量不要外出，以防传染给别人；家人之间不要共用毛巾等物品。

● 为了预防细菌性结膜炎，要保持手的清洁，尽量不要用手揉搓眼睛；因流行性结膜炎导致高烧的话，先喂退热剂，然后让宝宝充分休息，保持安定。

● 在治疗过敏性结膜炎的同时，要清除诱发过敏的物质。宝宝若是过敏性体质的话，要常使用吸尘器或拖把打扫其房间。

● 要积极预防结膜炎。外出回家后，要把手脚洗干净。特别是在眼病流行时期，利用盐水洗眼，也有一定的帮助。平时可保持室内的湿度在40%~50%，温度保持在20℃~22℃，随时开窗换气。

外耳道炎

外耳道炎是耳郭和外耳道联结的外耳部分发生炎症而引发的疾病，它主要是因为挖耳垢时不慎留下的伤痕感染细菌而引起的。外耳道上有汗腺，被细菌侵入的话，会生成与皮肤脓疱类似的东西。从耳孔到鼓膜的S形管道里如生了脓疱的话，就会使入口变窄或内侧堵塞。

患外耳道炎时，一开始瘙痒，然后慢慢出现疼痛，耳孔入口红肿，变得越来越窄。按压耳孔入口或拉动耳垂，会觉得十分疼痛。等到脓疮自然破裂，脓液流出，就会渐渐好转。

照料方法：

● 保持外耳道的清洁，适当服用

抗生素，以消除脓疮化脓后生成的脓液。

● 可喂减轻瘙痒或疼痛的药。一旦幼儿的耳孔变窄的话，一刻也不会安静。因此，不要随便挖耳垢，用棉签轻轻地挖耳孔入口即可。但在沐浴以后，不宜用棉签挖耳朵。

皮肤疾病

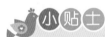

宝宝周岁之前出现的胎热，其实也是一种过敏，通常周岁以后会逐渐好转。2周岁之前，大部分过敏性皮炎是由饮食引起的。4~5周岁以后，环境因素起的作用更大，煤烟、灰尘、花粉等，都能成为感染的原因。此外，心理压力或遗传等因素也可能产生作用。

过敏的主要症状是生成水泡般的高低不平的红色突起，且瘙痒难忍，抓破后会流出脓水，干了以后形成白色的疮痂。若不能忍受瘙痒而连续抓挠的话，会因二次感染产生炎症而流脓水。如此反复的话，皮肤会越来越厚，越来越粗，肤色也会逐渐变黑。

照料方法：

● 若瘙痒很严重，可在医生的指导下搽具有减轻瘙痒效果的软膏。

● 要保持皮肤的清洁和湿润。如有汗水或饮食沾在皮肤上，一定要用毛巾擦干净，或用水洗净。

● 洗澡时，用温水洗10分钟左右即可，而且要尽量使用抗过敏的专用浴巾。洗完后，趁身子还未完全变干，可充分地搽上润肤乳。

小贴士

是真的过敏，还是不耐症？

会引发宝宝过敏的食物有很多。有些宝宝一生下来，就对奶制品、面包、鸡蛋甚至面粉过敏。但事实上，与免疫系统有关的食物过敏并不常见。

大部分食物过敏其实都是对某种食物敏感或只是不耐症。二者的区别是：对某种食物过敏是完全不能吃（尤其是出现严重的反应时）；而不耐症则无须完全拒绝这种食物（因为其反应只是不舒服），只要没有反应，有时候适量吃一点也无碍。有乳糖不耐症（缺乏消化乳糖的酶）的宝宝喝牛奶后可能会发生腹痛、胀气或腹泻。而真正对牛奶过敏的宝宝大便会有血或黏液。

所以，若宝宝吃了某种食物后看起来有"过敏"症状，务必请医生认真检查，以确定是真的过敏，还是只是敏感。

● 对于新生儿来说，母乳喂养比奶粉更好；而蛋白、乳酪、面食等易诱发过敏，最好是在周岁以后再喂。

● 为了防止灰尘、真菌等侵蚀宝宝皮肤，尽量不要使用地毯和窗帘等，被褥等也要经常替换，还应该多进行日光消毒。

⭐ 手足疱疹

手足疱疹是传染性极强的急性疾病，一般由霉菌病毒引起，肠病毒71型等病毒也可能引发该病。幼儿一般是通过手和口导致病毒进入体内的。

被霉菌病毒感染后，经过 4~6 天的潜伏期才会出现症状。初期会有发低烧、食欲缺乏、腹痛等不适，接着手掌、脚掌、身子、臀部、手臂、脸部、腹部、上腭、喉咙、牙龈和舌头等部位会出现红色的疱疹。此外，手足疱疹还可能引发肠炎。它初看与麻疹的症状很相似，但没有咳嗽和流鼻涕等症状，发病 1 周以后，水泡消失，病情自然好转。

照料方法：

● 在夏秋两季，不要去人多的场所；外出回家后立即将手和脚洗干净；最好经常漱口。

● 发烧的话，可以喂退热剂；食欲缺乏、腹痛、腹泻的话，可以喂盐水或粥等柔软食物；口腔疼痛而无法吃东西时，只要不腹泻，就可以喂点凉的饮食，以减轻疼痛。

● 宝宝觉得瘙痒难忍时，可以涂抹减轻瘙痒的药水。但如果使用甾体抗炎药的话，反而会促使病毒增殖，一定要慎重。

● 一般不会留下后遗症，可自行好转。但为了健康考虑，最好还是找专科医生诊察一下。

⭐ 尿布疹

由于宝宝的皮肤敏感脆弱，因此，大小便中的阿莫尼亚成分连续刺激皮肤，湿的尿布和不透气的尿布套摩擦皮肤，都会生成疹子。不经常替换尿布或宝宝长时间乘坐婴儿车，也会引发尿布疹。另外，预防痱子的爽身粉或尿布上残留的洗涤剂余垢等，都可能引发出疹子。

出现尿布疹后，凡是被尿布覆盖的皮肤及其周围都会发红，并逐渐肿胀瘙痒。若不及早治疗，就会流出大量脓水，以致更加瘙痒难忍。一旦转换成慢性，皮肤会出现裂缝，变得粗糙；继续恶化的话，不仅会流脓水，还会化脓、流血，这会让宝宝十分痛苦。

照料方法：

● 宝宝大小便以后，一定要把臀部擦净晾干，也可以使用吹风机或电风扇来吹干。经常替换尿布，有时候不用尿布包起来，也有助于防治尿布疹。

● 宝宝症状严重的话，应到医院进行治疗。在对宝宝使用药物方面，要谨遵医嘱。

● 抹了软膏再搽爽身粉的话，反而不利于皮肤。因此，在流脓水时抹软膏，不流脓水时搽爽身粉。使用爽身粉时，为了不使毛孔被堵住，须把多余的粉末抖掉，保持皮肤松软。

● 若使用布尿布，一旦脏了，就必须马上洗净，并在日光下晒干、消毒，不可长时间浸泡在水里。纸尿布通气性较好，因此，出尿布疹严重的时候，宜使用纸尿布。

⭐ 痱子

宝宝本身就很容易出很多汗，若再处于潮湿、闷热的环境中，汗腺就会被堵住，汗水难以分泌，于是就生成了痱子。有的妈妈喜欢将幼儿捂得严严实实的，生怕受凉，因此，就连冬天也会长出痱子来。

痱子主要长在经常出汗的部位，如额头、脖子、鼻子、胸口等。出现红色疹子后会引起瘙痒，如果无意识地经常抓挠，就会造成细菌侵蚀、化脓并变黄，有时候会与过敏性皮炎混淆起来。但痱子只长在经常出汗的部位，也不十分瘙痒，只要把汗水擦干，保持皮肤清洁，症状就能得以好转。

照料方法：

● 出汗太多或天气太热、温度太高时，不要让宝宝穿太多的衣服。最重要的是保持环境的凉爽、通风，而且幼儿一出汗就要擦干，要让其穿吸汗性能好的宽松的棉质衣服。

● 不宜给宝宝搽大量的爽身粉、软膏等，这样做会阻碍汗水的蒸发，反而使症状恶化。痱子严重时，可在医生的指导下涂抹添加了抗组胺或甾族化合物的皮肤油脂，防止其发展为湿疹。

● 将新鲜的去皮黄瓜擦碎，用纱布包上后在长痱子的部位轻轻敲击着进行按摩。按摩结束后，皮肤上会残留一些汁水，可用清水洗净。

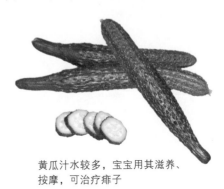

黄瓜汁水较多，宝宝用其滋养、按摩，可治疗痱子

传染性疾病

⭐ 脑膜炎

脑膜炎是指包在脑和脊髓表面的薄膜产生了炎症，分为细菌性脑膜炎、病毒性脑膜炎和结核性脑膜炎，它还会诱发肺炎或中耳炎等并发症。出生后6~12个月的宝宝免疫力低下，容易患上脑膜炎。但患过1次以后会产生免疫力，以后就不会再患。

脑膜炎患者一般伴随着头痛，会出现39℃~41℃的高烧，而且高烧会持续1周左右。严重的话，还会呕吐、出疹子等。不满周岁的宝宝患病后，可能症状不很明显，但是会出现无力、发烧、哭闹、呕吐等现象。因此，当脑膜炎流行时，一旦出现这些现象，就要高度重视。

照料方法：

● 若怀疑宝宝患了脑膜炎，应及早去医院检查治疗，一旦耽误了治疗，可能致命。

● 未满周岁的宝宝即使患了脑膜炎，其症状也不很明显。因此，即使症状只是像轻微的感冒，但是如果持续高烧的话，也最好去医院检查一下。

● 若是感染了细菌性脑膜炎，会出现各种后遗症，进行预防接种比较安全。出生后2、4、6个月时进行接种，出生后15个月补充接种。

● 在脑膜炎流行的时候，尽量减少外出，避免去人多的地方。另外，外出回家后一定要把手脚洗干净，漱完口以后再好好休息。

★ 水痘

水痘是种病毒性传染病，通过与患水痘的孩子接触或被感染者使用的物品进行传染，也可通过咳嗽或打喷嚏时喷出的唾沫传染。水痘传染性特别强，2~10周岁的幼儿很容易感染。只要患过1次，就可终生免疫。但是，水痘病毒也可引发带状疱疹。

经过14天的潜伏期，水痘开始表现出症状，初期有点类似感冒，如流鼻涕、喉咙痛、发高烧等。1~2天后，胸口、后背、腹部等部位开始长出疹子。疹子刚开始只是米粒般大的红色斑点，接着它迅速肿起，24小时以后形成水泡或化脓，2~3天以后形成黑褐色的干痂。7~10天以后，干痂脱落，病情也有所好转。不仅皮肤上出疹子，一些消化器官的黏膜上也可能会出现。

患了水痘后会十分瘙痒，一旦被抓破，就会留下痕迹。而通过出疹子使细菌进入，会引起脓痂疹、脓疮、淋巴结炎、败血症等并发症。此外，还可能会出现头痛、腹痛、食欲减退、肌肉痛等症状。

照料方法：

● 经常给幼儿剪指甲，使其不会因抓挠而留下疤痕，衣服也尽量穿薄一些。

● 在患水痘期间，出现瘙痒、高烧等症状时，可以用药物缓解。宝宝食欲缺乏、不愿吃东西时，需要喂果汁、大麦茶、粥等流质饮食来预防脱水。

● 除了用母乳喂养的宝宝以外，凡喂含有乳糖或牛奶蛋白质的饮食后出现腹泻等症状者，在状态恢复前不能喂任何掺有牛奶的饮食。

● 在皮肤上的疹子转变成干痂之前，水痘具有传染性。因此，出疹子后的1周内，须隔离治疗。

● 周岁之后才能进行水痘预防接种。若1次接种产生效果的话，将会终身有效；即使预防接种后仍然患上水痘，通常也只是轻微地发病，不久就会痊愈。

意外情况的处理与家庭急救

家庭常备的急救物品

一般家庭常备的急救物品应以简单和实用为原则。

● 物品：体温计、剪刀、镊子、纱布、棉球、创可贴、止血带、热水袋、冰袋、绷带、胶布、一次性注射器等。

● 外用药：2%碘酒、75%酒精、双氧水、红药水、甲紫、0.5%呋麻液、氯霉素眼药水、红霉素软膏、呋锌膏、氟轻松软膏、风油精、红花油等。

● 内用药主要有以下几种：

退热药：小儿退热栓、小儿APC、复方氨基比林、臣功再欣等。

止血药：云南白药。

止咳药：甘草合剂、急支糖浆、止咳露等。

助消化药：小儿消食片、米雅、思密达等。

抗生素类药：复方新诺明、红霉素、强必林等。

溺水

溺水发生后，口、鼻腔内吸入大量的水，引起呼吸窒息和肺水肿，而肺内水分被吸收进入血液后，会使血液稀释并引起严重的电解质紊乱，同时水刺激导致喉头痉挛或心脏突然停跳。

急救处理：

对溺水者要争分夺秒就地抢救，如溺水时间短、喝水量不多、没有其他症状，可不必送医院。

如溺水时间长，口鼻内的淤泥、杂草等较多，应立即清除。如口腔紧闭，可捏起两侧面颊部用力启开牙关，松开衣带进行控水，方法是小儿伏卧在救护人员肩上或腿上，头向下垂，使水自然流出。

如呼吸、心跳停止，除用上述方法外，应立即进行口对口人工呼吸及胸外心脏按压。

烫伤

宝宝轻微烫伤后，应立即用冷水冲洗。降低伤处的热度。冲洗的时间至少

20 分钟。也可用白酒涂患处。但烫伤的处置方法因烫伤的程度不同而不同，是由烫伤的深度与宽度来决定的。全身性的烫伤就不能用水冲洗。

烫伤以后会形成水疱，应赶紧连着衣服泡入水中，等安顿后再脱衣服，勉强脱或撕开衣服，常会加重损伤，如果没有把握的话，去医院请医护人员脱衣服。创面已经起疱时最好不要挑破，免得细菌感染，让其慢慢吸收，亦可用无菌注射器穿刺抽吸，局部也可用涂有烫伤膏或凡士林的纱布包扎。如果是脸部烫伤可用湿毛巾冷敷，为了避免伤及眼角膜，不可擦拭眼睛。

大面积及严重烫伤应尽早送医院治疗。

烫伤是可以预防的，平时父母及家人应将热水瓶、粥锅、汤锅、牛奶锅及碗等放在宝宝碰不到、够不着的地方。应告诉宝宝不要接近火炉、电开关等，给宝宝洗脸、洗澡时先放冷水后再加热水，让宝宝了解冷、热、烫的概念。

触电

电击可引起局部皮肤的严重烧伤和全身反应，表现为头晕、心慌、惊恐、面色苍白，严重者可发生昏迷及抽风，呼吸、心跳停止。

急救处理：

一旦触电，触电宝宝还贴在电源上，应尽快让宝宝脱离电源，如宝宝触及插销，应立即关掉电源开关；如触及了垂下或刮断的电线，可用干燥的木棒、竹竿等绝缘工具将电线挑开；如小儿倒在电线上，附近又无法切断电源，可用绳子或将衣服拧成带子套在小儿身上，将其拉开。救护者一定要注意自身安全。

在送往医院或等救护车到来之前，心跳、呼吸停止的一定要及时做人工呼吸和胸外心脏按压。

触电是严重的意外事故，应加强防范。孩子从走路开始就应该反复教育其不许玩灯头、电插销、电线和各种交流电器，孩子从小养成不玩带电物品的习惯，可预防发生触电。

家长要有较强的安全防范意识，电插销应安装在孩子摸不到的地方，教育孩子遇有雷雨时，不要在大树下或电线杆旁避雨，以防电击。遇有刮落或断裂的电线，不可走近电线，更不可以用手去拿，要通知有关人员进行修理。

骨折

手臂、腿、锁骨或手指骨折

如果宝宝发生了这类骨折，一般是很难分辨的。这类骨折的症状有：意外发生时有清脆的声响，受伤部位变形（也有可能是骨折），不能移动或负载重量，极端疼痛（宝宝持续性地哭可能是发出的信号），麻痹或刺痛，肿胀及变色。若怀疑宝宝四肢发生了骨折，千万不可移动，等医生前来处理。若一定要移动，应先试着用夹板、小的硬枕头、尺子、杂志、书本或其他坚固物体将受伤部位固定，再在其上下用绷带、布条、围巾或领带固定，但不可绑得太紧，以免血液受阻。

✦ 开放性骨折

如果骨头突出在皮肤外面，千万不可触碰。若条件允许，找一块无菌的纱布或干净的软布盖住伤口。若有必要，先予以加压止血，再紧急求救。

✦ 脖子或背部受伤

如果发现宝宝脖子或背部受伤，千万不可移动，要立即求救。在等待救援时，要尽可能地使孩子保持舒适的体位，并注意保暖，可以拿一本书或其他较重物体放在孩子头的周围，以帮助固定。不要喂食物或饮料。

吞下异物

✦ 圆形异物

如果宝宝吞下了如硬币、珠子之类的圆形异物，但宝宝看起来并没有什么异样，最好让宝宝自行排出，大部分宝宝可于 2~3 天之内将异物排出，排出前要随时检查宝宝的粪便。但若宝宝吞下的是水银电池，则必须马上找医生处理。

若宝宝吞下这类异物后出现吞咽困难、喘气、流口水、呕吐等现象，很有可能是东西卡在食道里，要立即给医生打电话，并送急诊。

如果宝宝咳嗽而且看起来呼吸困难，很可能是吸入而不是吞下异物，必须急诊以特殊工具取出。

✦ 尖锐异物

如果宝宝吞下的是如大头针、鱼刺、边缘锐利的玩具之类的尖锐异物，必须立即急诊用特殊工具取出异物。

食物中毒

宝宝食物中毒大多是因为食物被有毒的物质污染或食入了含有毒性的物质。误服某些药物也可导致小儿药物中毒。

急救处理：

● 对中毒物质不明者，如果宝宝意识清醒，应饮用大量的淡盐水，每次

30~60毫升（5~6匙），不可饮牛奶。然后用食指刺激其咽部，促使呕吐。

● 收集呕吐物，送医院进行毒性鉴定，明确诊断后尽快应用特效药物。

● 如果家长对食入有毒物质明确，应作一些简单的处理，如误食强碱应用食醋中和，误食强酸须饮用较稀的肥皂水中和。

● 经过催吐和中和处理后，可给牛奶或蛋清、稠米汤等保护胃黏膜，而且对金属中毒能起沉淀作用。

做好简单的保护处理后，就尽快送医院，否则，毒物的腐蚀破坏作用继续加大，将使孩子的生命受到威胁。

气管异物

当宝宝把纽扣、小笔帽、小玩具等放在口中玩弄时，或咀嚼花生米、豆类食物时大笑、哭闹或惊恐而深吸气时，会将这些异物吸入气管。一旦吸入气管，必然引起呛咳、气急或呼吸困难。异物停留在气管中，可随呼吸移动引起剧烈的阵发性咳嗽。如果异物较小，可通过气管落入支气管，这时咳嗽、呼吸困难反而减轻。由于一侧支气管堵塞而产生肺不张，另一侧吸入气体增加而出现代偿性肺气肿，时间久后，可并发气管炎、肺炎等。

急救处理：

气管异物非常危险，应尽快送医院救治，千万不要用手去掏，以免异物越陷越深，更不易取出。

平时要加强预防，防止大宝宝往小宝宝嘴里塞东西；不要给小宝宝吃花生米、瓜子、豆类及有核的食物；教育宝宝不要把玩具放在口里，吃饭时不要逗乐、大笑、看电视。

鼻腔内异物

大多情况下是宝宝将花生米、豆类、小玩具、纽扣等塞进自己的鼻孔，刺激鼻腔黏膜，出现打喷嚏、流涕、鼻塞等不适症状，往往此时父母或宝宝急于用手掏，但越掏越深，加之一些豆类异物经鼻腔分泌物浸泡，体积涨大，会堵塞鼻道。

有些异物存留很久，直到病侧鼻臭，流脓血性分泌物时，应想到鼻腔异物的可能。

当孩子将花生米、豆类、纽扣等异物塞入鼻孔后，不要用手去掏，可令小儿将另一侧鼻孔压紧，抿住嘴用力让鼻孔出气，异物多能擤出。

难以取出的异物，应立即去医院经黏膜麻醉后取出。

煤气中毒

煤气中毒又称一氧化碳中毒。一氧化碳是煤炭燃烧不完全时产生的，吸入肺后，进入血液循环，与红细胞结合，就大大降低了红细胞携氧的能力，使组织器官缺氧而窒息。如脑缺氧时间过长，就会发生脑缺氧后遗症，重者会导致死亡。

煤气中毒的常见原因多为煤气外漏且门窗紧闭，冬季在汽车内连续开动发动机取暖，用炉子生火取暖，将未充分燃烧的炭火炉移进卧室且通风不良等。

急救处理：

煤气中毒是完全可以预防的，只要炉子及房间的通风设备合理，家长细心管理多能避免。

一旦发生煤气中毒，轻者将小儿抱到户外，并注意保暖，穿好衣服、包好被子，以防继发呼吸道感染；重者应立即送医院，给予氧气吸入，如能迅速放入高压氧舱，效果更好。

动物咬伤

宝宝最常见的动物咬伤来自狗、猫和其他家庭宠物，蛇咬伤较少见。如在户外活动，也会被蜂、蝎、蚊虫等咬伤。被动物或昆虫咬伤后，动物的唾液以及附着在皮肤上的细菌，会进入伤口，引起感染。

急救处理：

被狗、猫咬伤后，伤口流血，不要立即止血，流出的血可以冲掉伤口内一些细菌和毒素。

被咬伤后应用自来水反复冲洗，然后涂以 2.5% 碘酒，用纱布包扎，如出血不多也可不包扎。

被狗咬伤后，应在 2~3 小时内注射狂犬疫苗，如 2~4 天后再注射疫苗多数起不到预防狂犬病的效果。

如是蜂蜇伤，切忌挤压蜂蜇处，也不要马上冲洗或涂碘酒，应先用无菌针头把蜇针挑出，涂擦食醋（黄蜂蜇伤）或肥皂水（蜜蜂蜇伤），出现水肿时，可冷敷患处。

如系毒蛇咬伤，应先挤出毒液，系紧伤口距心脏最近的地方，不使毒液随血液流到心脏。接着以干净的剪刀或刀片在伤口部位切成 2 厘米的十字形，然后挤出毒液或吸出毒液（蛇的毒液在血中具有强烈毒性，而在唾液中无毒）。保持安静，保暖，然后送医院，接受抗血清注射。

蚊虫咬伤后症状较轻，可涂抹抗组织胺类软膏，并防搔抓。

职业女性当妈妈后的育儿原则

1. 要表现得充满自信

如果妈妈老是表现出充满歉意或毫无主见的样子，反而会让宝宝感到不安和焦急。即使因为不能很好地照看宝宝而感到心疼，也要表现出对自己从事的工作充满自信和喜悦，使宝宝安定。妈妈总是对宝宝表示歉意的话，宝宝非但不能理解妈妈，反而会因为妈妈不在自己身边而更加哭闹。

2. 不要用物质来补偿

双职工家庭特别需要注意的是不要用物质来进行补偿。职业女性当了妈妈以后，总会用给宝宝买玩具或衣服等做法，来弥补因为没能经常与宝宝在一起而深感歉意的心情。其实，只要一有时间，就对宝宝表现出浓浓的爱意，一起做宝宝喜欢做的事情等，就已经足够了。

3. 表现充分的爱意

如果宝宝得不到充分的爱抚的话，容易出现语言或行为障碍、缺乏注意力等现象。当宝宝总是抱着不安和焦急的心情，总是不能充分表现自己的感情，或即使表现了也无人接受的时候，就经常会出现上述现象。尤其是爸爸妈妈因为单位工作太忙而无暇照看，而负责照看的保姆只是形式上表现出爱抚的样子，那么，上述现象会表现得更加突出。因此，即使只有极为短暂的时间，也要利用与宝宝在一起的机会，通过皮肤接触和愉快的游戏等，表现出浓浓的爱意。

4. 要与保姆的照看方法相一致

爸爸妈妈和保姆照看宝宝的方法应该基本一致，才能使宝宝的抚育保持连贯性。否则，宝宝会感到困惑，而且容易形成神经质或过分依赖的性格。因此，要经常通过与保姆的交谈，了解宝宝白天的情况、最近有些什么样的行为等。与此同时，妈妈的想法或要求也就很自然地传达给了保姆。

5. 育儿要由夫妻俩共同承担

职业女性当了妈妈后，要兼顾工作和家庭，自然比丈夫更加忙碌。丈夫的帮助不但能使家务活变得更加容易，而且对妻子来说也是最大的安慰。因此，丈夫应常关心妻子，主动询问累不累、需要什么帮助等，表现出对家务活和育儿等问题的积极姿态。

附录一：产检时间表

产检频率	每月一次				每2~4周一次（怀孕 28~36 周）					每周一次（怀孕 36 周开始）			
怀孕周数	12周	16周	20周	24周	28周	30周	32周	34周	36周	37周	38周	39周	40周
检查次数	1	2	3	4	5	6	7	8	9	10	11	12	13
例行产检项目	了解病史 体重 腹围 身高 水肿检查 血压 胎心 宫高 心电图	体重 腹围 身高 水肿检查 血压 听胎心 宫高 血常规 尿常规			体重 腹围 身高 水肿检查 血压 听胎心 宫高 血常规 尿常规					体重 腹围 身高 水肿检查 血压 多普勒胎心监护 宫高 血常规 尿常规			

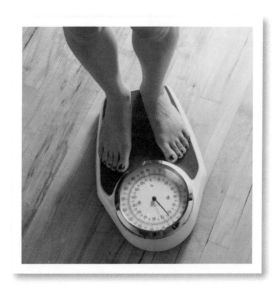

定期 / 特殊产检项目	备　注
尿常规	
验血常规	
凝血功能	
血型包括 Rh 血型	
乙丙肝抗体	
艾滋病抗体	
梅毒抗体	
阴道白带检查，宫劲细胞孕检查（一年内未查过者）	建卡 预约 B 超
肝功能	
风疹病毒（自选项目）	
弓形虫抗体（自选项目）	
巨细胞病毒（自选项目）	
心电图	
超声检查颈后透明带扫描（NT，孕 11~13 周）	
绒毛活检（孕 11~13 周）	
唐氏综合征筛查（孕 14~20 周） 羊水穿刺（非必须，孕 16~22 周） 排畸 B 超（孕 18~24 周）	染色体病的早期诊断。如果是高龄孕妇，或唐氏筛查高风险者在孕 16~22 周还需要接受羊膜穿刺，主要是看胎儿的染色体是否异常
75 克糖耐量三点一步诊断法（孕 24~ 28 周）	最新诊断妊娠糖尿病：空腹血糖 ≥ 5.1mmol/L 服糖后 1° ≥ 10.0mmol/L，2° ≥ 8.5mmol/L，一点异常即可诊断，并指导治疗
B 超（检查胎儿发育并进一步排畸，孕 28~32 周）	
胎心监护（36 周开始，每周一次）高危孕妇可提前	每周做一次检查，孩子在此期间随时可能降生，不是每个孕妈妈都要做这么多次检查
B 超（分娩前全面检查，确认胎位、羊水及胎盘等各种情况。对孩子的分娩情况作出评估，孕 36~38 周）	

附录二：教你明明白白看懂 B 超单

怀孕期间，孕妈妈将做 2~3 次的超声波检查，你是不是特别想知道 B 超报告单上的名词和字母都是什么意思呢？

1. GS —胎囊

胎囊又称孕囊。月经 28~30 天规则来潮的妇女，停经 35 天，B 超下就可以在宫腔内看到胎囊。在怀孕 6 周时胎囊直径约 2 厘米，孕 10 周时约 5 厘米。胎囊位置在子宫的宫底、前壁、后壁、上部、中部都属正常；形态圆形、椭圆形、清晰为正常；如胎囊为不规则形、模糊，且位置在下部，孕妈妈同时有腹痛或阴道流血时，可能要流产。

2. FE—胎芽

早期胎儿。B 超在怀孕 6~7 周可见胎芽。

3. CRL—头臀长

为胎儿头与臀之间的距离，表示胎体纵轴平行测量最大的长轴，主要用于判定孕 7~12 周的胎龄。

在 6~13 周之间估计孕龄（周）= 头臀长 +6.5(cm)

4. FH—胎头

轮廓完整为正常，缺损、变形为异常，脑中线无移位和无脑积水为正常。

5. BDP—胎头双顶径

胎儿头部左右两侧之间最宽部位的长度，又称为"头部大横径"。孕足月时应达到 9.3 厘米或以上。按一般规律，在孕 5 个月以后，基本与怀孕月份相符，也就是说，妊娠 28 周（7 个月）时 BPD 约为 7.0 厘米，孕 32 周（8 个月）时约为 8.0 厘米，以此类推。孕 8 个月以后，平均每周增长约为 0.2 厘米为正常。当初期无法通过 CRL 来确定预产日时，往往通过 BPD 来预测；中期以后，在推定胎儿体重时，往往也需要测量该数据。

6. H—胎心

B 超于怀孕 7~8 周、最早孕 6 周末可见胎心跳动。胎心跳动的频率正常为每分钟 120~160 次之间。

7. FL—股骨长度

是胎儿大腿骨的长度，又称为"大腿骨长、股骨长"。指胎儿大腿根部到膝部间股骨的长度。它的正常值与相应的怀孕月份的 BPD 值差 2~3 厘米，比如说 BPD 为 9.3 厘米，股骨长度应为 7.3 厘米；BPD 为 8.9 厘米，股骨长度应为 6.9 厘米等。一般在妊娠 20 周左右，通过测量 FL 来检查胎儿的发育状况。

8. SP—脊椎

孕 12 周后可见胎儿脊柱，孕 20 周则清晰可辨。胎儿脊柱连续为正常，缺损为异常，可能脊柱有畸形。

9. FM—胎动

B 超于孕 8~9 周就可见到胎动。有、强为正常，无、弱可能胎儿在睡眠中，也可能为异常情况，要结合其他项目综合分析。

10. Cord—脐带

正常情况下，脐带应漂浮在羊水中，如在胎儿颈部见到脐带影像，可能为脐带绕颈。

11. PL—胎盘

位置是说明胎盘在子宫壁的位置；正常足月胎盘的厚度应在 2.5~5 厘米之间。

GP（胎盘分级）一般胎盘分为 0、Ⅰ、Ⅱ、Ⅲ级：

Ⅰ级为胎盘成熟的早期阶段，回声均匀，在怀 30~32 周可见到此种变化；

Ⅱ级表示胎盘接近成熟；

Ⅲ级提示胎盘已经成熟，胎盘内有很多钙化点，表现为小砂粒状，一般不对胎儿生命构成威胁，但应引起重视。越接近足月，胎盘越成熟，回声的不均匀。

12. AMN—羊水

MVP（最大羊水池垂直羊水深度）在 3~7 厘米之间为正常，超过 7 厘米为羊水增多，少于 3 厘米为羊水减少。

AFI（羊水指数）以孕妇的脐部为中心，分上、下、左、右 4 区域，将 4 个区域的羊水深度相加，就得到羊水指数，孕晚期羊水指数的正常值是 8~18 厘米。超过 18 厘米为羊水增多，少于 8 厘米为羊水减少。AFI 在判断羊水多少方面更科学一些。

13. S/D（A/D）

胎儿脐动脉收缩压与舒张压的比值与胎儿供血相关，当胎盘功能不良或脐带异常时此比值会出现异常，在正常妊娠情况下，随孕周增加胎儿需要增加 S 下降，D 升高，使比值下降，妊娠晚期 30 周后 S/D 小于 3。

14. 胎儿 B 超单常见缩写还有：

TCD：小脑横径

HC：头围

AC：腹围

FTH：胎儿腿部皮下脂肪厚度

胎儿体重的估算值 Y(g) 公式如下：

公式 1：$Y = -4973.72 + 260.69HC$

公式 2：Y=−2686.60+171.48AC

公式 3：Y=−2232.56+747.42FL

公式 4：Y=−2513.51+1049.90FTH

公式 5：Y=−5168.32+100.97HC+110.86AC+143.09FL+331.43FTH

可以使用其中任一个公式计算，公式 5 的精度最高。

温馨提示：孕期 B 超至少 4 次

❖ 怀孕早期（孕 1 月～孕 3 月）

停经 6 周后，除了妇科常规检查外，应通过 B 超确定宫内妊娠是否正常，例如宫腔内探查不到任何妊娠征象，而在子宫腔外探到异常的包块，结合其他的临床表现和实验室检查结果就可以考虑宫外孕可能。所以一般提倡于怀孕早期通过做 B 超明确是否正常妊娠或双胎、葡萄胎等。如早期无任何异常，至少在 11~13 周作一次 B 超。

❖ 怀孕中期（孕 4 月～孕 7 月）

在孕 20~24 周左右，需要做一次 B 超，是第一次系统排畸的检查。

在孕 28~32 周左右，再复查一次 B 超，能比较清晰地了解胎儿组织器官发育情况，从而了解胎儿是否存在畸形。如有畸形，应根据产科医生建议和相关的政策来确定是否终止妊娠。

❖ 怀孕晚期（孕 8 月～孕 10 月）

在 36~38 周预产期前，做 B 超可以明确羊水的多少和胎盘的功能，以及胎儿有无脐带绕颈。如果有羊水过少，胎盘钙化，胎儿脐带绕颈，需要结合临床再考虑是否继续妊娠，同时，B 超可以根据胎儿的头径、骨骼的测量估计胎儿的体重，明确胎儿的胎位，来预测孕妈妈是否能够自然分娩。

双顶径

又称胎头大横径，头部从左侧到右侧的最长部分。以此为基础，可以判断胎儿的体重和发育情况。

枕额径

又称前后径，是胎儿鼻根到枕骨隆突的距离。以这个数据可以判断胎儿发育情况和孕周。

头围

又称胎头周长，是环头一周的长度。用于确认胎儿的发育状态。

北京市 × × 妇婴保健院

超声检查报告

B超诊断
仅供参考

住院号
门诊号
超声号

姓名	年龄		性别	病室		床号	
临床诊断				仪器型号 检查方法：2D—TAS COFI			

检查方法：
（单位 mm）

宫内见	胎儿	胎头在	上可见	心率	次/分	律
双顶径	枕额径	头围	胸径	腹径		腹围
FL	HL	心四腔	胃 肠	左肾		右肾
膀胱	脊柱	前臂	小腿	脐带		唇
胎盘位于	壁厚	下缘距内口	羊水指数			
脐动脉 A	B	A/B	RI			RI

提示

检查日期：　　　　　　　检查医师：

股骨长

又称大腿骨长，是大腿的长度，是身体中最长的一部分的数值。用于和BPD（胎头大横径）一起来推算胎儿的体重。

肱骨长

脐带血流比值

腹围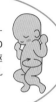

又称腹部周长，是肚子一周的长度。用于和APTD（躯干前后径）和TTD（躯干横径）一起来检测胎儿的发育。

附录三：孕期正常参数表

表一　胎宝宝身体状况

孕周	双顶径（平均值）cm	腹围（平均值）cm	股骨长（平均值）cm
16 周	3.62 ± 0.58	10.32 ± 1.92	2.10 ± 0.51
18 周	4.25 ± 0.53	12.41 ± l.89	2.71 ± 0.46
20 周	4.88 ± 0.58	14.80 ± l.89	3.35 ± O.47
22 周	5.45 ± 0.57	16.70 ± 2.23	3.82 ± 0.47
24 周	6.05 ± 0.50	18.74 ± 2.23	4.36 ± 0.51
26 周	6.68 ± 0.61	21.62 ± 2.30	4.87 ± O.41
28 周	7.24 ± O.65	22.86 ± 2.41	5.35 ± 0.55
30 周	7.83 ± 0.62	24.88 ± 2.03	5.77 ± 0.47
32 周	8.17 ± 0.65	26.20 ± 2.33	6.43 ± 0.49
34 周	8.61 ± 0.63	27.99 ± 2.55	6.62 ± 0.43
36 周	8.81 ± 0.57	29.44 ± 2.83	6.95 ± 0.47
38 周	9.08 ± 0.59	30.63 ± 2.83	7.20 ± 0.43
39 周	9.21 ± 0.59	31.34 ± 3.12	7.34 ± 0.53
40 周	9.28 ± 0.50	31.49 ± 2.79	7.40 ± 0.53

注：对于上述数据，孕妈妈不要过于紧张，特别是中后期，由于胎宝宝在腹内活动幅度较大，加上胎儿体位的不同，还有医生的个体操作差异，都可能会有数字误差，有时甚至波动幅度会很大，超过 30 周，理论上允许有上、下两周的误差，所以一旦报告结果和正常值有出入时，也不必太紧张。复查后确实有问题，再咨询医生，寻求解决方案。

表二 孕妈妈身体状况

孕周	腹围下限 cm	腹围上限 cm	标准 cm
20 周	76	89	82
24 周	80	91	85
28 周	82	94	87
32 周	84	95	89
36 周	86	98	92
40 周	89	100	94

注：测腹围是通过测量平脐部环腰腹部的长度了解子宫横径大小，对应宫底高度以便了解宫腔内的情况及子宫大小是否符合妊娠周数。腹围受孕妇自身胖瘦影响很大。

表三 孕妈妈宫底高度

孕周	手测宫高	尺测宫高
满 12 周	耻骨联合上 2~3 横指	—
满 16 周	脐耻之间	
满 20 周	脐下一横指	（15.3~21.4）厘米
满 24 周	脐上二横指	（22~25.1）厘米
满 28 周	脐上三横指	（22.4~29）厘米
满 32 周	脐剑之间	（25.3~32.0）厘米
满 36 周	剑突下二横指	（25.3~32.0）厘米
满 40 周	剑脐之间	（25.3~32.0）厘米

注：通过测量宫底高度，如发现与妊娠周数不符，过大过小都要寻找原因。如做B超等特殊检查，有无双胎、畸形、死胎、羊水过多、过少等问题。

附录四: 0~3 岁宝宝的发育特点和营养需求

0~6 个月的宝宝

0~6 个月是宝宝一生中成长最快的阶段，也是大脑和视力发育的黄金时期。要想使宝贝身体壮、头脑棒、眼睛亮，离不开全方位的营养支持。

身体壮	体格发育特点	• 刚出生后几天体重会出现生理性下降，比出生体重减少约 10%，7~10 天恢复 • 体重平均每月约增长 0.6 千克，至 4~6 个月时已增至出生时的 2 倍 • 出生时头围平均为 34 厘米，比胸围略大，看上去与身体有点不对称 • 宝宝每天都在进步，如会抬头、翻身、抓握物体等
	所需主要营养素	α 乳清蛋白、5 种核苷酸、硒、天然胡萝卜素、钙、维生素 D
头脑棒	中枢神经发育特点	• 从 3 个月开始，宝宝学习咯咯地笑 • 4 个月开始了"社交生活" • 6 个月就会用哭喊声表达不同的需要。同时，宝宝各种让人听不懂的"叽里咕噜"儿语轮番上演
	所需主要营养素	DHA/ARA、α 乳清蛋白、铁、锌、维生素 B_{12}
眼睛亮	视力发育特点	• 刚出生时眼球的运动是随意的，几天后开始注视灯光 • 3~6 周能注视较大的物体，能看清对比鲜明的图案 • 2 个月双眼能平稳地"跟随"移动的物体，如妈妈的手，并可以盯住较长时间 • 3 个月双眼能够追随运动的笔杆，头部也会跟着转来转去 • 6 个月时视力约为 0.05，坐着时身体能够随头和眼睛转动，可注视鲜艳的目标或玩具达半分钟，而且有较好的手眼协调能力，能够伸手够到眼前的玩具，如婴儿床上方挂着的小吊球等
	所需主要营养素	叶黄素、DHA/ARA、维生素 A、牛磺酸

🌟 7~12 个月的宝宝

7~12 个月是宝宝学能起步时期，宝宝在一个又一个的"第一次"中慢慢长大，如第一次坐起来、第一次爬、第一次叫"妈妈"、第一次迈步扑向你的怀抱……每一个"第一次"，都是宝宝学能起步的表现。

身体壮	体格发育特点	• 每个月体重平均增加 250 克，身高约增加 1.4 厘米 • 出生时和妈妈的母乳中提供的免疫球蛋白用完了，开始启动自己的免疫系统 • 第一次坐起来，到会爬，能独自站立，到能找到扶物走路，并能在站着时坐下来，开始学步 • 会双手交叉，能放取物品，而后能紧握物品，后来就能准确够着物品了
	所需主要营养素	蛋白质（特别是 α 乳清蛋白）、核苷酸、硒、天然胡萝卜素、钙、维生素 D
头脑棒	中枢神经发育特点	• 宝宝中枢神经的纤维越来越长，上面的小突触越来越多，传递信息的能力越来越大 • 在对人和物的认知方面，能力越来越强了，出现了记忆的初级阶段 • 从最初的"叽里咕噜"到开始咿呀学语，可以清晰地叫出了第一声爸爸或妈妈
	所需主要营养素	DHA/ARA、α 乳清蛋白、铁、锌、维生素 B$_{12}$
眼睛亮	视力发育特点	• 此时视觉已经基本发育成熟，能够看清房间里各个角落的人和物，能够看清在房间里忙碌的妈妈
	所需主要营养素	叶黄素、DHA/ARA、维生素 A

1~3 岁的宝宝

1 岁以后的宝宝，就像一个不知疲倦的小小发动机，活泼好动，充满了无穷无尽的活力。第一次自信地大踏步走路，第一次模仿大人的语调和神情说出大人话，第一次交到好朋友……每个第一次，都是宝宝学能发展的表现。全方位的营养支持，能够帮助宝宝全面学能进步，赢在起跑线上。

身体壮	体格发育特点	• 与 1 岁前相比，生长速度放慢。但活动量大，能量消耗更多，需要时时补充足够的能量 • 与外界接触机会增多，遭受病菌侵扰的机会也越多，要注意补充与提高抵抗力有关的营养素，以确保宝宝远离疾病 • 宝宝的大运动能力迈上了新台阶，逐渐从蹒跚学步到主动爬楼梯，甚至一路小跑了
	所需主要营养素	蛋白质、α 乳清蛋白、钙与维生素 D、锌、铁、天然胡萝卜素、核苷酸
头脑棒	中枢神经发育特点	• 1 岁之后的小宝宝对周围的世界充满了好奇，喜欢左瞧瞧右看看，东听听西问问，信息量大为丰富，而且一旦能表达想法，喜欢刨根问底
	所需主要营养素	DHA/ARA、α 乳清蛋白、铁与锌、碘、维生素 B_{12}
眼睛亮	视力发育特点	• 视力敏锐度大大提高，已经能够大致区别距离的远和近 • 辨别颜色的能力已经不仅仅局限于能够区分不同的颜色，宝宝甚至能看出两张图画颜色的不同深浅了
	所需主要营养素	叶黄素、DHA/ARA、维生素 A

附录五：WHO 生长发育新指标

——学看宝宝"生长曲线图"

细心的爸爸妈妈会发现，在母子系统保健手册中，在各大医院的儿科保健门诊，一般都有适用于 0~5 岁宝宝生长发育评价的分析图表，主要用于儿童生长发育评价。如果父母学会了看宝宝的生长曲线图，就会对宝宝的健康状况有更深入的了解，进而对宝宝的健康有更加客观的认知，也免去了一些后顾之忧。

◆ "生长曲线图"的使用诀窍

1. 顺时记录

要想了解宝宝的生长发育是否正常，身高体重是否标准等，爸爸妈妈可以为小宝宝每个月测量一次身高、体重，把测量结果标注在生长发育曲线图上（避免在宝宝患病期间测量），然后连成一条曲线。若宝宝的生长曲线一直在正常范围内（3rd~97th 之间），且能匀速顺时增长，这就表明是正常的。可能有些宝宝的生长速度会比较快，生长曲线呈斜线，不过，若一直在正常值范围内就不用担心。

2. 动态观察

利用生长发育曲线图对宝宝的生长发育指标进行定期的、连续的测量，最好每 2~3 个月对生长曲线增长速度进行一次横向比较，如果出现突然增速或减速，就要引起注意了，定期体检时可以向儿科保健医生反映情况，听取医生的建议，以便及早分析原因，采取措施，促进生长发育。

◆ "生长曲线图"的使用误区

误区 1：追求最高值，认为平均值以下为不正常

每个宝宝的生长发育曲线都会有所不同，平均值曲线并非判断发育正常与否的唯一标准。即使宝宝的生长曲线一直在平均值曲线下面，最低值曲线上面，只要一直呈现匀速顺时增长就应视为正常。

误区 2：一直等到生长曲线突破正常值后才引起注意

很多父母往往在宝宝的身高、体重超出或低于正常值后才发现问题，那时已经有点晚了。若宝宝的生长曲线总是超过 85th，或者低于 15th，就应咨询医生，看是否是喂养方式不当造成的，是否需要予以干涉。

注：447 页为 0~5 岁男女宝宝的身高发育曲线图。以男孩为例，该曲线图中对生长发育的评价采用的是百分位法。百分位法是将 100 个人的身高按从小到大的顺序排列，图中 3rd、15th、50th、85th、97th 分别表示的是第 3 百分位、第 15 百分位、第 50 百分位（中位数）、第 85 百分位、第 97 百分位。排位在 85th~97th 的为上等，50th~85th 的为中上等，15th~50th 的为中等，3th~15th 的为中下等，3rd 以下为下等，属矮小。

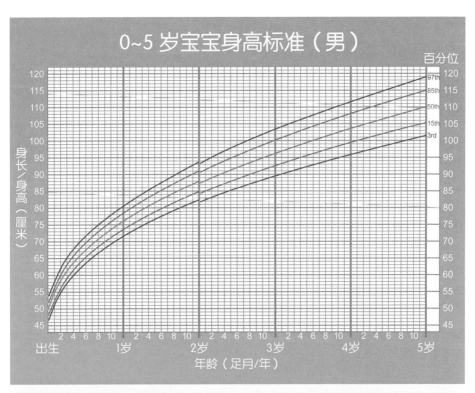

0~5 岁宝宝身高标准（男）

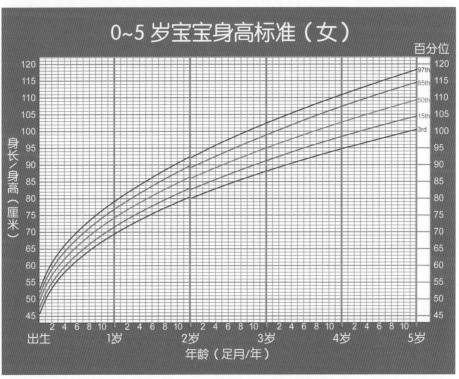

0~5 岁宝宝身高标准（女）

怀孕胎教育儿百科

编写人员：牛东升　李青凤　刘红霞　石艳芳　张　伟　石　沛　余　梅　张金华
　　　　　康剑剑　叶承欢　仇　奇　魏丽朋　韩娜娜　张　静　刘国庆　李　迪
　　　　　安　鑫　张　娜　石玉琳　樊淑民　谢铭超　王会静　陈　旭　徐开全
　　　　　杨慧勤　李明亚　王　娟　卢少丽　张　瑞　李军艳　申　琦　季子华
　　　　　吉新静　张辉芳　田　景　陈进周　石艳婷

人物摄影：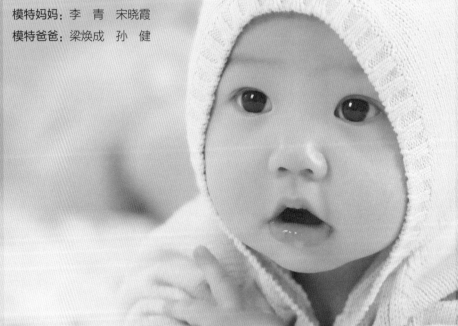精灵豆婴幼儿专业摄影机构
　　　　　心隅孕妇专业摄影机构

菜品摄影：刘志刚　刘　计

摄影创意：张　伟　张翼鹏

菜品制作：高　杰　韩建立　杨　力　高　坤　马　磊　杨传华　高子郡

版式设计：杨　丹

模特宝宝：张知珺　张知琳　周韩章　高鼎昕　李英男　杜丹雅　张沐阳　阿　宝
　　　　　董明格　申云龙　孟俊熙　乔梓煊　刘浩哲　王彦筱　小苹果　王梓朔麒

模特妈妈：李　青　宋晓霞

模特爸爸：梁焕成　孙　健